现代儿科
疾病诊疗技术

芦 菲 吴 楠 王显鹤 主 编

U0241517

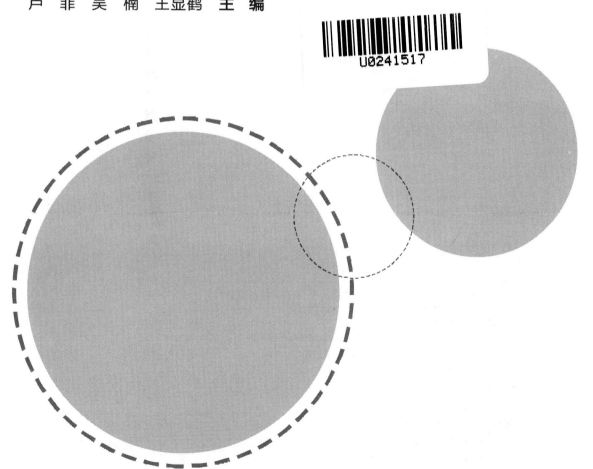

中国纺织出版社有限公司

图书在版编目（CIP）数据

现代儿科疾病诊疗技术 / 芦菲, 吴楠, 王显鹤主编
. -- 北京 : 中国纺织出版社有限公司, 2023.7
　　ISBN 978-7-5229-0741-3

　　Ⅰ. ①现…　Ⅱ. ①芦…②吴…③王…　Ⅲ. ①小儿疾
病－诊疗　Ⅳ. ①R72

中国国家版本馆CIP数据核字（2023）第126735号

责任编辑：樊雅莉　　责任校对：王蕙莹　　责任印制：王艳丽

中国纺织出版社有限公司出版发行
地址：北京市朝阳区百子湾东里A407号楼　邮政编码：100124
销售电话：010—67004422　传真：010—87155801
http://www.c-textilep.com
中国纺织出版社天猫旗舰店
官方微博 http://weibo.com/2119887771
三河市宏盛印务有限公司印刷　各地新华书店经销
2023年7月第1版第1次印刷
开本：787×1092　1/16　印张：12.75
字数：297千字　定价：88.00元

编　委　会

前　言

　　儿科学的任务是不断探索儿科医学理论，在实践的基础上降低发病率、死亡率，增强儿童体质，提高儿童保健和疾病防治水平。与其他医学学科比较，由于小儿生长发育的特点，儿科学具有鲜明的独特性，所涵盖的内容大多会涉及与年龄相关的特点，因此历来是医学生认为较难掌握的一门学科。为此，我们组织编写了本书。

　　本书首先介绍儿科相关基础内容，如儿科学概述、儿科常用诊疗技术、各年龄段儿童特点与保健，然后用较大篇幅着重阐述新生儿和儿科常见病、多发病的诊断和治疗等内容。全书内容新颖，覆盖面广，突出临床实用性，适合各基层医院的住院医生、主治医生及医学院校学生参考使用。

　　本书参编人员较多，编写风格不尽一致，再加上当今医学发展迅速，书中难免会有不足之处，诚恳广大读者不吝赐教。

编　者

2023 年 3 月

目 录

第一章

儿科学概述

第一节 儿科学的范围和任务

儿科学属于临床医学范畴的二级学科，其研究对象是自胎儿至青春期的儿童，研究内容可以分为以下4个方面。

（1）研究儿童生长发育的规律及其影响因素，不断提高儿童的体格、智能发育水平和社会适应性能力。

（2）研究儿童时期各种疾病的发生、发展规律以及临床诊断和治疗的理论和技术，不断降低疾病的发生率和死亡率，提高疾病的治愈率。

（3）研究各种疾病的预防措施，包括免疫接种、先天性遗传性疾病的筛查、科学知识普及教育等，这是现代儿科学最具有发展潜力的方面，将会占据越来越重要的地位。

（4）研究儿童中各种疾病的康复可能性以及具体方法，尽可能地帮助这些患儿提高他们的生活质量乃至完全恢复健康。

以上研究内容归结起来就是儿科学的宗旨："保障儿童健康，提高生命质量。"

随着医学研究的进展，儿科学不断向更深入专业的三级学科细化发展，同时也不断派生出新的专业。儿科学的三级学科分支类似内科学，主要以系统划分，如呼吸、消化、循环、神经、血液、肾脏、内分泌等，此外，还有传染病和急救医学等特殊专业。小儿外科学则为外科学范畴内的三级学科。上述学科虽然在分类上与内科学相似，但是其研究内容及内在规律与成人差别颇大，应予以注意，不能混淆或替代。

新生儿医学和儿童保健医学是儿科学中最具特色的学科，其研究内容是其他临床学科极少涉及的方面。新生儿期的死亡率仍然非常高，占婴儿死亡率的 $60\% \sim 70\%$，此期疾病的种类和处理方法与其他时期有诸多不同，是一个非常时期；儿童保健医学是研究儿童各时期正常体格生长、智能和心理发育规律及其影响因素的学科，通过各种措施，促进有利因素，防止不利因素，及时处理各种偏离、异常，保证小儿健康成长。由于某些年龄阶段的儿童具有特殊的临床特点，近年来发展出了围生期医学。围生期医学实际上是介于儿科学和妇产科学之间的边缘学科，一般指胎龄28周至出生后不满1周岁的小儿，由于此期受环境因素影响颇大，发病率和死亡率最高，而且与妇产科的工作有密切联系，需要两个学科的积极合作来共同研究处理这一时期的问题。随着医学科学和技术的不断发展，儿科学必将向各个分支纵深分化，新的学科、边缘性学科必将继续应运而生。然而，儿科学的分化发展趋势绝不是儿科学自身的肢解终结，在学习和研究儿科学某一分支学科时，切不可忽略对儿科学基础和学科总体的潜心研究和关注。

（芦　菲）

第二节　儿科学的特点

与其他临床学科相比，儿科学有其独有的特点，这些特点产生的根本原因在于儿科学研究的对象是儿童。儿童时期是机体处于不断生长发育的阶段，因此表现出的基本特点有三方面：①个体差异、性别差异和年龄差异都非常大，无论是对健康状态的评价，还是对疾病的临床诊断都不宜用单一标准衡量；②对疾病造成损伤的恢复能力较强，常常在生长发育的过程中对比较严重的损伤实现自然改善或修复，因此，只要度过危重期，常可满意恢复，适宜的康复治疗常有事半功倍的效果；③自身防护能力较弱，易受各种不良因素的影响而导致疾病的发生和性格行为的偏离，而且一旦造成损伤，往往影响一生，因此应该特别注重预防保健工作。

一、解剖

随着体格生长发育的进展，身体各部位逐渐长大，头、躯干和四肢的比例发生改变，内脏的位置也随年龄增长而不同，如肝脏右下缘位置在 3 岁以前可在右肋缘下 2 cm 内，3 岁后逐渐上移，6～7 岁后在正常情况下右肋缘下不应触及。在体格检查时必须熟悉各年龄儿童的体格生长发育规律，才能正确判断和处理临床问题。

二、功能

各系统器官的功能也随年龄增长逐渐发育成熟，因此不同年龄段儿童的生理、生化正常值各自不同，如心率、呼吸频率、血压、血清和其他体液的生化检验值等。此外，某年龄阶段的功能不成熟常是疾病发生的内在因素，如婴幼儿的代谢旺盛，营养的需求量相对较高，但是此时期胃肠的消化吸收功能尚不完善，易发生消化不良。因此，掌握各年龄段儿童的功能变化特点是儿科临床工作的基本要求。

三、病理

对同一致病因素，儿童与成人的病理反应和疾病过程会有相当大的差异，即便是不同年龄段的儿童之间也会出现这种差异，如由肺炎球菌所致的肺内感染，婴儿常表现为支气管肺炎，而成人和年长儿则可引起大叶性肺炎。

四、免疫

小年龄段儿童的非特异性免疫、体液免疫和细胞免疫功能都不成熟，因此抗感染免疫能力比成人和年长儿低下，如婴幼儿时期 SIgA 和 IgG 水平均较低，容易发生呼吸道和消化道感染。因此适当的预防措施对小年龄儿童特别重要。

五、心理和行为

儿童时期是心理、行为形成的基础阶段，可塑性非常强。及时发现小儿的天赋气质特点，并通过训练予以调适；根据不同年龄儿童的心理特点，提供合适的环境和条件，给予耐心的引导和正确的教养，可以培养儿童良好的个性和行为习惯。

六、疾病种类

儿童中疾病发生的种类与成人有非常大的差别，如心血管疾病，在儿童中主要以先天性心脏病为主，而成人则以冠状动脉心脏病为多；儿童白血病以急性淋巴细胞白血病占多数，而成人则以粒细胞白血病居多。此外，不同年龄段儿童的疾病种类也有相当差异，如新生儿疾病常与先天遗传和围生期因素有关，婴幼儿疾病中以感染性疾病占多数等。

七、临床表现

儿科患者在临床表现方面的特殊性主要集中在小年龄段儿童，年幼体弱儿对疾病的反应差，往往表现为体温不升、不哭、纳呆、表情淡漠，且无明显定位症状和体征。婴幼儿易患急性感染性疾病，由于免疫功能不完善，感染容易扩散甚至发展成败血症，病情发展快，来势凶险。因此儿科医护人员必须密切观察，随时注意病情的细微变化，不轻易放过任何可疑表现。

八、诊断

儿童对病情的表述常有困难且不准确，但医生仍应认真听取和分析，同时必须详细倾听家长陈述病史。全面准确的体格检查对于儿科的临床诊断非常重要，有时甚至是关键性的。发病的年龄和季节，以及流行病学史往往非常有助于某些疾病的诊断。不同年龄段儿童的检验正常值常不相同，应该特别注意。

九、治疗

儿科的治疗应该强调综合治疗，不仅要重视对主要疾病的治疗，而且不可忽视对各类并发症的治疗，有时并发症可能是致死的原因；不仅要进行临床的药物治疗，还要重视护理和支持疗法。小儿的药物剂量必须按体重或体表面积仔细计算，并且要重视适当的液体出入量和液体疗法。

十、预后

儿童疾病往往来势凶猛，但是如能及时处理，度过危重期后，恢复也较快，且较少转成慢性或留下后遗症，常是儿科医师的慰藉。因此，临床的早期诊断和治疗显得特别重要，适时正确的处理不仅有助于患儿转危为安，也有益于病情的转归和预后。

十一、预防

已有不少严重威胁人类健康的急性传染病可以通过预防接种得以避免，此项工作基本上是在儿童时期进行，是儿科工作的重要方面。目前许多成人疾病或老年性疾病的儿童期预防已经受到重视，如动脉粥样硬化引起的冠状动脉心脏病、高血压和糖尿病等都与儿童时期的饮食有关；成人的心理问题也与儿童时期的环境条件和心理卫生有关。

（芦　菲）

第二章

儿科常用诊疗技术

第一节 头皮静脉穿刺术

小儿头皮静脉浅表易固定，头皮静脉穿刺术不影响其他治疗和护理，便于活动与保暖，因此，新生儿和婴幼儿输液、输血多采用头皮静脉。

1. 物品准备

处置盘内除消毒物品及药液外，另备头皮针，型号 4~5½ 号，头皮静脉抽血可选 6~7 号，并备剃毛刀，贴膏与肥皂水。

2. 区分头皮静脉和动脉

小儿头皮静脉分支多，与头皮动脉交织在一起，倘若将高渗液及有刺激性药液误注入动脉，可引起该动脉供血区坏死，故必须仔细鉴别。

（1）头皮动脉：触诊有搏动感，呈弯曲状，一般较粗，外观呈紫红色，管壁较厚不易压瘪，易滑动，啼哭时无明显的充血搏动，注入液体时周围组织即变白，血流呈离心方向。

（2）头皮静脉：触诊无搏动，呈树枝状，一般较细，外观呈浅蓝色，易压瘪，不易滑动，啼哭时充血明显，液体滴入顺畅，血流呈向心方向。

3. 头皮静脉选择

头皮静脉起始于头顶部，如网状分布向不同方向走行，因处处有交通支，故穿刺方向可不受限制，以患儿体位舒适，活动方便，操作者顺手为准，可朝各方向均不影响滴数，较易显露的有前额正中静脉、颞浅静脉、耳后静脉、枕后静脉等。

4. 方法

（1）静脉在发际内应剃净毛发，面积 6~8 cm，便于固定。

（2）头皮静脉穿刺时，针尖应近似平行于表皮或与表皮成 5°~10° 角刺入头皮，然后沿血管方向慢慢进针，有回血再将针头推进少许，针体外留 1/4 作为保护。若无回血可用注射器轻轻抽吸，如因血管细小或充盈不全无回血者，可推入少许液体，局部无隆起，周围组织不变白，推入通畅无阻，证实穿刺成功。

（3）穿刺成功后，用 4 条贴膏固定局部。第一条固定针柄，第二条贴附一无菌棉球固定针眼，第三条通过针柄下交叉固定以免活动时针体脱出血管（针柄下衬垫，视情况而定），第四条将塑料管回旋半圈固定，防止外力直接牵动针头部分。

5. 注意事项

（1）小儿头皮静脉不明显，穿刺时光线要充足。

（2）针头粗细可根据治疗需要和血管粗细而定，应注意检查针尖有无带钩、过锐、过钝，否则易穿刺失败。

（3）重危患儿穿刺时应注意面色、呼吸等情况（有心力衰竭、烦躁不安应镇静后再行穿刺），避免穿刺过程中出现病情变化。

（芦 菲）

第二节 胸腔穿刺抽液与抽气

一、胸腔穿刺抽液术

1. 适应证

（1）胸腔内疑有积液，需要检查胸腔积液的性质（常规化验、细菌培养）。

（2）胸膜腔内有大量积液、积气伴有压迫症状，需要抽液，抽气减轻压迫症状。

（3）脓胸抽脓、冲洗及注入药物。

2. 操作方法

（1）患儿取坐位，婴幼儿由助手怀抱，双下肢夹于助手双腿间。患侧手臂高举过头使肋间放宽；较大儿童坐靠背椅上，两臂交叉置椅背上，头伏于前臂上。

（2）穿刺点选择叩诊音区最低部位，常选用：①肩胛中线第 8 肋间；②腋后线第 7 肋间；③腋中线第 6 肋间；④腋前线第 5 肋间，包裹性积液由 X 线或超声波定位。选定穿刺点后可用甲紫在皮肤上做标记。

（3）局部皮肤消毒，穿刺者戴手套，铺洞巾，以 2% 利多卡因或 1% 普鲁卡因局部麻醉，逐层浸润直至回抽有积液为止，其深度可做下次穿刺的参考，以左手拇指、示指固定肋间皮肤，右手持连有橡皮管的穿刺针，先用血管钳夹紧皮管，再由穿刺点沿肋骨上缘垂直刺入 2~3 cm 以防损伤肋间血管，有阻力感消失时，即已进入胸腔。

（4）取注射器与橡皮管连接，由助手用血管钳靠近进针皮肤处固定穿刺针，以防穿刺针移动位置，再放开夹皮管的血管钳，术者抽吸液体，抽满注射器后，助手以血管钳重新夹闭皮管，以免空气漏入，再取下注射器将液体排放备用的器皿内。

（5）取液完毕，先于穿刺针周围皮肤用碘酒、乙醇消毒，后以无菌干纱布紧压穿刺孔，拔出穿刺针，以胶布固定纱布。

3. 注意事项

（1）穿刺前应向患儿及其家属说明穿刺目的，以消除其顾虑，打开穿刺包后应检查器具是否完备适用。

（2）穿刺过程中应不断观察患儿的反应，如有面色苍白、出汗、昏厥，或出现连续性咳嗽、咳泡沫痰，或抽液含新鲜血液应立即停止抽液，进行对症处理。

（3）一次抽液不可过多、过快，以免引起纵隔突然移位。诊断性抽液 1~2 mL/kg 即可，一般为 10~15 mL/（kg·次），不得超过 20 mL/（kg·次）。疑为化脓性感染时，助手用无菌培养管取标本，然后送细菌培养及药敏试验。检查瘤细胞时，至少需 50 mL 液体，并立即送检，以免细胞自溶。

（4）需进行药物治疗时，可在抽液完毕后将药物经穿刺针注入。

（5）穿刺与抽液时应注意无菌操作并防止空气进入胸腔。

（6）应避免在第9肋间隙以下穿刺，以免穿透膈肌损伤腹腔脏器。

二、胸腔穿刺抽气

1. 适应证

各种原因造成的气胸。

2. 操作方法

（1）患儿取半卧位，穿刺点为前第2肋间隙锁骨中线外侧。

（2）其他具体操作方法同抽液术。

3. 注意事项

气体应尽量抽尽。如肺内气体继续进入胸腔，不易抽尽，可行胸腔闭式引流术；如无条件，可将穿刺针用血管钳夹住固定，或使穿刺针穿过瓶塞，固定于胸壁，接胸腔引流瓶，做液面下引流。

（芦　菲）

第三节　腹腔穿刺术

1. 适应证

（1）检查腹腔积液的性质（常规化验、细菌培养、脱落细胞检查）以协助查找病因，明确诊断，或进行腹腔内给药及减压。

（2）当有大量腹腔积液引起呼吸困难，以及腹部胀痛也可穿刺放液以减轻症状。

2. 操作方法

（1）穿刺前先令患儿排尿，以免刺伤膨胀的膀胱。

（2）患儿取坐位或半卧位，穿刺点常选脐与髂前上棘连线中1/3与外1/3交点处，或脐至耻骨联合中点左旁2～3 cm处。

（3）局部皮肤消毒，戴手套，铺洞巾，以2%利多卡因或1%普鲁卡因麻醉至腹壁层。穿刺针稍倾斜刺入腹壁，以免穿刺后腹腔积液外溢，感阻力消失即可用针筒抽取腹腔积液送检。

（4）需放出较多积液时，可用橡皮管连接针头，将腹腔积液引流于器皿中。边引流，边将腹部已备好的多头绷带收紧，以防腹内压骤减，引起休克。

（5）放液后，取出针头，以无菌干纱布盖好，用胶布贴固。放液较多者，并用多头绷带紧绑腹部。嘱患儿平卧。

3. 注意事项

（1）有肝昏迷先兆或确诊为粘连性结核性腹膜炎的患儿禁忌穿刺。肝硬化，有出血倾向及一般情况差的患儿，腹腔穿刺放液应慎重。

（2）放液不可过快过多，一般一次不超过20～30 mL/kg。放液过多可导致水盐代谢紊乱，大量蛋白丢失。腹腔积液若流出不畅。可将穿刺针稍做移动，或稍变动体位。

（3）在放液过程中，患儿如出现面色苍白、晕厥、休克等，应立即停止放液，并做适当处理。

（4）放液前后均应测量腹围及复查腹部体征，观察病情变化。

（芦　菲）

第四节　洗胃和胃肠减压法

一、洗胃法

1. 目的

（1）解毒：清除胃内毒物或刺激物，避免毒物吸收。

（2）减轻胃黏膜水肿，通过胃灌洗将胃内潴留食物洗出。

（3）为某些手术或检查做准备。

2. 操作方法

（1）口服催吐法：适用于清醒而能合作的患儿。①按需要准备洗胃溶液，常用灌洗液有生理盐水、1%～2%碳酸氢钠、0.02%～0.1%高锰酸钾或温开水等，温度为25～38 ℃。②嘱患儿自饮大量灌洗液，即可引起呕吐，不易吐出时，可用压舌板压其舌根部引起呕吐。如此反复，直至吐出的灌洗液清晰无味为止。

（2）胃管洗胃法：①患儿取侧卧位或仰卧位头转向一侧，将消毒的胃管由鼻腔（少数可从口腔）插入，以患儿鼻根部至剑突的距离为插入长度，遇阻力患儿出现咳嗽、面色青紫、屏气时应拔出导管，休息片刻再行插管；②证实胃管在胃内后，用注射器吸尽胃内容物，缓缓注入一定容量洗胃液后，再全部抽出或让其自然流出，如抽出困难，可适当变换体位或稍移动胃管，如此反复冲洗，直至洗净为止；③操作结束后，拔出胃管前应将胃管外端紧闭。计算灌洗液总出入量，中毒患儿第一次抽出液应保留送检。

二、胃肠减压法

1. 目的

（1）用于机械性或麻痹性肠梗阻、急性胃扩张、幽门梗阻及腹膜炎等以减轻胃肠压力。

（2）消化道手术后排除胃肠内容物与积气。

（3）使用机械呼吸者，排除胃内空气，增加胸腔容积。

2. 操作方法

（1）患儿体位及导管插入同洗胃法，也可根据需要将管插至十二指肠或空肠。

（2）将导管留置胃肠内，外端与密闭的胃肠减压装置相连。

（3）减压管如有堵塞，应考虑卧床位置不当，引流管插入过长或在胃里蜷曲成团以及被堵塞等原因。

（4）记录24小时引流量及性质。

（芦　菲）

第三章

各年龄段儿童特点与保健

第一节 胎儿期保健与围生医学

一、胎儿期特点

胎儿期是指自受精卵形成至胎儿娩出前，共 40 周，依赖母体而生存。胎龄即胎儿的周龄，分 3 个时期：①胚胎和胎儿早期，此期为 12 周，是器官形成阶段，其中 3～8 周是胚胎细胞高度分化的时期，极易受环境不良因素的干扰导致胎儿缺陷与畸形，甚至流产、死胎；②胎儿中期，自 13～28 周（共 16 周），胎儿组织、器官迅速生长发育，生理功能日趋成熟，28 周时胎儿肺泡发育基本完善，具备气体交换功能，出生后成活可能性较大；③胎儿后期，自 29～40 周（共 12 周），胎儿体重迅速增加。胎儿期如受母体营养不良、感染或不良环境因素等干扰，可导致宫内发育迟缓（IUGR），损害胎儿大脑和其他重要组织器官，导致功能障碍等。

围生期国内定义为自胎龄满 28 周至出生后 7 天。此期包括了胎儿（妊娠）后期、出生（分娩）过程和新生儿早期 3 个阶段。该期小儿经历从依赖母体到独立存活的巨大变化和适应环境的过程，是生命受到威胁的重要时期。围生医学的理念是将母体宫内的胎儿与娩出断脐后形体独立的新生儿视为生长发育的一个特殊的连续统一体。围生期死亡率是衡量一个国家和地区的卫生水平、产科和新生儿科质量的重要指标，也是评价妇幼保健卫生工作的一项重要指标。因此，切实做好胎儿期和围生期的保健工作将有利于减少胎儿的致残率，提高儿童的健康水平和生命质量，降低围生期发病率和死亡率。

二、胎儿期保健措施

胎儿的生长发育与孕母密切相关，胎儿期保健就是通过对母亲孕期的系统保健，达到保护胎儿宫内健康成长发育以及最终安全分娩的优生优育目的，属一级预防保健。重点为预防：①先天性发育不全或畸形；②宫内营养障碍和异常出生体重、早产；③宫内感染；④宫内缺氧、窒息等。

胎儿保健的实施大致可分为 2 个阶段：①胚胎期与胎儿早期（胎龄 12 周之前）是预防畸形、先天性发育不全的关键期；②胎儿中后期保健主要保证胎儿组织器官的生长发育、生理功能的成熟，预防 IUGR 或营养不均衡，继续预防感染和胎儿组织器官受损，注意防治妊娠并发症导致的胎儿缺氧、窒息、营养代谢障碍等。

（一）预防先天性发育不全、遗传病与胎儿起源的儿童期和成年期疾病

1. 预防遗传病

父母婚前应进行遗传咨询，禁止近亲结婚；有确诊或疑诊遗传病患者的家庭，或连续发生不明原因疾病患者的家庭，或有与遗传有关的先天畸形、智力低下患儿家庭是遗传咨询的重点，通过咨询预测风险率，并结合相应的筛查诊断技术，如染色体核型、染色体基因芯片分析、基因芯片（DNA 芯片）、荧光原位杂交、基因测序等技术，早期诊断遗传病并终止妊娠。

2. 预防感染

孕母患病毒性感染如弓形虫、风疹病毒、巨细胞病毒、单纯疱疹病毒、细小病毒 B19、乙型肝炎病毒、肠道病毒等感染，可直接损害胎儿细胞，破坏免疫活性细胞，使组织血管发生炎症并梗死，染色体结构改变；受感染的细胞分化受到抑制，导致畸形，也可引起胎儿死亡，这些畸形包括先天性心脏病、白内障、小头、聋哑、智力低下等。妊娠早期感染致畸率可高达50%，而中晚期致畸率逐渐下降至10%左右，但可导致发育迟缓。其他病毒性感染如流行性感冒、流行性腮腺炎等也可影响胎儿生长发育，孕母即使得轻症病毒感染也可引起胎儿先天性畸形。因此，孕母应避免与病毒感染患者接触，尽量不去人多、空气污浊的公共场所。国际上已较多地采用风疹疫苗、流行性腮腺炎疫苗接种女童或育龄前少女，使其具有较高免疫水平，以免在孕期发生这些感染。

3. 避免化学毒物

孕母可通过污染的空气、土壤、水和食物暴露于毒性化学产物。研究发现化学毒物暴露通过影响激素降解代谢、表观遗传学改变、免疫失调、直接的细胞毒性、致癌性、线粒体及氧化损伤而影响胎儿的健康和生长发育，与出生缺陷、儿童和成年期内分泌疾病、过敏和自身免疫性疾病、神经发育性疾病如孤独症及精神障碍等有关。如铅、镉、汞等重金属污染，可引起 IUGR、心血管畸形及神经认知功能受损；孕期有机磷农药及杀虫剂暴露，可增加自然流产概率及儿童发育障碍性疾病的发生风险，影响工作记忆和认知功能；孕期饮酒或吸烟（包括被动吸烟）、有害气体如烟草中的尼古丁、烟雾中的氰化物、一氧化碳等均可导致胎儿缺氧并影响其生长发育，严重者导致酒精中毒综合征、IUGR、中枢神经系统发育异常等。因此，孕期应保证食物的安全和健康，避免暴露于有害化学毒物污染的空气、水或食物，禁烟、酒并远离吸烟环境，以保障胎儿的健康生长发育。

环境内分泌干扰物是一类外源性化学物质，通过植物、动物等食物链进行生物浓缩，进入人体，如在母体脂肪中残留，可通过胎盘传递给胎儿，干扰胎儿体内激素产生、释放、转移、代谢、结合、反应和消除。

4. 避免接触放射线和电离辐射

胎儿对放射线十分敏感，尤其在胎龄 16 周之前，可引起神经系统、眼部及骨骼系统等畸形，甚至导致死亡。孕母应尽量避免接触各种放射线，尤其在妊娠早期。目前越来越多的研究关注到孕期暴露于各种电子产品、无线系统所产生的电离辐射对胎儿及儿童健康的影响，孕期电离辐射暴露与流产具有剂量依赖性关系，降低新生儿出生体重，增加儿童多动和行为障碍的风险，也可能与哮喘的发生有关。因此，也应尽量减少母体和胎儿在电离辐射环境中的暴露。

5. 慎用药物

不少药物可经过胎盘进入胎儿体内，药物对胚胎、胎儿的影响与用药的孕周及药物种类有关。妊娠 3 个月后除性激素类药物外，一般药物不再致畸，但可影响胎儿的生长与器官功能。应考虑分娩时药物对胎儿的影响，如催产素可使胎儿缺氧，解痉降压剂（硫酸镁）可抑制胎儿呼吸中枢。

6. 治疗慢性病

母亲健康对胎儿影响极大。孕母患慢性疾病如糖尿病，甲状腺功能减退症，心、肾、肝疾病，结核病等慢性疾病者应尽量在孕前积极治疗。孕期应在医生指导下进行治疗。高危孕产妇应定期进行产前检查，必要时终止妊娠。

（二）保证充足与均衡的营养，维持适宜体重增长

生命早期的营养环境对胎儿组织、器官的生长发育，尤其是大脑发育至关重要，并通过表观遗传为基础的调控作用，对儿童及成人的体格、代谢、精神和行为健康产生远期的影响。例如，孕早期叶酸、维生素 B_{12} 缺乏增加胎儿神经管缺陷的风险；孕期碘需求较非孕期增加 50%，碘缺乏可导致出生后儿童甲状腺功能低下、智力低下；孕期铁缺乏可影响儿童认知功能；母亲肥胖和妊娠糖尿病可增加先兆子痫、大于胎龄儿风险，并增加子代成年期代谢性疾病的风险等。孕期由于母体生殖器官和胎儿生长发育、产后泌乳能量和营养储备的需要，循环血量、血红蛋白携氧能力增加，对能量和多种营养素的需要量增加，包括蛋白质、必需脂肪酸、叶酸、铁、碘、钙及多种维生素。因此，备孕和孕期均应保证充足和均衡的营养，避免营养素缺乏或能量过剩，并为胎儿提供充足的营养储备以满足其出生后需求。

1. 备孕期

应常吃富含铁的食物，缺铁或缺铁性贫血妇女应补充铁剂，纠正缺铁或缺铁性贫血后再妊娠；选用碘盐并每周摄入一次富含碘的海产品；孕前 3 个月开始补充叶酸（400 μgDFE/d，共 12 周），保证良好的叶酸营养状况；禁烟酒。

2. 孕早期

胎儿生长发育速度相对缓慢，无明显早孕反应者可继续保持孕前平衡膳食，无须增加能量摄入。早孕反应可使孕母消化功能发生变化，因此孕早期的膳食应富营养、少油腻、易消化及适口。孕吐较明显或食欲不佳的孕妇不必过分强调平衡膳食，可少食多餐，膳食清淡并保证摄入足量富含碳水化合物的食物。每天必需摄取至少 130 g 碳水化合物，首选易消化的粮谷类食物（如米或面），避免因呕吐、饥饿导致酮症酸中毒对胎儿早期神经系统的不良影响；多摄入富含叶酸的食物并补充叶酸（400 μgDFE/d）有助于预防胎儿神经管畸形，预防高同型半胱氨酸血症，促进红细胞成熟和血红蛋白形成，降低妊娠高脂血症发生的危险；常吃含铁丰富的食物，孕期铁需求增加（整个孕期约需 1000 mg 铁），孕早期的铁推荐摄入量（RNI）为 20 mg/d；选用含碘盐，孕期碘 RNI 为非孕期基础上（120 μg/d）增加 110 μg/d，约为含碘盐 5 g/d（摄入碘 100 μg/d），并每周进食一次富含碘的海产品（如干海带含碘 0.7~0.8 mg/g）；禁烟酒。

3. 孕中后期

胎儿开始进入快速生长发育期，直至分娩。应增加能量和蛋白质摄入，膳食均衡，避免摄入过多，既保证胎儿的生长发育和贮存产后泌乳所需能量，同时也避免胎儿营养过剩。根据《中国居民膳食营养素参考摄入量》建议，每日主要营养素的 RNI 为：能量在非孕期

（1800 kcal/d）的基础上，孕中期增加 300 kcal/d，孕晚期增加 450 kcal/d；蛋白质在非孕期（55 g/d）的基础上，孕早期增加 5 g/d，孕中期增加 15 g/d，孕晚期增加 30 g/d；钙在非孕期（800 mg/d）的基础上，孕中晚期增加 200 mg/d；铁在孕中期增加 4 mg/d（共 24 mg/d），孕晚期增加 9 mg/d（共 29 mg/d）；维生素 A 在非孕期（700 μg RE/d）的基础上，孕中晚期增加 70 μgRE/d，维生素 D10 μg（400 IU）/d。①适当增加蛋白质，如鱼、禽、蛋、瘦肉、海产品的摄入量：孕中期应在孕前平衡膳食的基础上每天增加鱼、禽、蛋、瘦肉共计 50 g，孕晚期在孕前平衡膳食的基础上再增加 125 g 左右。鱼类作为动物性食物的首选，不仅是优质蛋白质的良好来源，同时为孕 20 周后胎儿脑和视网膜功能发育提供必需的长链多不饱和脂肪酸，如花生四烯酸（ARA）、二十二碳六烯酸（DHA），每周最好食用 2～3 次。孕期 DHA 的适宜摄入量（AI）为 200 mg/d。②适当增加乳类的摄入，不仅补充蛋白质，同时也是钙的良好来源。孕 20 周后胎儿骨骼生长加速，孕 28 周胎儿骨骼开始钙化，仅胎儿体内每日需沉积约 100 mg 的钙，钙需要量明显增加。孕中晚期钙的 RNI 为 1000 mg/d。从孕中期开始，建议每天增加 200 g 奶，使总摄入量达到 300～500 g/d。③常进食含铁丰富的食物。随着孕中期开始的血容量和血红蛋白量增加，胎儿和胎盘组织铁储备的需求增加，孕妇成为缺铁性贫血的高危人群。孕 28～32 周，孕妇血容量增加达峰值，最大增加量为 50%，红细胞和血红蛋白的量也增加，至分娩时达最大值，增加约 20%，约需要 500 mg 铁。孕末期还需为胎儿储存铁（约 300 mg 铁）以满足婴儿生后 1～4 月龄对铁的需要。因此，建议孕中晚期多摄入含铁丰富的动物性食物，如动物血、肝脏、瘦肉等。孕妇如有贫血或血清铁蛋白低于 30 μg/L，应在医生的指导下补充铁剂。

孕期应监测体重，保证体重适宜增长。孕期对微量营养素需求的增加大于能量需求的增加，通过增加食物摄入量来满足微量营养素的需求极有可能引起能量摄入过多，体重增加过多。孕妇体重不仅是反映孕期营养的重要标志，同时也与胎儿出生后成年期健康有关，如宫内营养不良或过度营养可导致小于胎龄儿或巨大儿，不仅容易发生低血糖等并发症，而且与成年后发生肥胖、高血脂、高血压、糖尿病及心脑血管疾病的风险增加密切相关。体重适宜增加的目标值因孕前体重而异，美国医学研究所（IOM）指南提出：①孕前肥胖，体质指数（BMI）≥30 kg/m² 的孕妇，孕期总体重增长范围控制在 5～9 kg 为宜，孕中晚期体重平均增长率为每周 0.22 kg（0.17～0.27 kg）；②孕前超重，BMI 在 25.0～29.9 kg/m² 的孕妇，孕期总体重增长范围控制在 7～11.5 kg 为宜，孕中晚期体重平均增长率为每周 0.28 kg（0.23～0.33 kg）；③孕前体重标准，BMI 在 18.5～24.9 kg/m² 的孕妇，孕期总体重增长范围为 11.5～16 kg，孕中晚期体重平均增长率为每周 0.42 kg（0.35～0.50 kg）；④孕前体重不足，BMI < 18.5 kg/m² 的孕妇，孕期总体重增长的范围为 12.5～18 kg，孕中晚期体重平均增长率为每周 0.51 kg（0.44～0.58 kg）。

（三）保持良好的情绪和适量的活动，积极准备母乳喂养

胎儿在孕 5 周后就逐步具备运动、感觉、听觉、触觉等能力，孕母良好的情绪和心理准备将有助于胎儿的健康和能力的发展。孕期应情绪愉快、保证充足的睡眠和适当的身体活动，如根据自身的体能每天进行不少于 30 分钟的低强度身体活动，最好是 1～2 小时的户外活动，如在空气清新、阳光温暖的大自然中散步，做体操等，除非有医学禁忌。适宜的身体活动有助于维持适宜的体重增长和自然分娩，户外活动还有助于改善维生素 D 的营养状况，促进胎儿和母体自身的骨骼发育和健康。需避免参与对孕妇或胎儿有潜在受伤风险或者增加

关节负荷的活动如仰卧起坐、滑雪、网球等活动。

母乳喂养需要心理和生理准备。孕妇应建立信心，做好母乳喂养心理准备，学习了解母乳喂养的生理知识及喂养方法；并做好充分的营养储备；进行正确的乳房护理。

（四）预防与管理高危妊娠

妊娠高危因素与高危儿的发生密切相关。高危儿是指已经发生或可能发生危重疾病而需要监护的新生儿。高危儿死亡率高，存活后残疾发生率高。因此，在围生医学保健中对高危妊娠的预防和管理十分重要。妊娠高危因素包括：①母亲年龄、身材，如年龄＜18岁或年龄＞35岁的高龄产妇等；②孕母有生殖道疾病（子宫肌瘤、子宫畸形、胎盘功能不良等），急、慢性疾病（心、肾、肝病及高热、急性感染、外伤等），糖尿病，甲状腺功能亢进，肺结核等；③孕期有阴道流血、病毒感染、吸烟、吸毒或酗酒史，母亲为Rh阴性血型，过去有死胎、死产或性传播病史等；④孕母有妊娠并发症如妊娠高血压综合征、先兆子痫、子痫，有羊膜早破、羊水胎粪污染、胎盘早剥、前置胎盘、各种难产、手术产（高位产钳、胎头吸引、臀位产等），分娩过程中使用镇静和镇痛药物史等；⑤出生时高危因素包括多胎、早产、低出生体重、小于胎龄儿（SGA）、大于胎龄儿（LGA），先天畸形（重大畸形）、羊水过多（常伴胎儿神经管开放畸形）、羊水过少（常伴胎儿肺、肾发育不全）、IUGR，脐带绕颈、打结、脱垂、畸形（单一脐动脉等），宫内缺氧、窒息等。

在孕期应重视孕产妇保健，加强早孕登记，定期产前检查，以保证对妊娠高危因素早发现、早干预。凡明确为高危妊娠者，必须专案管理、系统监护、严密观察、积极处理，尽早消除和控制有关危险因素对孕母、胎儿双方的影响和危害。

高危妊娠的个案管理包括：进行健康教育（自我监护方法）、专业咨询和（或）会诊，复核高危筛查评分，以预测妊娠结局；建立健全三级医疗保健网和转诊系统（包括孕产妇联系卡），定期记录各种检查结果（如血红蛋白、血压、血糖、体重、腹围、胎心、B超测量的双顶径等），确保业务技术的逐级指导，做到预防积极、治疗及时和处理正确有效。高危评分始终不减者，高危专案管理的联系卡有利于及时转诊治疗。高危妊娠管理的目的是"转危为安"，最大限度地降低孕产妇抢救和死亡率，保证胎儿的健康和安全，减少伤残率，降低新生儿死亡率。

（吴　楠）

第二节　新生儿期保健

一、新生儿期特点

新生儿期是自胎儿娩出后从脐带结扎开始，至生后28天。新生儿从宫内依赖母体生存到出生后离开母体适应宫外环境，要经历身体各系统解剖和生理功能上的巨大变化，是生命最脆弱的时期，该期发病率高，死亡率高。特点如下：①体温调节，需一适宜的环境温度或中性温度，特别是低体重儿或早产儿，环境温度过低可导致体温不升甚至硬肿症，环境温度过高可导致脱水，故保温并维持中性环境温度非常重要；②循环系统，出生后胎儿循环向成人循环转变，任何原因使肺动脉压力增加（如肺炎），都可能重新出现右向左分流（持续胎儿循环或肺动脉高压），导致发绀；③消化系统，消化道解剖与功能发育可适应生后纯乳汁的营养摄入；具有最基本的进食动作——觅食反射、吞咽反射，但吞咽时咽—食管括约肌不关闭、食管无蠕动、食管下部括约肌不关闭，易发生溢乳；生后几周小肠上皮细胞渗透性高，以吞饮方式吸收，易产生过敏与感染。新生儿出生时肠道无菌，生后2日出现双歧杆菌，7日到达高峰，为新生儿的优势菌。母乳喂养儿的酸性粪便有利于双歧杆菌的生长；④泌尿系统，出生时肾小球过滤功能低下，肾浓缩功能差；肾小管排磷功能差，选用蛋白质、矿物质（磷）含量高的牛乳喂养对新生儿肾脏有潜在损害；⑤神经系统，大脑皮层兴奋性低，对外界刺激反应易于疲劳，以睡眠状态为主；皮层下中枢兴奋性高，呈蠕动样动作，肌张力高；脊髓的固有反射（非条件反射）存在；⑥免疫系统，细胞免疫功能已较为成熟，体内有通过胎盘从母体获得的抗体（IgG）；新生儿非特异性和特异性免疫功能发育不成熟，肠道分泌IgA较低；⑦体格发育，新生儿期是宫内生长的延续。正常足月婴儿生后第一个月体重增加可达1~1.5 kg，身长增长4~5 cm。

二、新生儿期保健措施

新生儿期是婴儿期的特殊阶段，重点是预防出生时缺氧、窒息、低体温、寒冷损伤综合征和感染。为一级预防和部分二级预防（新生儿筛查）。

（一）出生时保健

1. 分娩前准备

保持产房温度在25~28 ℃。准备好复苏抢救用具、吸引器、氧气、清洁干爽的毛巾毯、新生儿衣被，预热辐射床，并检查复苏气囊、面罩和吸引装置是否在功能状态。

2. 擦干刺激

新生儿娩出后立即置于预先铺好干毛巾的母亲腹部，彻底擦干。擦干过程中快速评估新生儿的呼吸状况。若有呼吸或哭声，撤除湿毛巾，将新生儿腹部向下、头偏向一侧，与母亲开始皮肤接触。取另一清洁已预热的干毛巾盖在新生儿背部，并戴上帽子。彻底擦干刺激之后，若新生儿出现喘息或不能呼吸，应立即寻求帮助，严格消毒结扎脐带后，迅速移至预热的复苏抢救区域开始复苏。

3. 皮肤接触

若新生儿和母亲状况良好，保持新生儿与母亲持续皮肤接触至少90分钟，除非出现以下情况：新生儿严重胸廓凹陷、喘息或呼吸暂停、严重畸形，母亲出现紧急医疗状况的处理（如急症子宫切除术）。皮肤接触过程中不要单独将母亲和新生儿留下，应每隔15分钟监测新生儿的呼吸和体温，若新生儿出现疾病症状，则需及时处理。不要擦掉新生儿胎脂，出生后24小时内不要给新生儿洗澡。

4. 脐带处理

等待脐带搏动停止后（1~3分钟），在距脐带根部2 cm的位置断脐。确保接触或处理脐带的手套是无菌的。不要给脐带断端外敷任何药物，不要在脐带上缠绷带、盖纸尿裤或紧紧系上其他东西。脐带暴露在空气中并保持干燥有利于脱落。如果脐带被粪便或尿液污染，可用清水清洗后用干棉签蘸干，保持断端干燥。如果脐带断端出血，则要重新结扎脐带。

5. 母乳喂养

皮肤接触过程中观察新生儿，当出现觅乳征象（如流口水、张大嘴、舔嘴唇、寻找爬行动作、咬手指）时，指导母亲开始母乳喂养。母乳喂养是母亲和新生儿都要学习的过程。

新生儿出生后 15~90 分钟后才会出现觅乳征象，不应强迫新生儿和母亲进行母乳喂养。医护人员应该及时进行指导，确保正确的姿势和乳头含接方法，但应避免过多干扰。

6. 测量体重和身长

在新生儿完成第一次母乳喂养之后，与母亲核实婴儿性别、戴腕带、量身长，开始称体重。将体重计拿到母亲身边，确保使用的婴儿体重计是清洁的，使用前先将体重计读数重置为零。将婴儿衣物、帽子、袜子及尿布脱去称重，或穿戴称重后减去衣物等的重量。称重结束后清洁体重秤，告知母亲和家长体重结果。出生体重低于 2500 g 的婴儿需要特殊护理来预防低体温〔加强保暖或袋鼠式护理（KMC）〕。

7. 全面检查

测量后全面检查新生儿，注意有无先天缺陷、产时损伤及有无呼吸困难、气促或呻吟，测体温（正常腋温范围：36.5~37.5 ℃），检查双眼有无红肿、流脓，脐部有无渗血，有无腹胀，头、躯干、四肢有无损伤。如出生体重 <1500 g，或有任何危险指征，应予以紧急处理，并及时转运进一步救治，转运过程中注意保暖。

（二）出院前保健

1. 纯母乳喂养

母婴同室，新生儿睡母亲床上或母亲容易够着的地方，可仰卧或侧卧，支持昼夜按需纯母乳喂养，不要给新生儿提供糖水、配方奶或其他液体，告知母亲母乳是保护婴儿避免疾病的唯一食物，鼓励母亲确信自己有充足的乳汁满足婴儿的需求。

2. 保暖

新生儿室的室温宜保持在 25~28 ℃，避免对流风。尽可能多让母亲与新生儿保持皮肤接触或 KMC。新生儿衣着干爽、松软，生后头几天戴小帽子，尤其是体重轻的新生儿。当早产儿情况稳定后，即可尽早开始袋鼠式护理。

3. 清洁护理

每天应清洗新生儿的脸、颈和腋下，便后清洗臀部并完全擦干；出生 24 小时后沐浴。

4. 观察有无危险征象

（1）吃奶不好。

（2）惊厥。

（3）呼吸快（≥60 次/分）。

（4）严重的胸部吸气凹陷。

（5）没有自主运动。

（6）体温高/发热（>37.5 ℃）或低体温（<35.5 ℃）。

如有以上危险征象，考虑疾病可能，应予以紧急处理：必要时启动复苏抢救，给予首剂抗生素、止血、给氧，转运治疗过程中注意保暖。观察皮肤有无黄染，如 24 小时内面部黄染，或任何时候掌心和足底均黄染，应及时转新生儿科或新生儿重症监护病房治疗。

5. 保持局部清洁，检查有无感染征象

（1）双眼：注意有无红肿、流脓，如有，给予滴眼液抗菌治疗，若观察 2 天无好转或加重，应转诊治疗，并评估母亲及其伴侣的淋球菌感染情况。

（2）脐部：保持脐带残端清洁干燥，注意有无脐轮红、脓性分泌物或硬结；如脐轮红 <1 cm，按局部感染处理，如 2 天内无好转或加重，及时转新生儿科治疗；如脐轮

红 > 1 cm 或有脓性分泌或硬结，按严重感染处理，给予首剂抗生素，并转新生儿科治疗。

（3）皮肤：保持清洁干燥，尤其是颈部、腋窝和腹股沟处，如有脓疱或大疱 > 10 个，考虑严重感染可能，应转诊治疗；如在 10 个以下，则按局部感染处理，若观察 2 天无好转或加重，应及时转新生儿科治疗；如皮肤有波动性肿胀，考虑脓肿或蜂窝织炎可能，应转诊评估。

（4）口腔：如有念珠菌感染导致的鹅口疮，予口腔治疗，并观察母亲乳头是否有念珠菌感染。

6. 给予维生素 K_1

常规给予维生素 K_1 可以预防出血。向母亲解释注射维生素 K_1 的必要性以及如何注射维生素 K_1。使用剂量是 1 mg。按标准确定注射部位（大腿中部正面靠外侧），消毒后进行肌内注射。有产伤、早产，在宫内时母亲有干扰维生素 K 的治疗以及需要外科手术的婴儿有出血危险的，必须肌内注射维生素 K_1 1 mg。

7. 预防接种

具体接种的疫苗在不同地区会有差异，应遵循当地卫生计生行政部门的规定。新生儿出生后 24 小时内接种的常见疫苗包括卡介苗和乙肝疫苗。乙肝疫苗通常是通过肌内注射接种（0.5 mL 右侧上臂外侧肌内注射），卡介苗是在上臂外侧皮内注射（0.05 mL 左侧上臂外侧皮内注射）。接种疫苗期间的无菌状况非常重要，并不要求接种时戴无菌手套，但必须洗手。确保在注射结束时没有出血的情况，注射后填写注射记录。

无并发症自然分娩的新生儿至少住院至出生 24 小时后出院。出院前进行全面检查，提醒出生登记、新生儿疾病筛查和听力筛查，按国家规定定期进行免疫接种和儿童健康体检。告知母亲如有上述危险征象，应及时就医。

（三）新生儿期居家保健

1. 喂养及营养补充

所有新生儿，无论是足月、早产还是低出生体重，均应鼓励纯母乳喂养至生后 6 个月。母乳是婴儿最好的食物，尤其是初乳，含有丰富的免疫活性物质。指导母亲使用正确的哺乳方法以维持良好的乳汁分泌，昼夜按需哺乳（> 8 次/24 小时）。如母乳喂养困难、疼痛或发热，应观察、评估了解原因，根据情况帮助解决问题，如帮助乳房含接、哺乳后用乳汁涂抹乳头减少疼痛，增加哺乳次数促进泌乳及乳腺管通畅，母亲有乳腺炎则需治疗。确实无法母乳喂养者，指导母亲选用配方奶粉喂养，配方乳可每 3 小时一次，每日喂养 7 ~ 8 次。纯母乳喂养的新生儿生后数天即应补充维生素 D 400 IU/d，早产儿每日口服 800 IU，乳母适当补充维生素 K，多吃蔬菜、水果，避免新生儿或婴儿发生维生素 K 缺乏导致的出血性疾病。

2. 保暖

新生儿居室的温度与湿度应随气候温度变化调节，有条件的家庭在冬季使室内温度保持在 22 ~ 24 ℃，湿度以 55% ~ 60% 为宜；鼓励采用袋鼠式护理，尤其是早产儿和低出生体重儿，当室温在 22 ~ 24 ℃ 时，新生儿可仅穿尿裤，头戴帽子，穿袜子，直接与母亲皮肤接触；如室温 < 22 ℃，可给婴儿穿上无袖开襟的小布衫，使其脸、胸、腹和四肢能直接与母亲皮肤接触。夏季应避免室内温度过高，若温度过高，衣被过厚及包裹过紧，易引起新生儿发热。因此，要随着气温的高低，随时调节环境温度和衣被包裹。新生儿若有不明原因的哭吵不安，应除外室内温度过高、衣服过多、空气不流通所带来的不适。

3. 护理

任何护理前均应洗净双手。①衣服用柔软的棉布制作，要宽松，不妨碍肢体活动，易穿易脱，干燥清洁。冬衣要能保暖。尿布用柔软吸水的棉布做成，勤换勤洗，以防尿布皮炎。婴儿包裹不宜过紧，更不宜用带子捆绑，最好使两腿自由伸屈。②脐部特别注意保持脐带残端清洁和干燥，干净衣服松松地覆盖于脐部，尿布折叠于脐部下方；仅在脐部不干净时，用冷开水和肥皂清洗后彻底擦干；如有脐轮红、脓性分泌物或硬结，应及时就诊。③新生儿每日洗澡，保持皮肤清洁，脐带脱落前应保护好脐带残端，不可进水；水温以略高于体温为宜，可先试水温，手托婴儿洗澡，以保持脐部干燥；新生儿皮肤娇嫩，要防止擦损；如有擦损要及时处理以防感染；经常观察颈部、臀部和腋下等皮肤皱褶处，保持清洁干燥。如有脓疱或大疱或皮肤有波动性肿胀，应及时就诊。④注意保持口腔清洁，不宜擦洗口腔黏膜，如有黏膜白斑或破损，应及时就诊。⑤新生儿痤疮、"马牙""上皮珠"、乳房肿大、"假月经"、红斑、粟粒疹属特殊生理现象，不需要特别处理，切不可擦拭、针挑或挤压，以免感染。

4. 疾病预防

居室保持空气新鲜；严禁吸烟，减少探视，避免有呼吸道感染或传染性疾病者接触新生儿；护理新生儿前洗手；家人患呼吸道感染接触新生儿时戴口罩，以避免交叉感染。

5. 伤害预防

注意喂哺姿势、喂哺后的体位，预防乳汁吸入和窒息。保暖时避免烫伤，预防意外伤害的发生。

6. 促进感知觉、运动发育

母亲及家人多与新生儿说话、微笑和皮肤接触，吸引婴儿目光追随，促进新生儿感知觉发展。

7. 慎用药物

新生儿肝功能不成熟，某些药物体内代谢率低，易在体内蓄积发生不良反应。哺乳期母亲用药应考虑乳汁中药物对新生儿的作用。

（吴　楠）

第三节　婴儿期保健

一、婴儿期特点

出生后至 1 周岁为婴儿期。此期的特点如下。①体重、身长增长最快，是第一个生长高峰。1 周岁末体重为出生时的 3 倍，身长增长 25 cm，头围由平均 34 cm 增长至 46 cm。②神经心理发育快速，主要表现为运动、感知觉、语言和情绪/行为的发展。③因生长速度快，对能量、蛋白质的需求多，消化和吸收功能尚未发育完善，若喂养不当，营养供给不足，易发生营养缺乏性疾病和生长发育落后，也易发生消化不良。④从母体得到的免疫抗体于生后6 个月逐渐消失，而主动免疫功能尚未成熟，易患感染性疾病。

二、婴儿期保健措施

促进儿童最优化的体格、运动、认知和社会情绪的全面发展是儿童保健的重点，包括婴儿营养和喂养指导、体格检查、生长和发育监测、疾病预防和免疫接种、预见性指导和健康宣教。婴儿期保健以社区为中心、以家庭为主体。

（一）定期健康检查，监测体格生长与神经心理行为发育

定期健康检查和生长发育监测可以了解婴儿的生长发育与健康状况，早期发现生长迟缓、发育偏异、先天缺陷或疾病，从而早期诊断、干预、治疗，这是保护儿童健康成长的重要措施之一。健康检查按照国家《儿童健康检查服务技术规范》实施，此期体检应特别注意有无特殊容貌及畸形、前囟大小、皮肤皮疹、心脏有无杂音、髋关节和外生殖器发育情况，以及四肢活动对称性、肌张力和活动度等。生长监测是对个体儿童的体重、身长进行定期纵向连续的测量与评估的过程。通过生长曲线图的描绘，了解婴儿的生长速度、营养状况及其动态变化，从而帮助鉴别影响婴儿生长的原因，如由于是近期喂养问题或感染性疾病导致体重增加缓慢、体重不增和（或）生长迟缓，还是内分泌因素或先天性疾病导致的持续一致的生长缓慢，帮助指导干预或进一步诊断治疗。

每次健康体检时均应对婴儿进行感觉运动、语言认知和社会情绪的发育监测，通过详细的询问、精确的观察和检查，了解婴儿发育里程碑进展情况；如发育监测可疑，应及时进行标准化的发育筛查，如发育筛查异常，应转诊或采用综合的发育评估工具进行诊断性的发育评估，结合医学检查以明确诊断，根据其发育水平、行为障碍和病因制定综合的干预和治疗方案；如发育筛查未提示异常，则指导父母及其家庭成员在家庭实施对婴儿的早期干预，增加随访频率。对发育监测未发现异常的婴儿，可在关键年龄段定期采用标准化的发育筛查工具进行发育筛查，以便提高发育落后或异常的早期检出率。对诊断为发育障碍/疾病的婴儿实施慢病管理，提供特殊儿童保健服务，达到早发现、早干预、早治疗，减少残疾发生率、减轻伤残程度，促进儿童发挥最大潜能、最优化发展的目标。

我国《儿童心理保健技术规范》将生长发育监测图、心理行为发育预警征象推荐为发育监测工具。常用的标准化发育筛查有丹佛发育筛查测验（DDST）、贝利婴儿神经发育筛查（BINS），家长用的婴儿年龄和发育进程筛查问卷（ASQ）。

1岁内至少检查血常规一次，以便及早发现缺铁性贫血；及时进行听力、视力筛查。

（二）均衡营养与合理喂养

母乳是6月龄以内婴儿最理想的天然食物，除需补充少量的营养增补剂，如维生素D、维生素K以外，纯母乳喂养能满足6月龄以内婴儿所需要的全部液体、能量和营养素。母乳所含的营养物质齐全，各种营养素之间比例合理，含有多种免疫活性物质，非常适合于身体快速生长发育、生理功能尚未完全发育成熟的婴儿，母乳喂养也有利于增进母子感情、促进母体康复，同时，母乳经济、安全又方便，不易发生过敏。应鼓励并指导母亲对6月龄以下的婴儿进行纯母乳喂养。

纯母乳喂养的婴儿应注意补充维生素D（400 IU/d），早产儿为800~400 IU/d。因种种原因不能纯母乳喂养时，宜首选婴儿配方奶。

指导6~12月龄婴儿的喂养和辅食添加。奶类仍是6~12月龄婴儿营养需要的主要来源，建议每天首先保证600~800 mL的奶量，以保证婴儿正常体格和认知功能的发育，母乳仍是婴儿的首选食品，建议6~12月龄继续母乳喂养；如母乳不能满足需要，可使用较大婴儿配方奶予以补充；不能用母乳喂养的6~12月龄婴儿，建议选择较大婴儿配方奶。

指导父母或养育人及时合理添加辅食（引入固体食物），按照固体食物引入的原则和顺序逐步添加；指导每添加一种新食物时需观察的症状和大便性状，逐渐尝试多种多样的食物；指导养育人如何根据婴儿不同月龄逐步改变固体食物的质地，如从糊状转换成泥末状，再转至碎的食物；指导养育人顺应性喂养，帮助婴儿学习咀嚼和吞咽功能，并培养婴儿良好的进餐规律和进食行为习惯；加强对父母和养育人有关均衡营养和健康食品的知识宣教，膳食无盐、不加调味品；指导饮食卫生。

（三）早期发展促进与预见性指导

指导父母及养育人员了解婴儿各年龄阶段的发育里程碑，按月龄结合婴儿的实际能力鼓励父母与婴儿玩耍和交流，促进婴儿的运动、感知觉、语言和社会交往能力的发展。例如，出生后1个月内可以在婴儿安静觉醒状态，对婴儿说话，并让婴儿追视妈妈的脸；2月龄多让婴儿俯卧，与婴儿说话或用摇铃逗引婴儿抬头；3月龄后可以带婴儿出去看树、花、汽车等，并告诉婴儿这是什么，多逗引婴儿俯卧位肘支撑抬胸等。与婴儿的玩耍和交流可以与一天的日常活动相结合，指导父母及养育人为婴儿提供充满爱心的养育环境，关注婴儿的生理节律和气质性格，及时应答婴儿的各种反应，培养婴儿形成安全的情感依恋，给婴儿提供安全的、可以自由探索和尝试的环境和机会，同时应坚持在与婴儿年龄相当的纪律约束的前提下，对婴儿进行鼓励和支持，并保持一致的指导原则，从而使婴儿的运动、感知觉、语言和社会情绪得到最优化的发展。

指导父母及养育人了解儿童睡眠生理、睡眠卫生及睡眠的发育规律。预见性地指导父母在孩子2~4月龄逐渐形成更规律的睡眠时间表，3月龄以后开始建立昼夜节律和良好的睡眠习惯。建立一个黑暗、凉爽而安静的睡眠环境和固定的就寝日程，如洗澡和睡前催眠曲等安静而愉快的活动，当婴儿迷迷糊糊而未睡着的时候将他放在床上，鼓励婴儿独自入睡，避免养成哄抱或吃奶入睡等不良伴睡条件，6月龄后逐渐形成连续的整夜睡眠。

（四）疾病防治与伤害预防

营养缺乏性疾病（如营养性缺铁性贫血、维生素D缺乏性佝偻病）和感染性疾病（如呼吸道感染、腹泻等）是婴儿期的常见病，影响其生长发育，也是导致该期发病率高、死亡率高的主要原因。在儿童保健常规检查中应定期筛查营养缺乏性疾病，如定期监测体重、身长，筛查血红蛋白，检查骨骼体征等，指导合理喂养、辅食添加和维生素D、铁剂的补充，尤其纯母乳喂养的婴儿注意补充维生素D，4~6月龄后注意铁剂补充和（或）富含铁的固体食物引入，预防营养缺乏性疾病的发生；指导父母和养育人对婴儿的护理，包括保持居室通风、空气新鲜、进行户外活动、接受阳光照射；衣服适中并宽松柔软，不去人多嘈杂的环境，预防、减少呼吸道感染的机会；按照辅食添加原则逐步引入各种固体食物并转换食物质地，注意食品卫生，以适应并促进婴儿胃肠道功能的发育和成熟，预防消化不良、消化道感染。一旦筛查发现异常，应及早干预，及早诊断和治疗。

家庭对婴儿的身体虐待、情感和心理虐待或忽视会严重影响儿童大脑结构和功能的发展，不仅影响儿童生长发育，儿童成长后也更容易发生行为问题、犯法及成年期慢性病及癌症。应注意环境危险因素的识别，及时提供帮助，保护儿童成长。提醒父母注意伤害预防，如避免给婴儿进食坚果类食物，以免噎塞或误吸入气道，小物件放在婴儿够不到的地方，床或楼梯口安装防护栏等。

（五）免疫接种

按计划免疫程序定期完成卡介苗和脊髓灰质炎、百白破、麻疹、乙型肝炎等疫苗接种。

（六）健康教育

儿童健康成长所需要的预见性指导和支持与亲子关系的所有技能有关：包括培养、指导、保护、分享和起模范带头作用。与其他技能一样，这些技能也是通过学习并加以时日来完善的，母亲是婴儿的第一任保健员、教养员。因此，儿童保健工作者要利用多种方式和渠道，如网络、社区健康教育、育儿课堂等，为母亲及其家庭成员提供建议和支持，促进父母积极养育，宣传具有循证依据的育儿知识，包括婴儿的生长发育、合理的膳食营养和喂养、如何促进儿童的早期发展、常见疾病防治及伤害预防等科学知识，提高父母和家庭成员的育儿技能。健康教育的内容应结合实际，并富有科学性和趣味性，不仅通俗易懂，同时传播科学育儿理念。为父母和家庭遇到的问题和困难提供帮助和支持，从而为儿童的健康和发展提供最佳的家庭和社会环境。

（吴　楠）

第四节　幼儿期保健

一、幼儿期特点

自满 1 周岁至 3 周岁为幼儿期。此期的特点是：①体格生长速度较婴儿期缓慢，食物已转换为固体，如果不注意均衡膳食，供给充足的营养，仍易发生体重增长缓慢，甚至营养不良；②神经精神发育较迅速，语言、动作能力和情绪行为明显发展，培养良好的行为习惯非常重要；③活动范围扩大，缺乏对危险事物的识别能力、自身保护意识和能力，容易发生意外伤害和中毒，应注意预防；④活动范围增加，接触感染的机会增多，必须注意预防传染病。

二、幼儿期保健措施

（一）均衡营养，合理膳食

可继续给予母乳喂养直至 2 周岁（24 月龄）及以上，不能母乳喂养或母乳不足时，需要以配方奶作为母乳的补充。13 ~ 24 月龄幼儿 1/2 ~ 2/3 的能量来自固体食物，母乳喂养的婴幼儿 99% 的铁来自固体食物。幼儿的膳食必须要能供给足够的能量，富含铁和各种营养素，以满足体格生长、神经精神发育和活动增多的需要，同时，应根据幼儿的牙齿发育情况，适时增加细、软、碎、烂的膳食，种类不断丰富，数量不断增加，逐渐向食物的多样化过渡。注意培养良好的进食习惯，提倡顺应喂养，鼓励但不强迫进食。

幼儿的均衡膳食主要应包含乳类（维持在 500 mL 左右），米、面等碳水化合物类，鱼、肉、禽、蛋类（蛋白质），蔬菜、水果类，不仅要提供足够数量的能量和各种营养素，以满足机体正常的生理需要，还应保持各种营养素之间的互补平衡，以利于营养素的吸收和利用。制备均衡膳食时必须达到下列要求：①质优，膳食中有营养价值较高的各类食品；②量足，能满足机体生长发育需要量的足够进食量和达到供给量标准80%以上的营养素摄入量；

③各种营养素之间的比例适当、合理，例如，三大供能食物的正确比例是，蛋白质供能占总能量的12%～15%，脂肪占20%～30%，碳水化合物占50%～60%；④尽量减少糖和盐的摄入；⑤注意饮食卫生和进食安全，保证食材新鲜、安全，食物制作清洁卫生、生熟分开，避免噎食或食物误吸。

幼儿膳食每日以5～6次进餐较好，即一日三次主餐，上下午两主餐间各安排以奶类、水果和其他稀软面食为内容的点心，晚饭后也可加餐或点心，但睡前应忌甜食，以预防龋齿。一般一日能量的分配大致是：早餐占25%，午餐占35%，晚餐占30%，两次点心占10%左右。应重视幼儿良好饮食习惯的培养，饮食安排要逐渐做到定时、适量、有规律的进餐，每次进餐时间不超过30分钟；鼓励、安排幼儿和全家人同桌进餐；培养孩子集中精力进食，避免其他活动干扰；父母以身作则，以良好的饮食习惯影响幼儿，鼓励幼儿尝试新食物，避免幼儿产生偏食、挑食的不良习惯；创造愉悦、良好的进餐环境，鼓励、引导幼儿使用匙、筷等餐具并自主进餐。

（二）定期健康体检，监测体格生长与心理行为发育

幼儿期继续定期健康体检，监测体格生长和心理行为发育，了解幼儿的营养、体格生长及语言、认知、交流和情绪的发育情况，间隔时间可较婴儿期延长，每半年一次。该期健康检查除测量并评价体格生长外，体检中应注意检查双眼共轭眼球运动，口腔乳牙萌出及其发育情况，神经系统观察运动、语言认知和交流能力。如在健康体检中发现体格生长偏离正常范围、营养缺乏性疾病、肥胖，应纳入营养性疾病管理，予以进一步检查、诊断和指导干预、治疗，增加体检次数，随访监测治疗效果，好转或治愈再予以结案，并继续常规儿童保健管理。如发育监测中发现有运动、语言、交流发育迟缓或障碍可疑，或行为问题，应及时进行标准化的发育筛查，如发育筛查提示异常，应进一步进行综合的发育评估或转诊，结合医学检查评估以明确诊断，制订干预、治疗方案；如发育筛查未提示异常，应提供早期干预指导并增加随访次数。如条件允许，可在18月龄、30月龄时实施定期的标准化发育筛查，提高发育迟缓/障碍的早期识别率。

（三）促进动作、语言、认知与情绪/社会能力的发展

幼儿期神经精神发育较迅速，语言、动作能力和情绪行为明显发展，此期保健应注意促进幼儿动作、语言、认知和情绪/社会能力的发展，同时，培养幼儿良好的行为习惯。

1. 促进幼儿动作发展

幼儿1～1.5岁学会走路，独走稳，2岁以后能够并且喜欢跑、跳、爬高。与此同时，手的精细动作也发展起来，能将小丸放入瓶中，并能取出小丸；可以几页几页地翻书；初步学会用玩具做游戏。幼儿开始自己独走时走不稳，头向前，步子显得僵硬，走得很快，常常跌跤，此时，父母和养育人要提供给幼儿安全的活动空间，鼓励幼儿学会掌控自己身体的平衡性和协调性，又要随时注意防止因跌倒而出现意外事故，尽可能和幼儿一起在地板上玩，让幼儿学会重心转移、姿势变换，如蹲下捡玩具，双手抱着玩具走，拖着玩具侧身走、倒退走、攀爬楼梯、扶着栏杆上下楼梯，最后鼓励幼儿独自上下楼梯。为了发展幼儿的跑、跳、攀登等动作协调性，应经常带幼儿到户外去活动，玩小滑梯、平衡木、攀登架等，在保证幼儿安全的前提下，积极鼓励幼儿自主活动，掌握各种运动技能。

1～2岁幼儿的各种精细动作发展较快，已逐渐学会用手指捏取、戳、旋开盖子等动作，

手—眼协调功能发展更加准确，会用小匙把食物送到嘴里，端起杯子喝水，能用积木搭"高塔"，把小丸放进瓶子。2岁半以后，能拿笔"画画"，学会用小毛巾洗脸。这一时期，应注意指导父母和养育人积极鼓励、引导幼儿的精细动作和手—眼协调能力的发展，示范并鼓励幼儿自己去尝试各种动作，不要剥夺幼儿尝试和自我训练的机会。

2. 促进幼儿语言发展

生后第2、第3年是儿童口语发展的快速进展期，也是语言和言语发展的关键期。此期应指导父母和家庭成员为幼儿提供良好的语言刺激环境，1岁以前是前语言发育阶段，1~3岁为早期语言发育阶段。1~1.5岁开始应用单字，1.5~2岁是两字词的发育阶段，幼儿出现句子结构，词汇从几十个发展到200多个，每个主题有2~3种变换性表达，模仿能力增加。此期应指导父母和养育人：①多说，经常结合日常生活中接触的事物，如幼儿活动、游戏、看图片和（或）实物时，多和幼儿说话，以正确的语法、缓慢的语速和清晰的发音与幼儿说话，告诉幼儿物体的名称、用途、颜色、形状、大小等，以扩展幼儿的词汇量，鼓励幼儿模仿发音；②多读书，可以先从一张、两张图片开始，然后过渡到配有很多插图的彩绘本，最终慢慢进入以文字为主的阅读，让幼儿逐渐把看见的图像与听觉语言联系在一起，同时有助于幼儿养成阅读的习惯；③讲故事，挑选一些简单、精致的故事书，用简洁易懂的语言讲给幼儿听，经常讲故事，幼儿能从经典的儿童故事里学会勇敢、诚实、勤劳和爱，同时也可以帮助幼儿获得良好的表达方式。

2~3岁为幼儿语言的3~4个字句子的发育阶段，词汇量大大扩展。3岁的幼儿已能说出自己的名字、年龄、性别，认识常用的物体和图片，按2~3步的指令做事。此时，幼儿说话的积极性很高，但常常用词不当，发音也往往不正确；同时，因想象力快速发展，而大脑中词汇的储存量尚不够，幼儿常常会出现"口吃"，即发首个字词时重复、困难，应指导父母及养育人以鼓励的态度耐心等待、倾听幼儿说话，并放慢说话和做事的速度。如幼儿构音不清或发音不准，应首先肯定幼儿的说话，再以正确的音重复幼儿说的词汇或句子，予以示范，以便于幼儿辨音和模仿。

如怀疑幼儿有语言发育迟缓，或语言理解或表达问题，应接受全面的体格检查、发育测评和听力测试，必要时转诊至发育儿科医生进行深入评估，早期发现、诊断语言发育迟缓（障碍）或听力损害非常重要，通过早期干预和治疗可以避免影响其他方面的学习能力。

3. 促进幼儿认知和社会情绪发展

1~2岁的幼儿开始以不同的方式探索物体（摇动、打击、扔、摔下），已学会找到隐藏的物品，模仿姿势，使用机械玩具；1.5~2岁逐渐开始玩假扮性游戏，如和洋娃娃、小动物或人玩过家家；根据形状和颜色将物体分类；2~3岁完成3~4块组成的拼图游戏；理解数字"1""2"的概念。1岁以后认知能力的提高使幼儿的情绪反应更有情境针对性，社会情绪增多。2~3岁开始出现自我意识，把自己作为主体来认识，从自己称呼自己的名字变为称自己为"我"，逐渐出现自我评价。此期幼儿表现出对自主性的强烈要求，当他们独立行动的愿望受到大人的限制，而言语表达和控制能力较弱时，就以发脾气来对抗限制，这便是"第一反抗（违拗）期"。

此期要指导家长促进幼儿认知和社会情绪的发展，同时培养幼儿良好的行为习惯和坚强的意志品格。提供幼儿合适的玩具和图书，在此过程中，还要善于结合幼儿的生活，指导他们认识社会和自然界的各种活动，向他们提出一定的任务，引起他们对一类事物进行分析、比较的兴趣，启发并培养他们分出一类事物共同的本质特性，舍弃外部的非本质特性的能力；训练他们正确使用语言（词）进行概括，形成概念。还要经常给他们提出观察的任务，在观察过程中有计划地教幼儿进行分析、综合和比较，提高抽象概括能力。还要多给幼儿讲故事，正确组织幼儿的游戏，特别是创造性的游戏。要指导他们看图书，指导他们玩橡皮泥、画画、做假扮性游戏等。通过各种生动活泼、丰富多彩的形式和内容，促进幼儿语言、思维和社会情绪的发展。

4. 培养良好的行为习惯

如厕训练是该年龄期的发育性技能训练之一。指导父母或养育人：①了解幼儿已准备好如厕训练的发育性征象，如已能理解先后顺序的简单指令，理解因果关系；能模仿成人的行为；能自由走动，自己拉下裤子；并表现对自我身体（如尿片干、湿，便意）的意识；②帮助幼儿掌握这一技能的策略，鼓励幼儿观察父母或其他幼儿的如厕；穿容易脱下拉上的裤子；允许幼儿不脱裤子坐坐便器以便习惯坐便器；鼓励幼儿每天更多使用坐便器；对幼儿的尝试和成功给予肯定和表扬。这一过程可伴随成功和许多反复，不断适应和开始。应让家长有足够的信心和耐心，帮助幼儿掌握这一技能，理解最重要的目标是增强幼儿的自信和自我评价，使幼儿自己承担起控制的责任。

（四）预防接种，加强免疫

1岁以内预防接种的基础免疫已基本完成，但每种菌苗或疫苗接种后所产生的免疫力只能持续一定的年限，故要根据每种菌苗或疫苗接种后的免疫持续时间，按期进行加强免疫。

（五）疾病防治与传染病管理

幼儿的免疫功能尚未发育完善，而活动范围增加，急性传染病在幼儿期疾病中占重要位置，威胁儿童的健康水平。此期应按照预防为主的卫生方针，积极采取综合措施，做到防治结合，控制传染病流行。

1. 控制传染源

许多传染病在发病早期传染性最强，因而应尽早管理传染源，以防止传染病蔓延。儿童保健管理中，应根据各种传染病的高发季节，宣传该季节预防高发传染性疾病的知识。若发现患儿要早期报告，对发现和报告的病例都要及时进行家庭访视。访视时，应详细询问病史，包括疾病传播途径、可能的传染源、接触史及患儿起病后与之接触的人员等，对患儿进行详细的体格检查和相关实验室检查，及时诊断，指导隔离，并进行治疗。对于在家庭中隔离、治疗的患儿，社区儿科医生要根据病情轻重按期出诊，做到患儿不出门，医药护理送到门，直到患儿痊愈。

做好传染病的登记、报告工作。法定传染病填写传染病报告卡，及时向当地防疫站报告。对与传染病密切接触者应进行登记，积极采取预防措施，并进行医学观察，必要时进行检疫。对家庭中的带菌者或慢性患儿要进行登记管理，督促治疗，至痊愈为止。

2. 阻断传播途径

采取必要措施，阻断病原体从传染源（患儿）至易感人群（儿童）的传播途径：①在疫源地，要指导患儿家庭对患儿的各种排泄物随时进行消毒，其目的是随时随地迅速消灭从患儿机体中排出的病原体。②注意环境和个人卫生，定期进行清洁消毒。对饮用水和食物要进行卫生监督，保证提供给婴幼儿新鲜、符合食品卫生标准的食物；此外，指导家长和养育人员培养幼儿良好的卫生习惯，如饭前、便后洗手。

3. 管理易感人群

调查易感儿，建立预防接种登记卡，有计划地进行各种预防接种是保护易感儿童的有效措施；对曾经与某种传染病有密切接触史的幼儿也要进行登记，根据具体情况考虑被动免疫和医学观察。

（六）儿童保护与伤害预防

注意识别儿童虐待或忽视等的早期征兆，如父母或养育人的酗酒、赌博，曾有家庭暴力，儿童身上有多处烫伤、刀伤等伤疤，如有这些情况应及时记录、反映，通过社会工作服务及相关机构调查并协助解决问题。

幼儿活动范围扩大，喜欢探索周围世界，但缺乏对危险事物的识别能力和自身保护能力，容易发生意外，要积极预防。对父母及家庭成员进行防范幼儿意外伤害的健康宣教，组织幼儿在固定的、安全的场地玩耍，不要让幼儿脱离成人视线单独行动，以免发生意外。危险物品，如火柴、热水瓶、剪刀、药品等应放在幼儿不能拿到的安全地方，电源应有保护装置或在儿童摸不到的地方。窗户要有插销和栏杆，床栏杆的插销在儿童上床后插好，使用婴幼儿专用的汽车安全座椅。

开展对父母和养育人有关婴幼儿食品卫生的健康知识宣教。婴幼儿食品应新鲜，不提供腐败变质的食物。剩余食物应丢弃或妥善保管，临吃前应加热煮沸，以确保安全。注意餐具消毒，生熟食品分开，夏季应特别注意食品卫生，如凉拌食物，一定要用清水洗净，用开水烫过后再凉拌食用。此外，要经常教育儿童不要随地捡东西放在嘴中，更不要捡野果吃，以防食物中毒。

在农村，指导父母及家庭成员加强农药保管，加强防范意外中毒的意识。农药、化学毒物放在儿童不能拿到的地方。不用时要盖好、封好，放在固定的地方并上锁。喷过农药的农田、菜地、果园要设立明显的标志，在7～8日严禁儿童入内玩耍。盛装农药的容器（袋、瓶等）不要乱放，更不可将容器用作其他用途。经常教育儿童不要玩弄装过农药的瓶子或其他容器。在冬季要注意预防煤气中毒；在夏秋季要注意预防溺水。

（吴　楠）

第五节　学龄前期保健

一、学龄前期特点

学龄前期是自满3周岁至6～7岁。此期特点如下。①儿童的体格仍持续生长，速度较稳定，体重每年平均增加2 kg，身高每年平均增长6～7 cm。学龄前期儿童体格生长发育主要受遗传、内分泌因素的影响。眼功能发育基本完成，视深度逐渐发育成熟。但眼的结构、功能尚有一定可塑性，眼保健是此期的内容之一。听觉发育完善。②神经精神发育迅速，是性格形成的关键时期。动作发育协调，语言、思维、想象力成熟，词汇量增加，急于用语言表达思想，遇到困难产生怀疑，出现问题语言（如自言自语）；情绪开始符合社会规范，社会情感发展；理性意识萌芽（自觉、坚持、自制力等）；个性形成，但有一定可塑性；性格内外向及情绪稳定性进一步分化；当主动行为失败后会产生失望和内疚。注意力保持较幼儿时间长，约 20 分钟。③免疫功能逐渐发育成熟，活动和锻炼增多，体质渐强，感染性疾病发病减少，学龄前期儿童淋巴系统发展快、青春期前达高峰，以后逐渐消退达成人水平。免疫性疾病如肾炎、肾病等有增多趋势。④5～6 岁时，乳牙开始松动脱落，恒牙依次萌出；若不重视口腔卫生，则易发生龋齿。

二、学龄前期保健措施

（一）保证充足营养与均衡膳食

为满足此期儿童生长发育的需要，必须为学龄前儿童安排好由多种食物组成的平衡膳食。制备平衡膳食必须达到要求，包括谷类食物，鱼、禽、蛋、瘦肉，蔬菜水果和乳类、豆制品。保证获得充足的铁（10 mg/d）、锌（5.5 mg/d）、碘（90 μg/d）和钙（800 mg/d）；指导膳食清淡少盐，正确选择零食，少喝含糖高的饮料；还要培养儿童良好的饮食习惯。在家庭中与成人共进主餐，膳食每日 4～5 餐（三餐主食，1～2 餐点心），以适合学龄前期儿童的生长发育需要和消化系统功能；每日摄入优质蛋白质占总蛋白的 1/2，其中乳类供能应占总能量的 1/3（约 25 kcal/kg，即 104.6 kJ/kg）。

（二）入学前期教育

学龄前期儿童认知和社会交往能力发展快、活动范围扩大。培养学龄前儿童良好的学习兴趣和习惯，将为今后的学校学习和学业成就打下良好的基础。因此，此期应加强入学前期教育，培养儿童对学习浓厚的兴趣，发展儿童的注意力、想象力与思维能力，使之具有良好的心理素质。为了促进此期小儿认知能力的发展，幼儿园、社区和家庭要有计划地组织他们参加各种游戏、手工活动、体育和文娱活动。儿童在游戏中模仿成人的各种活动，进行角色扮演，体验不同角色的情绪、情感经历，学习自我情绪的调节、语言的表达和社会交往能力，从而促进语言、想象、情绪情感和思维的发展。

此期儿童的游戏有多种，如活动性游戏、建筑性游戏和角色性游戏。活动性游戏有利于儿童的身体发育和各种活动技能的发展，可以锻炼他们的勇敢、机智和刚毅等性格；建筑性游戏有利于培养儿童的劳动习惯和动手能力，可以发展他们的感知、记忆、想象和综合思维的能力；角色性游戏有利于丰富儿童的想象力，可以提高他们的语言能力、创造性思维能力，加强他们对社会生活的理解。有规则的集体游戏把发展儿童的个性同培养他们的集体合作精神结合起来，也具有重要意义。

通过游戏、体育活动增强体质，在游戏中学习遵守规则和与人交往。活动内容安排动静结合，游戏可增加儿童的学习兴趣，时间以 20～25 分钟为宜。

（三）入学前准备

从学龄前儿童到小学生是人生中的一个重要转折。这个转折使儿童的生活在许多方面发生了变化。游戏占了学龄前儿童每日生活的大部分时间，学习时间仅 1～1.5 小时。成为小学生后，学习成为他们的主要活动，每日学习时间 5～6 小时，而且小学生的学习与幼儿园的游戏有本质的区别：入学前，儿童在幼儿园虽然也有分班活动，但相对比较自由，一般没有形成从事集体活动的习惯。入学后，小学生开始真正参加集体生活，要学习遵守纪律，处理好同学间的关系等。入学前，儿童的生活由家长或幼儿园老师照料，他们依赖性大、独立性相对弱。入学后，儿童要学习自己上学、回家，独自完成作业，开始了独立生活。入学前，儿童只学习和使用口头语言，入学后，开始学习和使用书面语言，并由具体形象思维向抽象逻辑思维过渡。

为了帮助儿童尽快适应学校生活，家长和幼儿园老师要对儿童进行入学前教育，做好入学前准备。①培养儿童的学习热情，尊敬老师的情感，决定学生成绩好坏的一个重要因素不是如何强迫儿童开始早期阅读，而是培养儿童对学习的热情。要鼓励儿童的好奇心和探索兴趣，根据儿童发展的需要，鼓励儿童做自己喜欢的事情，并引导他学习；向儿童讲述战斗英雄、科学家、模范工作者成长的故事，用具体事例告诉儿童他们之所以能有成就，是经过学校环境和老师的教导、培养，通过学习获得的。激励、培养儿童对学校和学习向往的心情，对老师产生尊敬和爱慕的感情。②培养儿童的自理生活能力和良好的生活习惯，如洗脸、刷牙、穿脱衣服鞋袜和饭前便后洗手等；培养儿童独立能力，学习遵守交通规则，学会遵守学校和班集体的纪律。③培养儿童的学习能力，培养儿童的注意力、记忆力、理解能力，以及用语言表达自己思想的能力。例如，可以经常引导儿童观察事物，用语言进行描述，儿童听完故事后要锻炼他们复述。复述时，训练儿童语言流畅清楚。这样就给入学后的学习打好基础，创造条件。④思想品德方面的培养，着重进行讲礼貌、爱他人、爱集体、爱劳动的教育，示范并教育儿童经常使用"再见""对不起""谢谢""没关系"等文明用语。学着帮助老人、小朋友做事，学习扫地、收拾屋子。教育儿童不拿别人东西，借了别人的东西要还，别人借自己的东西要热情主动地借给他人；爱护各种公物和花草树木；学会诚实。⑤学习用具的准备，为儿童准备的各种文具要适用，但不需过于新奇艳丽，以免上课时分散注意力。书包要双背带的，有利于双肩平衡发展；培养儿童自己整理文具、书包的能力和良好习惯。

（四）定期进行健康体检，监测体格生长与心理行为发育

每年 1 ~ 2 次，记录结果，了解营养状况和生长速度；如每年体重增长 < 2 kg，身高增长 ≤ 5 cm，为体重增长不良或生长缓慢；如体重/身高或身体质量指数/年龄（BMI/age）≥ M + ISD 或 ≥ M + 2SD，为超重或肥胖，应寻找原因，指导膳食营养和进食行为干预，或进一步转诊检查和诊断治疗；如可疑有心理行为发育问题，应及时采用相应的标准筛查方法进行筛查，并指导早期干预，如筛查发现异常应及时转诊进行评估和诊治。注意儿童的正确坐、走姿势，预防脊柱畸形。

（五）视力、口腔与听力保健

每次定期健康检查时，必须检查儿童的视力、听力和牙齿，以便早期发现弱视、听力障碍、龋齿，及时予以矫治。

1. 视力保健

指导家长和儿童保护视力，采用正确的姿势画画、看书，如眼睛离桌面上的纸或书的距离要保持 30 ~ 35 cm，坐的姿势要端正，桌椅的高度要适宜，光线应从左前方射来。采用国际标准视力表或标准对数视力表定期检查儿童视力，3 ~ 4 岁可用儿童图形视力表。一般至少每年阶段性筛查一次。发现斜视或注视姿势异常者，要及时进一步检查与治疗。4 岁儿童单眼裸眼视力 0.6 及以下，5 岁及以上儿童 0.8 及以下，或两眼视力相差两行及以上应进一步检查、确诊和治疗。

双眼视力均低于正常时，应及时转眼科进一步检查与治疗。

2. 听力保健

注意防治中耳炎，定期进行听力检查。检查前，应详细询问儿童的家族史，了解有无遗传性发育不全或伴身体其他发育畸形；母亲在妊娠期有无风疹、流感、带状疱疹或药物中毒史；有无影响听觉器官发育的全身性疾病，如甲状腺功能低下、肾功能不全等。

儿童的正常听力一般为 0 ~ 20 dB。若听力在 21 ~ 35 dB 为轻度听力障碍；36 ~ 55 dB 为中度听力障碍；56 ~ 70 dB 为重度听力障碍；71 ~ 90 dB 为严重听力障碍；91 dB 以上为极重度听力障碍。如果发现听力障碍，要尽早佩戴助听器，充分发展残余听力，培养儿童使用助听器的习惯，早期进行听力语言康复训练。

3. 牙齿保健

应每年进行口腔检查 1 ~ 2 次，以便尽早发现龋齿，及时治疗。指导儿童保护牙齿，培养早晚刷牙、饭后漱口的良好口腔卫生习惯。

（六）预防接种与疾病防治

加强免疫接种、传染病管理、常见病防治等，与幼儿期保健要点大致相同。建立合理的生活制度、培养良好的卫生习惯，必须坚持饭前便后洗手、勤剪指甲的卫生习惯；坚持定时进食，不随意吃零食和不暴饮暴食，不吃腐烂变质的食物。

（七）预防意外伤害

学龄前期儿童喜欢活动，但机体发育尚未完善，动作不够协调，又缺少生活实践经验，缺少对危险事物的认识，易发生意外伤害。因此，要结合日常生活对学龄前期儿童进行安全教育，如要遵守交通规则，不要在马路上玩耍；不玩弄电器和电器开关，以防触电；避免到河边或池塘边玩，以防溺水等；同时，做好室内和户外活动的安全防护，如尖锐的器具、热水瓶等安全放置，对操场活动用具进行定期安全检查。

（王显鹤）

第六节　学龄期保健

一、学龄期特点

学龄期是自 6 ~ 7 岁至青春期前。此期特点是：①体格生长稳定增长，骨骼处在成长发育阶段，除生殖器官外其他各器官外形均已与成人接近，部分青少年在学龄期的后期进入青春期；②心理发育成熟，认知和逻辑思维能力发育更加成熟，求知欲强，可接受系统的科学文化知识。

二、学龄期保健措施

（一）学习能力的培养与素质教育

学习是学龄期儿童的主要活动，学习的成功或失误、被成人的肯定与批评，成为儿童获得自信、勤奋或自卑、懒惰的重要因素。此期不同的教育与教养环境将培养不同性格的儿童。应提供适宜的学习条件，培养良好的学习兴趣、习惯，以正面积极教育为主，加强素质教育：①对家长开展学龄期儿童心理行为发育特点的教育，以帮助家长了解儿童认知、行为和个性的发展特征，发现儿童的认知特点和学习长处，从而鼓励儿童的强项，加强对儿童弱项的训练，如感觉统合、注意力、阅读能力的训练，并早期发现行为异常，如注意力缺陷多动障碍、学习困难和违拗、说谎等行为问题，应及早干预治疗。②指导家长学会正确的教养策略和方法，如以正面的鼓励和支持为主，对儿童好的行为应及时强化，帮助儿童学习注意力的培养、自我控制力的培养，良好学习习惯的培养。③指导家长如何与儿童沟通，倾听儿童的想法，并以身作则，引导儿童学会自我情绪的调控和社会能力的发展。

（二）开展体育锻炼

此期儿童体格发育持续稳定。学校及家长应根据不同年龄学生的体格发育情况，组织学生参加适当的体育锻炼，并结合卫生保健进行科学的指导，做到循序渐进、持之以恒，以预防骨骼发育畸形，增加儿童体质，同时也促进儿童动作和认知能力的发展。

（三）充足的营养与平衡膳食

该期儿童体格增长速度稳定，骨骼处于成长发育阶段，因此，仍应注意合理营养和平衡膳食。小学生课间加餐，有益于儿童学习注意力集中，每日摄入优质蛋白质应占总蛋白的1/2。多食富含钙的食物，如牛奶（300 g）、豆制品，加强运动，使骨骼发育达最佳状态，减少成年期后骨质疏松、骨折的发生；预防缺铁性贫血、营养不足等常见病；当 BMI 接近或超过正常上限时，应调整食谱，改善进食行为，加强体格锻炼，避免肥胖症。

（四）定期健康体检

监测生长发育指标，定期健康体检是该阶段健康保健的最基本任务。对儿童和家长开展学龄期儿童发育特点和保健知识的宣传教育，提高儿童对机体生长发育的了解和自我保健意识，爱护自己的身体。如注重合理营养和平衡膳食，合理安排作息以保证充分的睡眠和运动时间。此期应特别注意预防以下疾病。①骨骼畸形，学龄期儿童如不注意正确的坐姿、书写姿势、行走姿势，容易在日积月累中影响脊柱的发育，导致脊柱发育畸形，如脊柱侧弯、后凸畸形。应在日常的学习生活中引导孩子形成良好、正确的行走、书写和阅读姿势，书包不宜过重，采用双肩背带；体检中注意检查学龄儿童的脊柱发育，以便早期防治。②体格生长发育异常，定期监测生长速率，如发现生长缓慢或过快、消瘦或超重、肥胖，应查找原因，如饮食营养、遗传、内分泌或疾病等因素，给予指导性意见，必要时转专科进一步诊治。③性发育异常，监测学龄期儿童的生长及性发育指标，并参考骨龄评价儿童的骨骼发育水平，判断有无性早熟或性发育迟缓，必要时转专科进一步诊治。

（五）眼睛、口腔保健

预防近视和龋齿是学龄期儿童保健的重点之一，具体保健措施包括：①加强眼睛、口腔保健知识的宣教工作，教育儿童认识到眼睛、口腔保健的重要性。②定期进行视力和口腔检测，一般每年做眼睛、口腔检查一次，预防屈光不正、龋齿的发生。③平衡膳食、合理营养，限制含糖量高的饮料和食品，补充维生素充足的食物。④提倡正确的书写、阅读姿势，保证充足的光线照射，多做户外运动。⑤注意口腔卫生，指导正确的刷牙方式，每天刷牙。⑥如检查发现异常，应及时转专科诊治。

（六）法制知识与性知识教育

增加儿童法律知识，认识家庭与自己遵纪守法的重要性。按不同年龄进行性教育，包括对自身的保护，正确认识性发育对儿童心理、生理的影响，学习有关性病、艾滋病危险因素科普知识。

（七）预防感染与伤害

继续重视传染病管理和常见疾病的防治，防止学校传染性疾病的传播和流行；加强学校对各类意外伤害的防范措施和意外伤害发生时紧急预案的建立；组织学生学习交通安全规则和事故的防范知识，学习灾难发生时的紧急应对和自救措施，减少伤残发生。

（王显鹤）

第七节　青春期保健

一、青春期特点

青春期是儿童到成人的过渡期。女童从 9~12 岁开始到 17~18 岁，男童从 11~13 岁开始到 18~21 岁。此期特点为：①体格发育出现第二个生长高峰，除身高、体重迅速增长外，青春期儿童身体各方面都经历着巨大变化，如形态上的充实、健美，机体功能的完善和生殖系统的日趋成熟等，使机体代谢旺盛，激素分泌增加；②性功能发育，知识增加，而心理和社会适应能力发展相对滞后，形成青春期复杂的心理卫生问题，使青春期青少年常常产生感情困惑和心理冲突。青春期青少年的行为和生理使青少年有发生性传播疾病的危险因素。

二、青春期保健措施

（一）充足的营养与合理平衡膳食

自青春期开始，生长进入第二个高峰。因此，青少年在青春期对各种营养素的需要增加，为成人时期乃至一生的健康奠定良好基础。根据青春期生长发育的特点及营养需求，应强调以下营养知识。①养成健康的饮食习惯，一般为每日三餐，两餐间隔 4~6 小时。三餐比例要适宜，早餐提供的能量占全天总能量的 25%~30%，午餐应占 30%~40%，晚餐应占 35%~40%。青春期膳食中蛋白质、脂肪、碳水化合物比值以 1.1：1.5：5 为宜，尤其养成早餐进餐习惯，多吃蔬菜少吃盐，少吃动物脂肪和糖类食品。②按需进食，切忌暴饮暴食；一般认为男、女童的能量供给量应分别为每日 2500~2250 kcal 和 2000~1800 kcal。鸡蛋、牛奶、瘦肉、大豆制品等优质蛋白质所含的必需氨基酸量较高，比值更接近人体，能更好地被吸收、利用。因此，在青春期儿童每日所供给的蛋白质中，此类蛋白质应占 1/3~1/2。③提供富含铁和维生素 C 的食物，青少年应注意饮食多样化，注意调换膳食品种，经常吃富含铁的食物，如动物血、肝、瘦肉、蛋黄、黑木耳、大豆等。另外，每天的膳食中均应含有新鲜的蔬菜、水果。④由于骨骼迅速发育，机体对钙、磷的需要量增加，钙需要可高达 1200~1000 mg/d，青少年应每日摄入一定量的奶类和大豆食品，以补充钙的需要。⑤锌是很多金属酶的组成成分和酶的激活剂，参与 RNA 和 DNA 的转录以及蛋白质的合成过程；锌与性腺发育、运动功能有密切关系。青春期锌的 RNI 为：男童 10~12.5 mg/d，女童 7.5~9 mg/d；应多食用含锌丰富的食品，如贝壳类海产品、红色肉类和动物内脏，以利于机体的发育成熟。⑥碘是甲状腺素的重要成分，为青春期旺盛的代谢所必需，对生长发育有较大影响。青春期应适量食用含碘丰富的食品，如海带、紫菜、海鱼等，同时也应避免食用过多而引起甲状腺功能亢进。

（二）预防常见青春期营养与性发育问题

1. 青春期超重或肥胖

当摄入的能量超过消耗量时，多余能量就会在体内转变为脂肪，导致超重或肥胖。对青春期肥胖的预防首先应培养良好的饮食和生活习惯。加强体育锻炼，最好每天进行至少60分钟的运动，也可通过每天2次、每次30分钟的中等强度的锻炼积累；闲暇时间应限制静态活动，如看电视、玩电子游戏、上网等；鼓励参与家务劳动。但也有些青少年为追求体型的完美盲目进行节食减重，尤其是青春期女童，甚至采用催吐、吃泻药等极端做法减重，最终导致神经性厌食症，发生营养不良，严重者导致死亡。因此，青春期保健应指导青少年的平衡膳食、体育活动，指导青少年对自己的体重有正确的认识和控制，预防青春期超重或肥胖、神经性厌食症、营养不良等疾病。

2. 营养性缺铁性贫血

青少年由于生长迅速、血容量增加，对铁的需要量明显增加，铁的 RNI 为：男童 12～15 mg/d，女童 18～20 mg/d。青春期女童月经来潮后失血，更易发生贫血。即使轻度的缺铁性贫血也会对青少年的生长发育和健康造成不良影响，造成青少年体力、身体抵抗力以及学习能力的下降。为预防贫血的发生，饮食应注意多样化，经常吃含铁丰富的动物类食品和富含维生素 C 的食物，如瘦肉、鱼、动物血和动物肝等。诊断为缺铁性贫血的青少年，应在医生指导下及时服用铁剂。

3. 月经问题

女性青春期的重要发育特点之一是月经初潮，但这并不意味着发育的成熟。由于初潮时卵巢功能尚不稳定、不成熟，故月经周期也并非都规律，可出现无排卵性功能失调性子宫出血、闭经等现象，需至专科就诊。

4. 遗精问题

遗精是男性青春期后的正常现象，通常在晚上睡眠时发生。发生的间隔时间个体差异很大，一般为每月1～2次，偶尔每周1～2次，只要不过于频繁，并且对身体和精神没有明显的不良影响，则都属正常现象。但过于频繁，2～3日1次，甚至一夜数次，更甚者白天清醒时也发生遗精，影响生活和学习，则应引起重视。应加强对青少年的青春期性心理卫生教育，遗精严重者需至专科就诊并查找原因。

5. 手淫问题

是指用手或其他器具抚摸自己的性器官，以获取性快感的性行为。手淫是一种自慰行为，是青少年最初的性体验。手淫属个人隐私，并不对他人和社会构成威胁，也不应视为"不道德"或罪恶、耻辱行为，从而使青少年陷入不安和恐惧之中。应正确引导和教育，引导青少年参加各项体育活动，将注意力转移至规律、健康的学习生活中。过度手淫可致精神疲惫、注意力不集中、失眠等不良后果。若手淫时将异物放入尿道或阴道内，则会引起组织损伤和感染。

6. 青春期妊娠和避孕

由于缺乏避孕知识，过早的性关系可导致少女妊娠。过早的妊娠对正处在生长发育阶段的少女是一个沉重负担，同时还可能因巨大的心理压力而采用不安全的人工流产，影响健康甚至危及生命。因此，向青少年进行有关如何正确对待性行为和关于婚前性关系危害的教育的同时，有必要向他们讲解有关生育的知识和避孕的方法。

7. 性传播疾病

青少年因性器官的发育成熟易出现性冲动，对性有好奇心，但心理的不成熟常无法控制自身行为，发生物质滥用及不洁性行为，造成性传播疾病。应对青少年进行性生理卫生和性传播疾病知识的教育，预防性传播疾病。有不洁性行为史的青少年，如有泌尿生殖器感染则应转专科就诊。

（三）促进认知与情感的发育

1. 认知发育

青春期的知觉、观察和注意力有了很大提高。有意记忆、逻辑记忆发展，即能自觉主动地、有目的地对具体信号或抽象信号的意义进行理解记忆，在语言及抽象思维的充分发展的基础上可通过推理、概括、认知事物本质特征达到记忆。注意的集中性和稳定性近于成人，可保持有意注意 40 分钟。思维变化是青少年期认知发展的核心。根据皮亚杰的认知发育阶段理论，12 岁以后从具体运筹期进入形式运筹期。因进入青春期的年龄差异，部分进入青春期的儿童认知发育水平尚处于具体运筹期，而另一部分儿童认知发育水平处于形式运筹期。随着向形式运算思维的转移，青春期中期的青少年提问和分析能力加强，逻辑分析、推理的抽象思维能力获得发展。根据他们的认知发育特点，青春期早期的教育和学习需要更具体的方法，同时加强培养他们的抽象逻辑思维能力。

青少年的思维还表现出较强的创造性和批判性。喜欢别出心裁，具有较强的求知欲和探索精神。对新鲜事物特别敏感，并易于接受。对事物的看法可以提出自己的新思路和新观点，而不会盲目或轻易相信别人。老师和家长要保护他们的独立思考、标新立异的积极性，培养他们勇于探索创新的能力。对出现不断增加的新需求不要一概加以否定，如大多数青少年喜欢"上网""追星"，要理解这是一个正常现象，但由于识别能力较低，会是非不分，吸取糟粕，要学会与他们交流并正确疏导，给他们创造丰富多彩的业余文化生活。

2. 情感发展

（1）自我概念的发展：青春期青少年的自我体象、自我意识和认同迅速发展。自我体象集中在外部特征上，自我意识和认同主要表现在心理方面。如引导不当，会导致青少年对自我身体形象的曲解，从而产生相应的心理行为问题。如自认为身材不够苗条而节食、减肥，引起神经性厌食症；自我意识和认同发展不当，导致男童学吸烟、饮酒，甚至参与团伙犯罪；女童过于注重服饰、打扮，或出现早恋、发生性行为等问题。因此，青春期教育和保健应促进青少年自我概念的健康发展，学校和家庭均要给予青少年体验能力和成功的机会，提升他们的自我评价和自尊心。

（2）与家庭、同伴和社会关系的发展：青春期身体的迅速成长和性成熟带来的变化，使青少年开始产生"成人感"。这种成人感是青少年身心发展过程中的一个必然经历。在青春期早期与同班同性的友谊增加，主要表现在参与同龄人的活动增加；青春期中期常常经历不同的个性特征，服装、朋友群和兴趣经常变化，个性发展特点使他们与父母的距离疏远了，此期社会活动扩大到异性，开始约会。因此，青春期同伴关系很重要。应培训青少年的社会交往技能，促进青少年健康同伴关系的发展，促进家庭亲子关系的建立，形成有威望的、对孩子行为有指导的和谐家庭关系。

（3）情绪、情感的发展：青少年富有激情和热情，情绪不稳定，容易发脾气，容易冲动，不善于处理感情和理智之间的关系。如常为小矛盾而伤人，或为某种目标和理想而付出一切；情绪比较脆弱，容易波动，当理想与现实一致时兴高采烈，当理想与现实不一致时则心情郁闷；希望受别人尊重、有强烈的自尊心，容易出现挫折感，失败时自尊心和自信心容易受到影响；随着控制能力的增强，情绪不愿外漏，会掩饰自己的情绪感受，若消极情绪不能被及时察觉则会造成严重后果，如自杀。因此，针对青少年心理发育的特点，应尊重青少年的独立性和自尊性，给予指导和建议，但不过多干涉；教育他们的言语和行为不宜过于急躁或过火，避免激起强烈的情绪反应；指导和帮助青少年学会调控自己的情绪，尊重别人，与别人沟通和交流。

（四）预防青春期心理及行为问题

1. 饮食障碍

是由青少年心理社会因素引起的一组非器质性进食问题、病变，如神经性厌食症和神经性贪食症。表现为饮食紊乱，常伴有情绪紊乱，严重者可致死亡。在青春期保健中应注意预防，进行有关合理、平衡膳食和健康生长发育的知识宣教，引导青少年有正确的自我体象认识，在学校积极开展各类体育、文艺活动；如出现严重饮食障碍问题，应转专科治疗。

2. 睡眠障碍

青少年期常见的睡眠障碍有睡眠时相延迟综合征或失眠。睡眠时相延迟综合征表现为入睡困难、睡眠时间推迟，次日觉醒困难；失眠指入睡困难或难以维持睡眠并觉醒后感到疲劳。青少年因青春期神经内分泌模式发生变化可致睡眠时间推迟，同时因学习任务繁重、情感需求或社交活动多导致就寝延迟，或因过多使用兴奋性物质或药物，如茶、咖啡、中枢兴奋剂等，或因学校或家庭压力过大产生焦虑等造成失眠。青春期保健应对青少年开展睡眠生理和"睡眠卫生"知识教育，帮助青少年培养良好睡眠习惯、合理安排睡眠时间、减少兴奋性饮料如可乐、咖啡等的饮用，不饮酒，缓解焦虑、及时释放压力，严重失眠影响正常学习与生活时可短期在医生指导下服用催眠药物。

3. 青春期抑郁

抑郁症是青春期常见的情绪障碍，自杀是最严重的心理危机。青少年因外界不利环境如家长和老师的忽视、压制和不公平，学习压力和对性发育的困惑等而引起烦恼、焦虑和抑郁等情绪不稳现象并不少见。青少年遇到挫折容易走向极端，如学校、家长未予以及时重视，可产生自杀念头甚至出现自杀行为。因此，青春期保健中应加强人生观和人生意义的教育，重视培养青少年乐观向上的个性发展和社会适应性，为各年龄阶段发育的转折期提供预先的心理准备和支持；在青少年面临挫折和应激事件（如冲突、高考落榜）时及时给予支持和疏导；应重视青少年情绪变化，提供心理咨询和治疗。

4. 逆反心理和行为的盲从性

青春期独立意识、成人感的出现使青少年在心理上渴望别人认同自己的成熟，能够尊重和理解自己。但社会和生活经验的不足、经济的不能独立、父母的权威性又迫使他们依赖父母。这种独立性与依赖性的矛盾，使其在面对父母的干预时容易出现逆反心理，在行为上努力依照自己的意愿行事，对后果欠考虑，盲从性较大。家长和老师应充分尊重青少年的独立性，指导并鼓励其社会能力的发展，培养其既尊重老师或家长的意见，同时又具备独立思考和判断的能力，为进入社会做好准备。

5. 物质滥用

青春期自我意识的迅速发展导致内在自我与外在环境产生矛盾。他们往往不能很好地适应环境，行为不稳定，判别是非能力尚不成熟，或为逃避现实，解除烦恼、焦虑，或为得到同伴的认可和接受而模仿或尝试吸烟、饮酒、服用药物，继而物质滥用，这对青少年的心身造成严重损害。应加强对青少年有关酗酒、吸烟、物质滥用潜在危害的教育，为青少年提供适宜的社会活动和心理支持；不鼓励未成年人饮酒。

（五）性心理发展与保健

现代社会生活环境优越，青少年生理发育趋于早熟。由于性功能的迅速发育和成熟、心理活动的发展以及客观环境等影响，进入青春期之后的青少年出现与异性交往的渴求，甚至出现朦胧的爱情念头，开始对异性有好感和兴趣，在言行举止、处事方面都努力吸引异性的关注，常表现为取笑异性，乐于制造和散播"喜欢"谁的谎言。但由于我国对青少年青春期性教育开展得相对滞后，学校、家长和社会舆论的约束、限制，使青少年在情感和性的认识上存在既渴求又不好意思表现的矛盾状态，环境的压制可使青少年产生好奇心及逆反心理，发生过早性行为及意外妊娠。因此，青春期保健应通过有效的教育手段传播科学的性知识和性道德，纠正有关性的认识和行为上的偏差，帮助青少年建立健康的性意识，确立正确的性爱观。包括：①性知识教育，把性的知识传授给青少年，可以消除对性的神秘感，使他们懂得如何以科学观点正确对待自身变化。以课堂内和课堂外教育、个别谈话、集体讨论等方式帮助他们了解：生殖器官的解剖与生理；青春期的体格发育，男性和女性的体型特征和第二性征的发育；外阴部的卫生与清洁；月经与遗精的生理机制；女性经期卫生；遗精的身心保健；性自慰行为（手淫、性幻想）；妊娠与避孕知识以及性传播疾病预防等知识。②性心理教育，进入青春期，随着机体神经内分泌系统的发育，青少年产生性意识。浓厚的性兴趣和求知欲促使他们热心探索成熟，然而，此时的特点是幼稚朦胧、敏感多变、易冲动。但如缺乏正确的引导，则易被错误的信息所诱惑。家长和老师应主动与他们交流，增加相互间的信任感，认识到他们渴求独立、渴求志趣相投的知心朋友、渴求异性的注意是正常心理表现，帮助和指导他们如何与异性进行正常的交往，坦然地面对异性。

（六）促进生殖健康

自青春期开始，机体在促卵泡激素、促黄体激素和雌激素、雄激素的作用下，随着身高出现突增，性器官和第二性征开始发育。青春中期，则以性器官和第二性征迅速发育为主要特征，出现月经初潮和首次遗精。青春后期，性器官和第二性征继续缓慢发育至成人成熟水平。

女童月经初潮、男童首次遗精是青春期性发育的重要标志，但并不意味着性成熟。即使在青春后期，虽然性成熟已经完成，但社会成熟还远远滞后，仍然缺乏独立生活能力。因此，对青春期儿童的生殖健康教育有特别重要的意义。

1. 男童外阴部的清洁卫生

阴茎包皮内板与阴茎头皮肤间形成包皮腔，其间的小腺体有分泌物产生，分泌物与尿液、脱落上皮和污垢合成乳酪状的包皮垢。包皮垢若长期未予清洗而附着于包皮腔，则极易引起感染。因此，青春期男童应注意外阴部卫生，每晚睡前应用流动水或个人单独使用的盆盛清洁水，将包皮翻转后清洗包皮垢。阴囊皮肤柔弱，应避免使用碘酊等刺激性较大的药物。

穿着内裤和外裤宜宽松，不宜穿紧身裤。紧身裤会束缚阴囊活动，并使局部温度增高，影响睾丸发育和精子形成。由于紧身裤散热不良，还易引起股癣和湿疹。

2. 女童乳房保健

乳房发育是女性青春期发育最显著的特征之一。乳房发育开始的早晚和发育速度存在着个体差异。开始发育年龄，早至 8 岁左右，晚至 13 ~ 14 岁；有些女童的乳房在开始发育 1 年后即达成熟水平，有的则在数年后才达到成熟水平。一般认为这与营养和遗传因素有关。

绝大多数女童，发育成熟的乳房左右两侧基本对称。乳房中的乳腺由乳腺管、乳腺泡和脂肪组成。乳房内肌纤维最少，因此自身支持能力较差，故应注意乳房的保护如保持正确的身体姿势，及时佩戴胸罩等。胸罩大小要适当，太大不能起到有效的扶托作用，太小则影响胸廓和乳房发育。晚间睡眠时，应把胸罩解开，以免影响呼吸。

乳房保健中提倡乳房的自检。自检每月 1 次，在月经期后进行，目的在于及早发现乳房包块。检查包括观察和触摸两部分，触摸时要注意乳房、胸壁和腋窝部有无肿块和增厚。如观察和触摸发现有乳房外形变化，乳头突然内陷或突起和（或）触及包块，应及早就诊。青春期女童的乳房肿块，多数为良性肿瘤或纤维瘤，但应谨慎排除恶性肿瘤的可能。

3. 女童外阴部的清洁卫生

女童进入青春期后，随着卵巢的发育，在雌激素的作用下，阴道开始有分泌物（白带）排出。正常情况白带含有阴道上皮脱落细胞、白细胞、乳酸杆菌。如阴道分泌物增多，且有臭味，表明阴道内有炎症。

女童外阴应每日用流动水或清洁盆盛水清洗，清洗时应由前往后，由内向外，最后清洗肛门。要使用个人专用的盆和毛巾。除非有明显感染时，否则不宜用高锰酸钾溶液清洗外阴；也不宜经常用肥皂清洗外阴，以免过分干燥。一般情况下不冲洗阴道，避免感染。内衣要宽松，不穿紧身裤，质地以纯棉最佳，因其透气性好。内裤要勤换、勤洗、在日光下晒干。

4. 女童经期卫生

女童月经初潮时，生殖系统尚未发育成熟，在初潮后 1 ~ 2 年会出现闭经或月经紊乱，属正常生理现象。在行经期可有轻度下腹坠胀、腰酸、乳房胀痛、乏力、嗜睡、情绪不稳定等，也属正常现象。月经量的多少个体差异很大，一般为 30 ~ 50 mL。应详细记录月经的来潮时间、持续时间、经量的多少和白带的变化，以便及时发现月经周期、月经期和月经量的异常。月经期应注意卫生，保持外阴部的清洁。每日睡前用温开水冲洗外阴部，禁坐浴。内裤应每日更换，与其他衣物分开清洗烘干或在阳光下晒干，以免真菌和细菌感染。卫生巾等卫生用品应柔软、清洁、勤换，选购时要注意是否是正规产品，注意生产日期和保质期。青春期女童不宜用阴道棉塞。

月经期要保持精神愉快和情绪乐观，应该使她们懂得月经的按时来潮是身体健康的表现。月经期睡眠应充足；仍可参加适当的体育活动，但应避免重体力劳动和剧烈运动；不宜游泳，以免感染；少吃刺激性食物，多饮水，多吃蔬菜、水果，保持大便通畅。

（王显鹤）

第四章

新生儿疾病

第一节　新生儿黄疸

新生儿黄疸是因胆红素（主要为未结合胆红素）在体内积聚而引起，新生儿红细胞破坏多，而摄取、结合、排泄胆红素的能力仅为成人的1%～2%，因此极易出现黄疸，尤其当新生儿处于饥饿、缺氧、胎粪排出延迟、脱水、酸中毒、头颅血肿或颅内出血等状态时黄疸加重。

新生儿黄疸有生理性和病理性之分，生理性黄疸指由于新生儿胆红素代谢特点，约50%的足月儿和80%的早产儿于生后2～3天出现黄疸，4～5天达高峰；一般情况良好，足月儿在2周内消退，早产儿可延迟到3～4周。新生儿生理性黄疸的血清胆红素上限值为足月儿205.2 μmol/L（12 mg/dL）和早产儿256.5 μmol/L（15 mg/dL）。需要说明的是，足月儿生理性黄疸中31.3%～48.5%超过上述上限值，早产儿生理性黄疸中42.9%超过上述上限值。病理性黄疸指黄疸在出生后24小时内出现，血清胆红素足月儿＞205.2 μmol/L（12 mg/dL）、早产儿＞256.5 μmol/L（15 mg/dL），或每日上升超过85 μmol/L（5 mg/dL）；此种黄疸持续时间长，足月儿＞2周，早产儿＞4周；或黄疸退而复现；血清结合胆红素＞34.2 μmol/L（2 mg/dL）。病理性黄疸又可分为高未结合胆红素血症和高结合胆红素血症。部分病理性黄疸可致中枢神经系统受损，产生胆红素脑病，故应加强对新生儿黄疸的临床观察；尽快找出原因，及时治疗。

一、高未结合胆红素血症

（一）概述

高未结合胆红素血症是指血清总胆红素水平升高，但以未结合胆红素水平为主，血清结合胆红素＜34.2 μmol/L（2 mg/dL），可由多种因素引起，是由于胆红素产生过多，肝脏对胆红素结合或摄取减少，肠肝循环增加所造成。临床以皮肤、巩膜黄染，大便色黄，尿颜色不深为特点。

（二）诊断思路

1. 病史要点

（1）黄疸发生早，新生儿溶血病所致者生后24小时内即出现黄疸，围产因素所致者多于出生后2～3天即出现；感染和母乳所致者出现较晚。

（2）黄疸发展快，24 小时内可明显加重，每天胆红素增加 85 μmol/L（5 mg/dL）以上。病情进展快、胆红素 >340 μmol/L（20 mg/dL）时，可出现胆红素脑病症状，即精神萎靡、厌食、激惹、尖叫、惊厥、肌张力增高等。

（3）黄疸程度重，严重者出现反应低下、嗜睡等全身症状。

（4）尿色浅黄，不染尿布，大便色黄，不发白。

2. 查体要点

（1）皮肤黄染明显，根据程度不同，由颜面、颈部，发展至躯干、四肢，最后手足心均黄染。黄疸颜色鲜明，并有光泽。

（2）根据病因不同，可有相应的体征。

3. 辅助检查

（1）常规检查：血清总胆红素足月儿 >205.2 μmol/L（12 mg/dL）、早产儿 >256.5 μmol/L（15 mg/dL），并以未结合胆红素增高为主。血常规检查注意血细胞比容及网织红细胞计数，有无贫血。母子血型检查。

（2）其他检查：根据不同病因，选做相应的实验室检查。

4. 诊断

（1）临床诊断：皮肤黄染明显，血清胆红素足月儿 >205.2 μmol/L（12 mg/dL）、早产儿 >256.5 μmol/L（15 mg/dL），并以未结合胆红素增高为主即可诊断。但要进一步明确病因。

（2）病因诊断。

1）母乳性黄疸：母乳性黄疸分为早发型（母乳喂养性黄疸）和迟发型（母乳性黄疸）。早发型母乳性黄疸与新生儿生理性黄疸相比较，两者的黄疸出现时间及黄疸高峰时间均相似，但前者在生后第 3 ~ 4 天胆红素的峰值可超过生理性黄疸的平均值。随着对母乳性黄疸认识的提高，迟发型母乳性黄疸文献报道的发生率有逐年上升趋势。迟发型母乳性黄疸的出现时间较晚，常紧接生理性黄疸而发生，也可在生理性黄疸减轻后又加重，即常在出生后7 ~ 14天出现。迟发型母乳性黄疸持续到第 2 ~ 3 周，部分患儿黄疸持续 2 ~ 3 个月后消失。母乳性黄疸特点为不伴贫血，无任何临床症状，生长发育好，一旦停喂母乳 2 ~ 3 天，黄疸可迅速消退，若再开始给予母乳喂养，黄疸可稍加重，再停喂母乳 2 ~ 3 天，黄疸又可迅速消退，据此即可诊断。

2）新生儿溶血病：早期新生儿未结合胆红素 >256 μmol/L，并伴有贫血者为溶血性贫血，24 小时内即发病者，首先考虑新生儿溶血病，尤其是不是 Rh 溶血病。Rh 溶血病者黄疸重、发展快，重者生后有严重贫血，且伴有水肿和心力衰竭，多见于第二胎。ABO 溶血病则多见于第一胎，可于 24 小时内发病，大多数于出生后第 2 天发病，黄疸程度略轻，但也可为重症。测定血清免疫抗体即可确诊。

3）葡萄糖-6-磷酸脱氢酶（G-6-PD）缺乏：主要见于南方籍孕妇的新生儿，发病略晚，常有窒息、感染或服药史等诱因，可测高铁血红蛋白还原率或 G-6-PD 酶的活性而确诊。

4）遗传性疾病：先天性葡萄糖醛酸转移酶缺乏症患儿有严重的高未结合胆红素血症，无溶血和肝脏疾患，有家族史，可分两型。先天性非溶血性黄疸由于胆红素尿苷酸化作用发生障碍，为常染色体显性遗传，有家族史。

5）围生期因素：孕妇产前用过较大量催产素及输入大量葡萄糖液，使孕妇及胎儿均处于低渗状态，可导致胎儿红细胞肿胀、破坏而致溶血；窒息缺氧、感染使肝脏胆红素代谢的酶活力降低所致，黄疸加重。

（3）鉴别诊断：早期新生儿未结合胆红素增高须与生理性黄疸鉴别。足月儿脐血胆红素 >51 μmol/L，24 小时内 >102 μmol/L，48 小时内 >153 μmol/L，72 小时内或以上 >204 μmol/L；早产儿脐血胆红素 >85 μmol/L，24 小时内 >136 μmol/L，48 小时内 >204 μmol/L，72 小时内或以上 >256 μmol/L 均超过生理值，则属于病理性黄疸，并伴有引起黄疸的不同疾病的其他症状。而生理性黄疸除皮肤和巩膜有轻度黄染外，无任何症状。

5. 诊断步骤

诊断步骤见图 4-1。

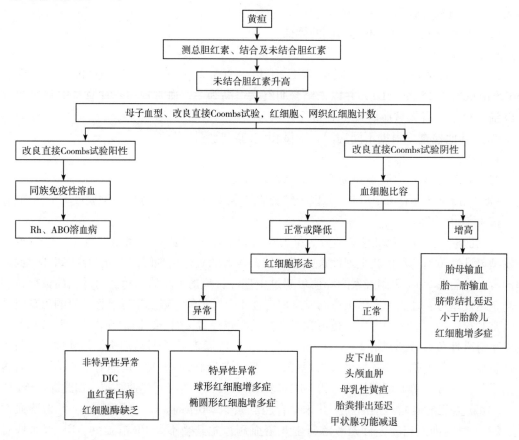

图 4-1 高未结合胆红素血症诊断流程图

（三）治疗

1. 经典治疗

（1）一般治疗：积极去除病因。低温者采取保暖措施，生后尽早喂奶，热量不足者静脉滴注葡萄糖液补充，防止低血糖，缺氧酸中毒者应及时纠正。避免使用与胆红素竞争葡萄糖醛酸转移酶或清蛋白联结位点的药物，如磺胺类、氯霉素、红霉素、利福平、吲哚美辛、维生素 K_2、维生素 K_4 等。

（2）药物治疗。

1）血浆或清蛋白：清蛋白可与胆红素紧密联结，减少游离的未结合胆红素，防止胆红素脑病，尤其适用于早产儿，静脉输注清蛋白，每次 1 g/kg，或输血浆每次 10 mL/kg。

2）抑制溶血过程：大剂量丙种球蛋白一般用于重症溶血病的早期，用量为 1 g/kg，6 ~ 8 小时静脉滴注。糖皮质激素使用存在争议，不主张常规使用。

3）酶诱导剂：能诱导肝细胞增加葡萄糖醛酸转移酶的生成，能增加肝细胞 Y 蛋白含量及肝细胞膜的通透性，增加肝细胞摄取未结合胆红素的能力，出生后第 1 周服用有效，对 32 周以下的早产儿效果差。首选苯巴比妥，剂量每日 5 mg/kg，分 2 ~ 3 次服用，连服 4 日，服后 2 ~ 3 日显效。

4）中药：苦黄注射液每日 5 mL，静脉滴注，7 ~ 10 日。

（3）蓝光治疗。

1）光照治疗方法：胆红素能吸收光线，以波长 450 ~ 460 nm 的光线作用最强，波长为 427 ~ 475 nm 的蓝光照射的疗效最好；绿光、日光灯或太阳光也有效。在光的作用下可使未结合胆红素氧化为水溶性异构体，并迅速经胆汁及尿排出体外，以降低血中胆红素浓度。光疗效果好，方法简便，安全且不良反应少，现已作为首选治疗方法。双面光优于单面光。分连续和间歇照射。前者为 24 小时连续照射；后者是照 10 ~ 12 小时，间歇 14 ~ 21 小时。不论何法，应视病情而定。光疗期间需密切监测血清胆红素浓度，一般 12 ~ 24 小时测定 1 次，对新生儿溶血病及血清胆红素浓度接近换血指征者，应每 4 ~ 6 小时测定血清胆红素和血细胞比容。光疗结束后，连续监测 2 天，以观察有无反跳现象。当反跳值超过光疗前水平时，需再次光疗。

2）根据中华医学会儿科分会新生儿学组制定的光照治疗推荐方案如下［摘自《中华儿科杂志》（表 4-1，表 4-2）]。

表 4-1　不同出生时龄的足月新生儿黄疸干预推荐标准

时龄	血清总胆红素水平（μmol/L）			
	考虑光疗	光疗	光疗失败换血	换血加光疗
~24 小时	≥103（≥16）	≥154（≥9）	≥205（≥12）	≥257（≥15）
~48 小时	≥154（9）	≥205（≥12）	≥291（≥17）	≥342（≥19）
~72 小时	≥205（12）	≥257（≥15）	≥342（≥20）	≥428（≥25）
~72	≥257（15）	≥291（≥17）	≥376（≥22）	≥428（≥25）

注：括号内数值单位为 mg/dL，1 mg/dL = 17.1 μmol/L。

表 4-2　不同胎龄/出生体重早产儿黄疸干预推荐标准（总胆红素界值，μmol/L）

胎龄/出生体重	出生 ~24 小时		~48 小时		~72 小时	
	光疗	换血	光疗	换血	光疗	换血
~28 周/	17 ~ 86	86 ~ 120	86 ~ 120	120 ~ 154	≥120	154 ~ 171
<1000 g	(1 ~ 5)	(5 ~ 7)	(5 ~ 7)	(7 ~ 9)	(≥7)	(9 ~ 10)
28 ~ 31 周/	17 ~ 103	86 ~ 154	103 ~ 154	137 ~ 222	≥154	188 ~ 257
1000 ~ 1500 g	(1 ~ 6)	(5 ~ 9)	(8 ~ 13)	(8 ~ 13)	(≥19)	(11 ~ 15)
32 ~ 34 周/	17 ~ 103	86 ~ 171	103 ~ 171	171 ~ 257	171 ~ 205	257 ~ 291
1500 ~ 2000 g	(1 ~ 6)	(5 ~ 10)	(8 ~ 10)	(10 ~ 15)	(10 ~ 12)	(15 ~ 17)
35 ~ 36 周/	17 ~ 120	86 ~ 188	120 ~ 205	205 ~ 291	205 ~ 239	274 ~ 308
2000 ~ 2500 g	(1 ~ 7)	(5 ~ 11)	(7 ~ 12)	(12 ~ 17)	(12 ~ 14)	(16 ~ 18)

3）使用推荐方案注意点。①在使用推荐方案前，首先评估形成胆红素脑病的高危因素，新生儿处于某些病理情况下，如新生儿溶血、窒息、缺氧、酸中毒、败血症、高热、低体温、低蛋白血症、低血糖等，易形成胆红素脑病，如有上述高危因素应尽早干预。②24小时以内出现黄疸者，应积极寻找病因，并给予积极的光疗措施。24～72小时出现黄疸者至少要检查1次血清胆红素，出院后48小时应于社区或医院复查胆红素，以监测胆红素水平。出生后7天内（尤其是出生后3天内）接近但尚未达到干预标准者，应严密监测胆红素水平，以便得到及时治疗。无监测条件的地区和单位可适当放宽干预标准。③考虑光疗是指在该日龄的血清胆红素水平，可以根据临床病史、病程和体检作出判断，权衡利弊，选择光疗或严密监测胆红素。光疗失败是指光疗4～6小时后，血清胆红素仍上升8.6 μmol/（L·h）[0.5 mg/（dL·h）]，如达到上述标准可视为光疗失败，准备换血。④早产儿胆红素增长速度快，肝脏及血脑屏障发育更不成熟，干预方案应有别于足月儿。早产儿黄疸治疗标准按照胎龄、日龄、出生体重而形成多条动态曲线。有形成胆红素脑病的高危因素的早产儿，应予以更早期的预防性光疗。

4）光疗注意事项：灯管连续使用2000～2500小时需更换新灯管，在治疗 Rh 溶血病等重症高胆红素血症时，应更换新灯管。光疗箱要预热，待箱温在30 ℃左右时才放患儿入内。婴儿两眼应用黑色眼罩保护，以免视网膜受损；除会阴、肛门部用尿布外，余均裸露。由于光疗时不显性失水增加，因此光疗时液体入量需增加15%～20%。

5）光疗的不良反应：目前认为光疗相当安全，偶有一些相对较轻和一过性的并发症。常见表现有发热、腹泻、皮疹、维生素 B_2 缺乏、青铜症及低血钙等。如出现肝脏增大，血清结合胆红素增加（>68.4 μmol/L），皮肤呈青铜色，称为青铜症，宜停止光疗，青铜症将自行消退。

（4）母乳性黄疸的治疗：母乳性黄疸分为早发型（母乳喂养性黄疸）和晚发型（母乳性黄疸）。

1）早发型母乳性黄疸的预防和处理：鼓励频繁喂奶，避免添加糖水。喂奶最好在每日10次以上。监测胆红素浓度。血清胆红素达到光疗指征时可光疗。

2）晚发型母乳性黄疸：血清胆红素 < 257 μmol/L（< 15 mg/dL）不需停母乳；>257 μmol/L时暂停母乳3天；在停母乳期间，母亲需定时吸奶。>342 μmol/L（>20 mg/dL）时则加光疗，一般不需要用清蛋白或血浆治疗。

2. 治疗措施

治疗措施见图4-2。

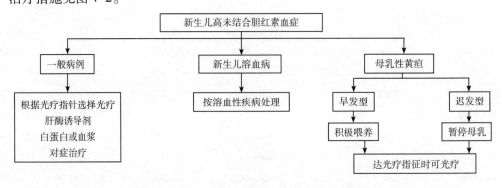

图4-2 新生儿高未结合胆红素血症治疗流程图

（四）预后

本病的预后与发生胆红素脑病的高危因素有关，在某些病理情况下如新生儿溶血、窒息、酸中毒、早产等易形成胆红素脑病者预后较差；一般情况下预后较好。

二、高结合胆红素血症

（一）概述

高结合胆红素血症在早期新生儿期极少见，主要见于晚期新生儿。临床以阻塞性黄疸为特征，表现为皮肤及巩膜黄染，大便色泽变浅呈灰白色，尿色深黄呈茶色可染尿布，肝脾肿大，肝功能异常，总胆红素增高，以结合胆红素增多为主。引起高结合胆红素血症原因很多，需及时明确病因，采取相应的治疗方法。

（二）诊断思路

1. 病史要点

（1）出生后1周内多不出现症状，等生理性黄疸消退后，重又出现，并逐渐加重。黄疸呈灰黄色或黯黄色，重症常呈黄绿色。

（2）黄疸出现后多伴有呕吐、厌食、精神差、体重不增等症状。出生后大便颜色正常，以后转为浅黄色以至呈白陶土色，尿色深黄。

（3）早期一般无全身症状，病程进展缓慢，多于新生儿期后黄疸逐渐加重，因皮肤瘙痒而烦躁，后出现肝硬化的症状与体征。最后可因肝性脑病、大出血而致死。

（4）注意要详细了解母亲孕期情况，有无感染及用药史；前一胎有无类似病史，有无家族史。

2. 查体要点

（1）注意生长发育有无落后情况，全身反应是否低下，有无体表畸形，尤其是特殊面容。

（2）注意皮肤、巩膜黄疸色泽及程度。

（3）注意肝脏大小及质地。一般均有肝脏增大、质硬、边缘钝，脾肿大不明显，待出现肝硬化时脾脏才增大，并有腹腔积液征。

3. 辅助检查

（1）常规检查：总胆红素增高，结合与未结合胆红素均增高，而以结合胆红素增多为主，或双相升高。丙氨酸氨基转移酶及碱性磷酸酶多增高，提示肝功能受损，肝炎发病后即有改变，胆道闭锁及遗传代谢性疾病多于后期才有改变，且进行性升高。甲胎蛋白在新生儿期均阳性，如新生儿期后仍阳性，提示肝功能受损，阳性反应可持续5～6个月，随病情好转而下降。如临床症状无好转，而甲胎蛋白转阴，提示肝脏严重受损，以致不能再生。

（2）其他检查：可明确病因，如疑有宫内感染，可查 HBsAg 及 TORCH 感染的特异性 IgG 及 IgM 抗体，疑为先天性代谢缺陷可做有关检查，疑为先天胆道畸形可做 B 超或胆道造影。十二指肠引流液胆红素测定与核素扫描（ECT）检查近年来报道对胆道闭锁诊断准确率较高。

4. 诊断

（1）临床诊断：高结合胆红素血症主要根据患儿皮肤黄疸呈灰黄色或黯黄色，血总胆红素增高，以结合胆红素增多为主，伴肝脏肿大。关键是明确具体病因，做进一步诊断。

（2）常见病因诊断：新生儿肝炎与胆道闭锁是高结合胆红素血症最常见原因，鉴别较困难，胆道闭锁可因胎内肝炎所致，也可为先天发育障碍，治疗原则不同。

1）新生儿肝炎：最为常见，多为宫内感染，由母亲垂直传播，以病毒感染为主，如乙肝病毒、巨细胞病毒、EB病毒等。出生后感染多为败血症等严重细菌感染所致的中毒性肝炎。临床特点为生理性黄疸消退后，重又出现，多伴有呕吐、体重不增等症状，总胆红素增高，结合与未结合胆红素均增高，丙氨酸氨基转移酶升高，甲胎蛋白持续阳性不转阴。

2）胆汁黏稠综合征：有严重溶血所致的高未结合胆红素血症史，胆总管被黏稠的胆汁阻塞，引起继发性梗阻性黄疸，或有药物、全静脉营养导致的淤胆史。这种梗阻大多可在出生后3~4个月时自行好转。

3）先天性胆道畸形：肝内、肝外胆道闭锁或缺如，也可因胆总管囊肿、环状胰腺、肠旋转不良等畸形使胆管受压，应详细询问母孕早期有无感染、服药、接触有害毒物或放射线史。胆道闭锁者临床症状进行性加重，B超或胆道造影可明确诊断。目前鉴别胆道闭锁与肝炎综合征的金标准仍为：经剖腹探查（包括腹腔镜）与胆管造影确认或经过非手术的至少18个月临床病程观察。

4）先天代谢缺陷：半乳糖血症、糖原累积症、α_1抗胰蛋白酶缺乏等，均可使异常代谢产物在肝脏累积导致肝硬化，上述各病多伴有明显发育障碍史。

5. 诊断步骤

诊断步骤见图4-3。

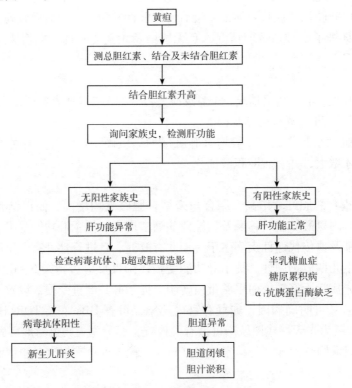

图4-3　高结合胆红素血症诊断流程图

（三）治疗

1. 经典治疗

（1）一般治疗：营养过量及不足对肝炎都不利，酌情增加糖供应，适量蛋白质、低脂肪饮食，应适当补充脂溶性维生素 A、维生素 D、维生素 E、维生素 K_1。

（2）药物治疗。

1）保肝药：葡醛内酯（肝泰乐）25 mg，每日 2 次，联苯双酯，每次 3~4 粒，每日 2 次。

2）抗病毒：明确为新生儿肝炎时应给予抗病毒治疗，乙肝病毒感染时可给予干扰素 50 万 U，肌内注射，每周 2~3 次；疗程 3~6 个月。

3）利胆药：能刺激胆汁分泌，帮助脂肪的吸收与消化。可用熊去氧胆酸或胆酸钠。

4）中医治疗：中医认为高结合胆红素血症为肝胆疏泄失利，胆汁外溢，引起黄疸，给予黄疸茵陈颗粒等清热、利胆、退黄方药能使症状缓解。

（3）手术治疗：先天发育障碍所致胆道闭锁者，手术时间以 40~60 天效果较好，60~90 天效果明显下降，而超过 90 天以后，一般认为已发展为不可逆性肝硬化，一般手术效果较差。

2. 治疗措施

治疗措施见图 4-4。

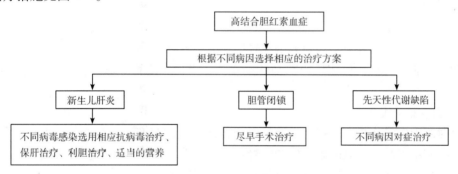

图 4-4　高结合胆红素血症治疗流程图

（四）预后

预后与病因、治疗早晚密切相关。新生儿肝炎早期诊断、治疗，预后较好，胆总管囊肿、环状胰腺、肠旋转不良等畸形使胆管受压手术治疗效果较好，胆道闭锁者，手术时间 60 天内效果较好，超过 90 天手术效果较差。

（多红英）

第二节　新生儿缺氧缺血性脑病

新生儿缺氧缺血性脑病（HIE）是围生期缺氧缺血所致的脑损伤，是导致新生儿死亡和发生后遗症的重要原因之一。但 HIE 是可以预防的，积极做好围生期保健，推广正确的复苏方法，降低窒息发生率，HIE 的发病率和危害性就可明显降低。近年我国一些大城市，HIE 的发病率已开始明显降低。

一、病因

引起新生儿缺氧和（或）缺血的各种疾病都可能是 HIE 的病因（表 4-3），其中围生期窒息最为重要，在 HIE 病因中产前和产时窒息各占 50% 和 40%，其他原因约占 10%。

表 4-3　新生儿 HIE 主要病因

缺氧/缺血	病因
缺氧	围生期窒息
	反复呼吸暂停
	严重呼吸道疾病
缺血	心搏、呼吸骤停
	大量失血、休克
	重度心力衰竭

二、发病机制

机体遭受缺氧缺血打击后，神经系统发生一系列病理生理变化，包括血流动力学变化、能量代谢障碍、发生炎症反应，导致神经细胞死亡。

1. 血流动力学变化

缺氧时机体发生潜水反射，为保证重要生命器官脑和心的血供，脑血管扩张，非重要器官血管收缩，这种自动调节功能使大脑在轻度短期缺氧时不受损伤。如缺氧继续存在，脑血管自主调节功能失代偿，形成压力被动性脑血流，当血压降低时脑血流减少，造成缺血性损害。

2. 脑细胞能量代谢衰竭

缺氧时细胞内氧化代谢障碍，只能依靠葡萄糖无氧酵解产生能量，同时产生大量乳酸，导致酸中毒和脑水肿。无氧酵解产生的能量远远少于有氧代谢，必须通过增加糖原分解和葡萄糖摄取来代偿，从而引起继发性的能量衰竭，造成脑细胞死亡。

3. 氧自由基的作用

缺氧缺血时氧自由基产生增多和清除减少，大量的氧自由基在体内积聚，损伤细胞膜、蛋白质和核酸，致使细胞的结构和功能破坏，血脑屏障的结构和完整性受到破坏，形成血管源性脑水肿。

4. 钙内流

缺氧时钙泵活性减弱，导致钙内流，当细胞内钙浓度过高时，受钙调节的酶被激活，如磷脂酶、核酸酶、蛋白酶等被激活，产生一系列的神经细胞损伤和破坏作用。

5. 兴奋性氨基酸的神经毒性作用

能量衰竭可致钠泵功能受损，细胞外钾离子堆积，细胞膜持续除极，突触前神经元释放大量的兴奋性氨基酸（谷氨酸），过度激活突触后的谷氨酸受体，导致一系列生化连锁反应，引起迟发性神经元死亡。

6. 迟发性神经元死亡

缺氧缺血可引起两种不同类型的细胞死亡，即坏死和凋亡。缺氧缺血后由于急性能量衰竭造成细胞坏死，而于数小时后出现迟发性神经元死亡（即细胞凋亡）。

三、病理

HIE 的病理变化与胎龄、损伤性质和程度密切相关。

1. 两侧大脑半球损伤

主要见于足月儿，窒息为不完全性，首先发生器官间的血液分流以保证心、脑血供。随着缺氧持续，血压下降，血流第二次重新分布（脑内分流），即大脑半球的血供由于前脑循环血管收缩而减少，而丘脑、脑干和小脑的血供则由于后脑循环血管扩张而增加。因此，大脑半球较易受损，常伴严重脑水肿。

2. 基底核、丘脑和脑干损伤

为完全性窒息，二次血流重新分布的代偿机制失效，脑部损害以丘脑和脑干为主，而脑外器官和大脑半球的损害可不严重，脑水肿较轻。

四、临床表现

患儿有严重的宫内窘迫或出生时严重窒息史，出生后 12～24 小时出现神经系统症状，根据意识、肌张力改变、原始反射异常、惊厥和脑干受损等表现，可分为轻、中、重 3 度。

1. 轻度

主要表现为兴奋，易激惹，肌张力正常，拥抱反射活跃，吸吮反射正常，呼吸平稳，无惊厥。症状多在 3 天内逐渐消失，预后良好。

2. 中度

表现为嗜睡或抑制，肌张力降低，吸吮反射和拥抱反射减弱，约 50% 病例出现惊厥。足月儿上肢肌张力降低比下肢重，提示病变累及矢状窦旁区。早产儿如表现为下肢肌张力降低比上肢重，则提示病变为脑室周围白质软化。如症状持续 7 天以上，可能有后遗症。

3. 重度

患儿处于昏迷状态，肌张力极度低下，松软，拥抱反射、腱反射消失，瞳孔不等大，对光反应差，前囟隆起，惊厥频繁，呼吸不规则或暂停，甚至出现呼吸衰竭。重度患儿病死率高，存活者常留后遗症。

若缺氧缺血发生在出生前几周或几个月时，患儿在出生时可无窒息，也无神经系统症状，但在数天或数周后出现亚急性或慢性脑病的表现，临床上较难与先天性脑畸形或宫内病毒感染相区别。

五、辅助检查

1. 影像学检查

（1）颅脑超声检查：HIE 时可见普遍回声增强，脑室变窄或消失，提示脑水肿；散在的高回声区，提示散在的脑实质缺血；局限性高回声区，提示该部位有缺血性损害。

（2）磁共振成像（MRI）检查：MRI 不仅能检出急性期 HIE 的存在、分布和严重性，而且能帮助判断预后，还能发现髓鞘形成是否延迟或异常，以判断神经发育情况。HIE 急性期脑水肿比较明显，可能会掩盖脑细胞损伤，并且病情还在变化之中，所以早期影像学检查不能反映预后，须在 2～4 周后复查。

（3）头颅 CT 检查：轻度表现为散在、局灶性低密度影分布两个脑叶；中度表现为低密度影超过两个脑叶，白质与灰质的对比模糊（图 4-5）；重度表现为大脑半球弥漫性低密度影，白质与灰质界限消失，侧脑室变窄。正常新生儿尤其是早产儿脑水分多，髓鞘发育不成熟，可存在广泛的低密度，因此 HIE 低密度的诊断 CT 值应在 18 单位以下。

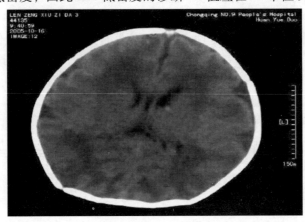

图 4-5 新生儿 HIE 头颅 CT 表现（中度）

2. 脑功能及脑血流检查

（1）脑电图（EEG）检查：表现为节律紊乱、低波幅背景波上的棘慢波爆发或持续弥漫性慢活动；重度 HIE 出现"爆发抑制""低电压"甚至"电静息"。

（2）脑干诱发电位检查：表现为出波延迟、潜伏期延长、波幅变平。

（3）多普勒超声脑血流速度（CBV）测定：有助于了解脑灌注情况，高 CBV 提示存在脑血管麻痹和缺乏自主调节，低 CBV 提示存在广泛的脑坏死、低灌注，甚至无灌流。

3. 生化指标测定

神经烯醇化酶（NSE）、S-100 蛋白（S-100）和脑型肌酸磷酸激酶（CK-BB）存在于神经组织的不同部位，HIE 后 6~72 小时它们在血液和脑脊液中的升高和脑损害程度呈正相关，能敏感地作为 HIE 早期诊断和评估预后的标志物。

六、诊断

1. 缺氧缺血的病史

包括宫内、产时、产后所发生的缺氧缺血病史，仅凭 Apgar 评分判断是否发生缺氧是不够的。

2. 临床表现

要根据 HIE 的临床表现特点，如意识、肌张力、惊厥进行综合判断。

3. 影像学检查

病情危重者先检查头颅 B 超，病情稳定时可检查 MRI，由于考虑 CT 放射损伤，在新生儿已逐渐少用。

4. 其他检查

对 HIE 患儿可做脑电图和脑干诱发电位检查，观察脑电功能变化。

根据以上几个方面结果，对病情严重程度进行判断，并对预后进行评价。

七、治疗

HIE 是一个多环节、多因素的病理生理过程，患儿对缺氧的耐受性差异很大，因此，HIE 的治疗应当根据患者的特点，在缺氧缺血的不同阶段进行针对性的个体化联合治疗，才能提高疗效减少不良反应。

在 HIE 病例中，轻度占大多数，但轻度病例一般不需要治疗，只要密切观察病情变化，应避免过度治疗。治疗的重点应该是中度病例。重度病例比较少见，多数伴有多脏器损伤，需要全身综合性治疗。

1. 监护

对 HIE 患儿应密切监护，不仅观察神经系统症状，还要监护各脏器损害情况。

2. 维持组织最佳的灌流

严重缺氧的新生儿出生时常有低血压，可给予多巴胺和多巴酚丁胺，维持收缩压在 50 mmHg 以上，有利于改善肾脏的灌流和心肌收缩力。由于缺氧后脑血流自主调节功能障碍，应尽量避免血压的剧烈波动而致颅内出血。

3. 适当限制液体入量和控制脑水肿

对脑水肿的处理应从控制液体量入手，若有明显颅高压症状和体征，可给予甘露醇治疗，每次 0.25 g/kg，间隔 6 小时，甘露醇可减轻脑水肿。

4. 控制惊厥

如出现惊厥或兴奋症状，选用苯巴比妥，苯巴比妥不仅可镇静止痉，且可降低脑代谢率，改善脑血流，减轻脑水肿，还有清除自由基的作用。苯巴比妥负荷量 15 ~ 20 mg/kg，缓慢静脉注射或肌内注射，如未能止痉，间隔 30 分钟加用 5 mg/kg，直至负荷量 30 mg/kg，负荷量 24 小时后给维持量每日 1 次，5 mg/kg。

5. 维持适当的血糖水平

动物实验证实低血糖会加重 HIE，而高血糖能降低脑损害的程度；因此在新生儿缺氧时应维持血糖在正常水平（70 ~ 120 mg/dL）。

6. 早期康复干预

0 ~ 2 岁小儿脑处于快速发育的灵敏期，可塑性强，因此对 HIE 患儿尽早开始感知刺激和动作训练可促进脑结构和功能代偿，有利于患儿的恢复和减轻后遗症。

7. 其他治疗

（1）亚低温疗法：近年选择性头部亚低温（降低脑温 2 ~ 4 ℃）对 HIE 的神经保护作用已引起了国内外学者的关注。其可能的作用机制是：降低脑组织的能量需求和耗氧量，减轻脑水肿，延迟继发性能量衰竭和细胞凋亡，延长治疗时间窗，与其他干预措施起协同的保护作用。

（2）应用神经营养因子：近年研究显示神经营养因子可改善细胞周围环境，促进受损神经细胞的修复和再生，其中研究较多的是碱性成纤维细胞生长因子（bFGF）和胰岛素样生长因子（IGF-1）。

（多红英）

第三节　新生儿胎粪吸入综合征

胎粪吸入综合征（MAS）据统计占活产新生儿的 1.2% ~ 1.6%，本病发生于足月儿、小于胎龄儿及过期产儿；早产儿（尤其胎龄 < 34 周者）虽有严重窒息，在宫内也不排胎粪。此类婴儿病史中，常有围生期窒息史，母亲常有产科并发症，分娩时常有产程延长及羊水胎粪污染史，如在妊娠末期或产时能做好胎心监护，产房能做好吸引，常可避免大量胎粪吸入，急慢性缺氧（或）感染均可造成宫内排出胎粪，在应激状态下宫内产生喘气可吸入大量胎粪污染羊水。

一、病因与发病机制

急、慢性宫内缺氧可导致肠系膜血管收缩，肠道缺血，肠蠕动亢进，肛门括约肌松弛而引起胎儿宫内排胎粪，宫内缺氧胎儿呼吸时可吸入已被胎粪污染的羊水，婴儿前几次呼吸可将在上呼吸道含胎粪小颗粒的羊水吸入细支气管，产生小节段性肺不张、局限性阻塞性肺气肿及化学性肺炎，使肺的通气、血流比例失调，影响气体交换，造成严重呼吸窘迫，甚或并发气胸及持续肺动脉高压，胎粪吸入综合征患儿约有1/3并发肺动脉高压，在宫内脐带长时间受压可导致肺血管重构造成持续肺动脉高压（图4-6）。

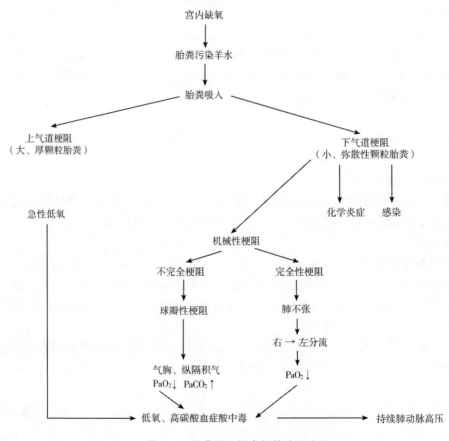

图4-6　胎粪吸入综合征的病理生理

二、临床表现

婴儿出生时皮肤常覆盖胎粪，指、趾甲及脐带为胎粪污染呈黄、绿色，经复苏，建立自主呼吸后不久即出现呼吸困难、青紫。当气体滞留于肺部时，因肺部过度扩张可见胸廓前、后径增宽呈桶状，听诊可闻粗大啰音及细小捻发音；出生时有严重窒息者可有苍白和肌张力低下，由于严重缺氧可造成心功能不全、心率减慢、末梢循环灌注不足及休克表现。10% ~ 20% 可伴有气胸及纵隔积气，严重病例当并发持续胎儿循环时呈严重青紫。多数病例于 7 ~ 10 天恢复。

三、辅助检查

1. 轻型

X 线肺纹理增粗，呈轻度肺气肿，横膈轻度下降，诊断需结合病史及临床，常仅需吸入低于 40% 氧，吸氧时间 < 48 小时。

2. 中型

X 线检查显示肺野有密度增加的粗颗粒或片状、团块状、云絮状阴影；或有节段肺不张及透亮充气区，心影常缩小，常需吸入 > 40% 氧，持续吸氧时间 > 48 小时，但无气漏发生。

3. 重型

X 线检查显示两肺有广泛粗颗粒阴影或斑片云絮状阴影及肺气肿现象，有时可见肺不张和炎症融合形成大片状阴影，常并发气胸或纵隔积气，需机械通气治疗，持续通气时间常超过 48 小时，常伴肺动脉高压。

四、治疗

1. 清理呼吸道

见到胎粪污染羊水时，于婴儿胸部娩出前清理口、鼻、咽分泌物，用大口径吸管吸出含胎粪的黏液、羊水，窒息如无活力婴儿出生时立即在喉镜下用胎粪吸引管作气管内吸引，然后再按复苏步骤处理，必要时需再次气管插管吸引。如自主呼吸有力可拔除气管插管，继续观察呼吸症状，同时摄胸片了解肺部吸入情况。生后的头 2 小时内，每 30 分钟行胸部物理治疗及吸引一次，如有呼吸道症状出现，胸部 X 线片有斑片阴影时，以后每隔 3 ~ 4 小时作胸部物理治疗及吸引一次。

2. 一般处理及监护

应注意保温，需将患儿置于合适的中性环境温度中；有呼吸系统症状者应进行血氧监测，可作血气或以经皮测氧仪或脉搏血氧饱和度仪监测氧合状态，及时处理低氧血症；如有严重低氧血症疑并发持续肺动脉高压时，如条件许可应作脐动脉插管。严重窒息者应每隔 2 小时监测血压 1 次，当有低血压，灌流不足及心搏出量不足表现时，可输入生理盐水，必要时可考虑血浆或 5% 清蛋白；对于严重窒息患儿尚需精确记录尿量，为防止脑水肿及肾衰竭，需限制液体，生后第 1 天给液量为 60 mL/kg，第 2 天根据尿量可增加至 60 ~ 80 mL/kg，有代谢性酸中毒者应以碳酸氢钠纠正。此外尚需监测血糖及血钙，发现异常均应及时纠正。

3. 氧疗

物理治疗过程中需同时供氧，证实有低氧血症时应给予头罩湿化、加湿吸氧，随时调整吸入氧浓度，使血氧分压保持在 6.65 kPa 以上，因持续低氧会造成肺血管痉挛并发持续肺动脉高压。

4. 机械通气

严重病例当吸入氧浓度增加至 60%，而 $PaO_2 < 6.65$ kPa 或 $PaCO_2 > 7.98$ kPa 时需机械通气治疗，呼吸机应用参数各家报道并不完全一致，但为防止空气进一步滞留于肺内不能用太高呼气末正压，推荐用 0.196 ~ 0.39 kPa（2 ~ 4 cmH_2O，1 $cmH_2O = 0.098$ kPa），有学者认为可用较高吸气峰压 2.94 ~ 3.43 kPa（30 ~ 35 cmH_2O），呼吸频率 20 ~ 25 次/分，吸气时间 0.4 ~ 0.5 秒，应有足够呼气时间；也有学者认为开始呼吸机设置可为：吸入氧浓度 80%，呼吸频率 60 次/分，吸气峰压 2.45 kPa，呼气末正压 0.29 kPa。某些患儿对较快的通气频率及较短的吸气时间（每次 0.2 秒）反应良好，常规呼吸机治疗失败或并发气漏时，改用高频振荡通气常能取得良好效果。呼吸机应用过程中如有躁动需同时用镇静剂或肌肉松弛剂，胎粪吸入综合征患儿在机械通气时，随时应警惕气胸的发生，需准备好抽气注射器及排气设备。

5. 药物治疗

胎粪会加速细菌生长，故当 X 线胸片显示肺部有浸润变化时应常规给予广谱抗生素治疗，必要时作气管分泌物细菌培养。

6. 严重低氧血症病例

经上述处理不能使低氧改善时，常并发持续肺动脉高压。

五、预防

对于有胎盘功能不良的孕妇如妊娠毒血症或高血压等，或已确诊为小于胎龄儿及过期产儿时，在妊娠末近分娩期应做胎心监护，发现胎粪污染羊水时，应做好吸引胎粪及复苏准备，力争建立第 1 次自主呼吸前，吸出咽喉部及气管内胎粪。

（多红英）

第四节　新生儿呼吸窘迫综合征

一、概述

新生儿呼吸窘迫综合征（NRDS）又称为新生儿肺透明膜病（HMD），是由于肺表面活性物质不足而引起的新生儿疾病，在我国其发病率约为 1%，较欧美国家低。本病多发生在胎龄小于 35 周的早产儿，尤以胎龄小于 32 周、出生体重低于 1500 g 者为多见，病死率可达 25%。胎龄越小发病率越高。近年来由于诊断技术的进步、表面活性物质替代物质的应用，病死率已逐年下降。其发病是由于早产、缺氧、低体重、孕妇患糖尿病等多种因素造成肺表面活性物质不足，加之低氧血症造成血管痉挛，使肺血液灌注量不足，血管通透性增加，最终促使肺透明膜形成所致。而低体重儿由于其肺的成熟度差，母亲患糖尿病时其血中高浓度胰岛素能拮抗肾上腺皮质激素，可延迟胎儿的肺成熟，造成表面活性物质不足而引起本病。其发病率比正常高 5 ~ 6 倍。

二、诊断思路

（一）病史要点

1. 出生史

肺表面活性物质在胎龄 20～24 周时初现，35 周后始迅速增加，故本病多见于早产儿，出生时胎龄越小，发病率越高。在围生期窒息，急性产科出血如前置胎盘、胎盘早剥、双胎第二婴和母亲低血压时，肺透明膜病的发生率均显著增高。糖尿病母亲，婴儿由于胰岛素拮抗肾上腺皮质激素对卵磷脂的合成作用，肺成熟延迟，其肺透明膜病的发生率可增加 5～6 倍。剖宫产婴儿因减除了正常分娩时子宫收缩使肾上腺皮质激素分泌增加而促进肺成熟的作用，故肺透明膜病的发生率也明显高于正常产者。

2. 发病情况与症状

NRDS 患儿出生时或生后不久（4～6 小时）即出现呼吸急促（呼吸频率 >60 次/分）、呼气呻吟声、鼻翼扇动和吸气性三凹征等典型体征；由于低氧血症，表现为发绀，严重时面色青灰，并常伴有四肢松弛；心音由强转弱，有时在胸骨左缘可听到收缩期杂音；肝可增大；肺部听诊早期多无阳性发现，以后可闻及细湿啰音。

（二）查体要点

（1）出生时哭声正常，4～6 小时后出现呼吸频率增快（>60 次/分）、呼气性呻吟、吸气性三凹征、鼻翼扇动、青紫及呼吸不规则，并呈进行性加重。两肺呼吸音减低，四肢肌张力降低。

（2）常伴有四肢松弛。

（3）心音由强转弱，有时在胸骨左缘可听到收缩期杂音。

（4）肺部听诊早期多无阳性发现，以后可闻及细湿啰音。

（5）肝脏可增大。

（三）辅助检查

1. 常规检查

（1）血常规检查。

（2）血气分析：PaO_2 下降，$PaCO_2$ 升高，酸中毒时碱剩余（BE）减少。

（3）X 线检查：两侧肺野普遍性透光度下降，呈毛玻璃状，有支气管充气征。

2. 其他检查

胃液振荡试验：患儿检查结果为阴性，提示肺表面活性物质缺乏。

（四）诊断

根据生后 24 小时胸片特点即可诊断，必要时可做胃液振荡试验。还应注意可能有肺部感染同时存在。出生后 12 小时候开始出现呼吸困难者一般不考虑本病；但轻症患儿也可较晚起病，有迟至 24～48 小时者。

具有下述第 1～4 项，伴或不伴第 5 项，可诊断为新生儿呼吸窘迫综合征。

（1）多见于早产儿、剖宫产儿、窒息新生儿、低体重儿或母亲为糖尿病的新生儿。

（2）出生时正常，4～6 小时后出现呼吸频率增快（>60 次/分），出现呼气性呻吟、吸气性三凹征、鼻翼扇动、青紫及呼吸不规则，并呈进行性加重；两肺呼吸音减低，四肢肌张力降低。

（3）血气分析 PaO_2 下降，$PaCO_2$ 升高，酸中毒时 BE 减少。胃液振荡试验阴性。

（4）X 线检查显示两侧肺野普遍性透光度下降，呈毛玻璃状，有支气管充气征。

（5）排除其他原因或疾病引起的新生儿呼吸增快或不规则，如新生儿湿肺、肺炎等。

（五）诊断步骤

诊断步骤见图 4-7。

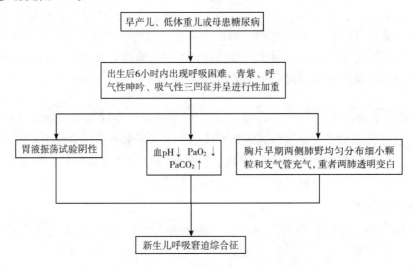

图 4-7　新生儿呼吸窘迫综合征诊断步骤图

（六）鉴别诊断

1. 湿肺

多见于足月儿或剖宫产儿，其症状轻、病程短、预后好，胃液振荡试验阳性，胸片无肺透明膜病的表现，肺瘀血和叶间积液较常见。

2. 颅内出血

缺氧引起者多见于早产儿，产伤引起者多见于足月儿，表现为呼吸抑制或不规则，神经系统症状抑制或兴奋。头颅 CT 检查可确诊。

3. B 族 β 溶血性链球菌感染

本病极似呼吸窘迫综合征，但本病患儿有胎膜早破或产程延长史，或妊娠后期母亲有感染史，母亲宫颈拭子培养示 B 族 β 溶血性链球菌阳性。只要及时做血培养、患儿胃液或气管分泌物镜检或培养，可发现链状排列的革兰阳性球菌。

4. 胎粪吸入性肺炎

多见于足月儿和过期产儿，有窒息史和胎粪吸入史，胃液振荡试验阳性，胸片有不规则的斑片状阴影，肺气肿明显。

三、治疗

应及早治疗，进行呼吸支持以纠正低氧血症，同时纠正酸碱平衡紊乱，保证营养的供给，使用肺泡表面活性物质，保证患儿安全度过 72 小时危险阶段。

（一）经典治疗

1. 一般治疗

注意保暖与能量供应，应通过静脉给予营养。

2. 基本治疗

（1）呼吸支持：患儿在出生后不久出现呼吸困难与呼吸性呻吟时，常可发展为呼吸衰竭，为此须进行呼吸支持。

1）持续气道正压呼吸（CPAP）给氧：一旦发生呼吸性呻吟应给予 CPAP，CPAP 可使肺泡在呼气末保持一定的压力，以增加功能残气量，防止肺泡萎缩，增加肺泡气体交换面积，减少肺内分流，从而改善缺氧状态。

2）机械通气：对反复性呼吸暂停、自主呼吸较表浅、CPAP 压力超过 7 cmH_2O 仍无效或 $PaCO_2$ 仍升高者，应及时使用机械通气。

（2）表面活性物质（PS）替代治疗：表面活性物质一般每次用 100 ~ 200 mg/kg，早期给药是治疗成功的关键，约需使用 2 次，间隔时间为 10 ~ 12 小时。将表面活性物质经气管插管注入肺内，分仰卧、左侧位和右侧位等不同体位均等注入。

（3）抗生素治疗：若与肺部 B 族 β 溶血性链球菌感染不易鉴别时可加用青霉素治疗。

（4）保持内环境稳定：由于本病均存在严重缺氧、高碳酸血症等因素，可引起水、电解质紊乱和酸碱平衡失调，应及时纠正。纠正代谢性酸中毒可给予 5% 碳酸氢钠溶液，所需量（mL）= BE(负值)×体重（kg）×0.5。

（5）并发症的治疗。

1）动脉导管未闭：可用吲哚美辛（消炎痛），首剂 0.2 mg/kg，第 2 剂和第 3 剂则改为 0.1 mg/kg，每剂间隔 12 小时，静脉滴注或栓剂塞肛。

2）持续肺动脉高压：可用酚妥拉明、妥拉唑林、前列环素及吸入氧化亚氮（NO）等治疗。

3）低血压、少尿：可静脉滴注多巴胺每分钟 3 ~ 5 μg/kg，或多巴酚丁胺每分钟 8 ~ 10 μg/kg维持。

（二）治疗流程

治疗流程见图 4-8。

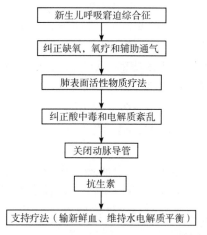

图 4-8　新生儿呼吸窘迫综合征治疗流程图

四、预后

新生儿呼吸窘迫综合征的病情重，病死率较高。近年来由于机械通气技术的改善，加上PS、NO吸入以及体外膜肺（ECMO）、液体通气（LV）等技术的应用，发达国家新生儿呼吸窘迫综合征的病死率已明显下降，一般为20%～30%，国内病死率较前也有所下降，但仍达50%～60%。如机械通气技术使用得当，使患儿能度过呼吸衰竭关，则病死率可明显下降。X线胸片提示病变为Ⅰ～Ⅱ级即给予积极治疗，则预后较好，如果已发生严重的呼吸衰竭，且X线胸片提示为"白肺"方开始治疗，则病死率很高。

（宋冬梅）

第五节　新生儿肺炎

一、概述

新生儿肺炎是新生儿期最常见的疾病之一，也是新生儿死亡的重要原因。新生儿肺炎可分吸入性和感染性肺炎两大类。吸入性肺炎又可分为羊水、胎粪和乳汁吸入性肺炎，其中尤以胎粪吸入性肺炎为重，病死率高达25%以上。胎粪吸入性肺炎多见于严重宫内窘迫的婴儿，胎儿因缺氧排出胎粪，污染羊水，吸入后而发生肺炎。以足月小样儿和过期产儿多见。临床上常见为出生后不久或复苏后立即出现呼吸困难，表现为气促、呻吟、发绀和三凹征。重者可引起多种并发症包括呼吸衰竭、持续性肺动脉高压、急性呼吸窘迫综合征、气漏等。感染性肺炎可分为出生前、出生时和出生后感染，由细菌、病毒或其他病原体引起的肺部感染性疾病。出生前、出生时感染是通过血行传播或羊水感染所致。出生后感染是通过呼吸道途径或医源性传播所致。新生儿重症监护病房（NICU）中肺炎的发生率常高达10%。

二、诊断思路

（一）病史要点

1. 胎粪吸入性肺炎

（1）病史：常见于足月儿和过期产儿，多有胎儿宫内窘迫、羊水胎粪污染及出生窒息史。

（2）发病情况和症状：因产前或产时发生缺氧，刺激副交感神经引起胎儿排便，污染羊水，缺氧又刺激胎儿呼吸中枢，诱发喘息，胎儿吸入胎粪污染的羊水。临床表现主要为患儿出生后不久或复苏后即出现呼吸困难、呼吸急促，伴呻吟、三凹征，青紫明显，重者发展至呼吸衰竭。重症患儿因严重缺氧酸中毒发生肺动脉高压，持续胎儿循环，吸氧不能改善。如病情突然恶化、呼吸困难和青紫加重，提示并发气漏。本病常继发细菌感染。

2. 感染性肺炎

（1）病史：出生前感染可有孕妇妊娠晚期感染或胎膜早破史；出生时感染可有产程中吸入被病原菌污染的产道分泌物或断脐不洁史；出生后感染多因密切接触者有呼吸道感染史，或患儿有其他部位感染史及接受过侵入性操作史。

（2）致病因素。

1）出生前感染性肺炎：病毒为最常见的病原体，如TORCH感染，细菌感染以大肠埃希菌、克雷伯菌、李斯特菌、B 族链球菌、金黄色葡萄球菌等常见。肺炎常为宫内全身感染表现的一部分。

2）出生时感染性肺炎：病原体与宫内吸入污染羊水所致肺炎相仿，细菌感染以革兰阴性杆菌多见，其他还有 B 族链球菌、巨细胞病毒、沙眼衣原体、解脲衣原体等。多见于发热、患绒毛膜羊膜炎孕妇娩出的新生儿。

3）出生后感染性肺炎：病原体以细菌为主，致病菌种类多，以金黄色葡萄球菌、大肠埃希菌、深部真菌感染多见，但如克雷伯菌、假单胞菌、表皮葡萄球菌等机会致病菌感染增多，呼吸道合胞病毒、流感病毒、肠道病毒等病毒感染也常见。

（3）发病情况和症状：宫内感染性肺炎通常在生后 3 天内起病，而分娩时或出生后感染要有一定潜伏期才出现症状。临床表现有体温不升或发热、反应低下、拒奶、气急、呻吟、发绀、呼吸暂停及进行性呼吸困难等。宫内感染患儿同时伴有全身感染症状，肺部体征出现较晚。产后感染性肺炎多以呼吸道症状首发。

（二）查体要点

1. 胎粪吸入性肺炎

患儿可有气促、呻吟、鼻翼扇动、皮肤发绀和三凹征现象，胸廓隆起，两肺呼吸音减低，可闻及湿啰音。脐带、皮肤、指（趾）甲被胎粪所黄染。重者可并发气漏或持续性肺动脉高压（PPHN）。

2. 感染性肺炎

患儿可有呼吸频率增快、呼吸困难或呼吸暂停、鼻翼扇动、面色青紫、口吐白沫，严重者伴有吸气三凹征、黄疸、肝脾肿大、抽搐、昏迷等。听诊两肺呼吸音改变，可闻及干啰音、水泡音。

（三）辅助检查

1. 常规检查

（1）胎粪吸入性肺炎

1）血常规中白细胞增高提示并发细菌感染。

2）血生化及电解质紊乱提示病情严重。

3）血气分析可有不同程度的低氧血症、酸中毒（呼吸性、代谢性或混合性）。

4）X 线检查表现多样化，肺野密度增高，可见粗颗粒或片状、团块状、云絮状阴影，或呈节段性肺不张，伴肺气肿。重者可发生纵隔积气或气胸。

（2）感染性肺炎

1）外周血白细胞计数升高，中性粒细胞比例升高，红细胞沉降率增快提示细菌感染，沙眼衣原体感染者嗜酸粒细胞增多，弓形虫、部分巨细胞病毒感染者红细胞与血小板可降低。

2）C 反应蛋白（CRP）升高提示细菌感染。

3）有时气道吸出物涂片及培养或血培养可明确病原菌。

4）严重病例血气分析血 pH 下降、PaO_2 降低、$PaCO_2$ 升高。

5）血生化和电解质可异常。

6）血中可检出病原体特异性 IgM 或抗原。

7）细菌性肺炎者胸部 X 线片以支气管肺炎为主，可见两肺纹理增粗，边缘模糊，有斑片状或斑点状阴影，以两下肺多见。病毒性肺炎者胸片以间质性肺炎为主，肺纹理增多增粗，有网状阴影与小结节状阴影，可伴有肺气肿等。

2. 其他检查

（1）超声检查：心脏彩色多普勒超声可确定持续性肺动脉高压（PPHN）的存在。

（2）有条件时可作病毒或病原体分离、对流免疫电泳、乳胶凝集试验、酶联免疫吸附测定、放射免疫测定、聚合酶链反应等方法快速正确地作出病原学诊断。

（四）诊断

1. 胎粪吸入性肺炎

（1）病史中多有宫内窘迫史和羊水胎粪污染史。常为足月产儿或过期产儿。

（2）皮肤、指（趾）甲常被胎粪所污染。出生后不久或复苏后立即出现呼吸困难，表现为气促、呻吟、发绀和三凹征。重者发展至呼吸衰竭。

（3）体检胸廓隆起，呼吸音减低或有湿啰音。重者可并发气漏或 PPHN。

（4）X 线检查表现为肺气肿、肺不张和斑片状的实变阴影或弥散性渗出影，10% ～ 20% 可出现气胸、纵隔积气。

（5）血气分析可有低氧血症、酸中毒（呼吸性、代谢性或混合性）。

2. 感染性肺炎

（1）母亲有妊娠晚期感染史和（或）有羊膜早破史。患儿有吸入污染羊水、脐带或皮肤等感染史，或有感染接触史。

（2）体温不升或发热、反应低下、拒奶、气急、口吐白沫、鼻翼扇动、呻吟、发绀、呼吸暂停及进行性呼吸困难等。

（3）肺部闻及干、湿啰音，这在疾病早期可以阴性，常于出生后 12 ～ 48 小时后开始出现。

（4）宫内和分娩过程中感染发生的肺炎，胸部 X 线检查在出生后第 1 天表现可不明显，第 2 天或第 3 天才出现明显改变。X 线表现以支气管肺炎为主，呈点状或斑片状渗出阴影，大小不等，以两下肺、心膈角、左心后区多见。少数严重病例 X 线表现的小片状阴影可融合成大片状阴影，并可并发肺不张及肺气肿。

（5）白细胞计数和分类、红细胞沉降率、C 反应蛋白（CRP）等对评价新生儿感染性肺炎病原学有参考价值，如沙眼衣原体感染可有嗜酸粒细胞升高，细菌感染者白细胞、中性粒细胞、CRP 升高。

（6）气道吸出物培养或血培养阳性，病原体抗原或特异性 IgM 阳性。

3. 分型诊断

（1）产前感染性肺炎：出生后 24 小时内发病，多有窒息史，窒息复苏后可见呼吸快、呻吟、反应差、体温不稳定，逐渐出现肺部湿啰音等表现。血行感染者缺乏肺部体征。血白细胞计数多正常。孕母有产前发热、胎膜早破等史。

（2）产时感染性肺炎：出生后数日至数周后发病，临床表现因感染的病原体不同而差别较大，且容易发生全身感染。脐血特异性 IgM 增高，或胃液及气管分泌物涂片、培养可阳性。

（3）产后感染性肺炎：起病较缓慢，常先有上呼吸道感染症状，继之出现呼吸急促、鼻翼扇动、口吐白沫、发热、肺部湿啰音等表现。鼻咽分泌物培养、病毒分离或抗原检查可阳性，血特异性 IgM 可阳性。胸部 X 线表现为局灶性或弥漫性炎症。

（五）诊断步骤

诊断步骤见图 4-9。

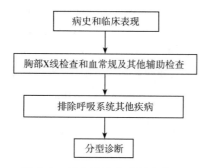

图 4-9　新生儿肺炎诊断步骤图

（六）鉴别诊断

1. 新生儿呼吸窘迫综合征

以早产儿多见，无明显的羊水或胎粪污染史及吸入史。胸部 X 线呈肺野透亮度减低及支气管充气征象，无肺气肿表现。

2. 新生儿湿肺

无羊水污染史及吸入史。症状轻，胸部 X 线片显示肺泡、叶间或胸膜腔积液。

3. 胎粪吸入综合征

常与产时感染性肺炎并发存在，两者不易严格区别。前者有宫内窘迫、羊水污染史，出生后即出现呼吸困难。胸部 X 线片表现肺纹理增粗、斑点状阴影或肺气肿。后者可有体温波动，气道分泌物培养阳性，胸部 X 线呈小灶性或斑片状阴影。

4. 先天性心脏病

孕母常有妊娠期病毒感染史。体检心前区可闻及收缩期和（或）舒张期杂音。二维超声心动图可明确诊断。

5. 膈疝

出生后即出现阵发性呼吸急促及发绀。但腹部凹陷，患侧胸部呼吸音减弱甚至消失，闻及肠鸣音，胸部 X 线见患侧胸部有充气的肠曲或胃泡影及肺不张时明确诊断。

三、治疗

（一）经典治疗

1. 胎粪吸入性肺炎

（1）清理呼吸道，保持气道通畅：见到胎粪污染羊水时，应在胎头刚娩出而肩尚未娩出时，迅速吸净口腔、鼻咽部分泌物，并立即评价新生儿有无活力，有活力（心率 >100 次/分、哭声响亮、肤色红润，肌张力好）者先观察，必要时复苏，若无活力者，胎儿娩出后不要急于刺激呼吸，助手应双手限制胸廓，不使之呼吸，抢救者迅速行直接喉镜气管内吸引，深入地吸出气管内分泌物，直到吸清为止。在气道未吸清之前，切勿做正压通气，以免将胎粪污染物压向肺内。

（2）氧疗及机械通气：根据血气分析供氧，轻症者清理呼吸道后经面罩吸氧或用持续气道正压通气（CPAP）治疗数天可恢复。严重病例须机械通气，并根据胸片情况调节呼吸机参数，如胸片以肺不张为主，血气分析 PaO_2 明显降低时，选较高的最大吸气压力（PIP）25～30 cmH_2O，呼气末正压（PEEP）不超过 5 cmH_2O；如胸片以肺气肿为主或血气分析以 $PaCO_2$ 增高为主，则 PIP 应稍降低至 20～25 cmH_2O，PEEP 为 3 cmH_2O，呼吸频率稍快，40～50 次/分，并适当延长呼气时间，以维持 $PaO_2$60～80 mmHg 或 $TcSO_2$90%～95%。少数重度患儿常频通气无效或已发生气漏时，可改用高频通气有效。

（3）抗生素治疗：继发感染时，可根据气道吸出物、血培养结果选用有效抗生素治疗。

（4）对症治疗。

1）肺表面活性物质（PS）应用：肺内胎粪抑制 PS 合成，在生后 6 小时内气道内注入 PS，每次 150 mg/kg，每 6～12 小时 1 次，可用 3～4 次。大量胎粪吸入者可用生理盐水肺灌洗，然后用 PS 治疗。

2）纠正酸中毒：改善通气后，用碳酸氢钠纠正酸中毒。碳酸氢钠毫升数 =（-BE）×体重×0.5。轻度酸中毒时可通过改善循环加以纠正。

3）PPHN 治疗：可用酚妥拉明，首剂 1～2 mg/kg 静脉滴注，然后以每小时 0.5～1 mg/kg 维持。前列环素每分钟 20 ng/kg 静脉滴注维持，如无效可逐渐增至每分钟 60 ng/kg。也可氧化亚氮（NO）吸入，先用 $5×10^{-6}$ ppm，如疗效不好可逐渐增至（10～20）$×10^{-6}$ ppm，然后逐渐减少，维持 3～4 天。也可应用硫酸镁，浓度 5%，首剂 200 mg/kg，在 30 分钟内静脉滴注，然后以每小时 20～50 mg/kg 维持，注意心率、呼吸、血压。另外，机械通气的快频率可使血 pH 升高，用于降低肺动脉高压，治疗 PPHN。对机械通气失败者国外应用高频振荡通气（HFOV）体外膜肺（ECMO）或液体通气（LV）等治疗。

4）护理：注意保暖，供给营养和液量，水的需要量为 80～100 mL/（kg·d），保证内环境稳定。不能经口喂养者可鼻饲或静脉滴注营养液，维持血压、血糖、血气正常。严密观察病情进展。

5）并发气胸或纵隔积气时，轻者可等待其自然吸收，重者应立即穿刺抽气或胸腔插管闭式引流。

2. 感染性肺炎

（1）呼吸道管理：气管分泌物多时给予雾化吸入、吸痰、定期翻身拍背等胸部物理治疗，保持呼吸道通畅。

（2）供氧：有低氧血症时可根据病情选择不同方式给氧，呼吸衰竭时行机械通气，使 PaO_2 维持在 50～80 mmHg。

（3）抗病原体治疗：应及时做痰培养，根据药敏选用抗生素。宫内或分娩过程中感染的肺炎，多为大肠杆菌等感染所致，选用针对革兰阴性杆菌的抗生素，如氨苄西林、头孢噻肟等。产后感染者多为金黄色葡萄球菌、大肠埃希菌等所致，选用广谱抗生素如头孢呋辛、头孢曲松。获得药敏试验结果后可进行调整。医院内感染者耐药菌株较多，应根据药敏试验结果选用。沙眼衣原体或解脲支原体肺炎可用大环内酯类抗生素。病毒感染者可用抗病毒药物，如利巴韦林雾化吸入，或 α 干扰素 20 万～100 万 U/d，肌内注射，连用 5～7 日。

（4）对症治疗。

1）注意保暖，合理喂养，供给足够的营养与液体，常用血浆、氨基酸、脂肪乳等供应热量及营养，总液量控制在每日 60~100 mL/kg，保持水、电解质及酸碱平衡。有酸中毒时须测血气分析，予以监控。呼吸性酸中毒在供氧后可以纠正，代谢性酸中毒须补充碳酸氢钠予以纠正。

2）免疫疗法：重症肺炎及极低出生体重儿可辅以免疫疗法，如静脉滴注免疫球蛋白 400 mg/（kg·d），连用 3~5 日，或应用重组粒细胞集落刺激因子，提高患儿的抗病能力。

3）出现胸腔积液、脓气胸时可立即行闭式引流、抽气排脓等。

（二）治疗流程

1. 胎粪吸入性肺炎

治疗流程见图 4-10。

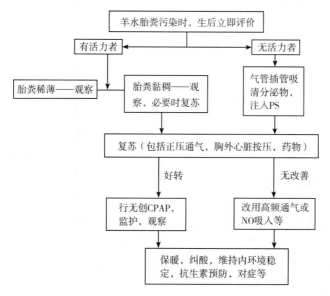

图 4-10　胎粪吸入性肺炎治疗流程图

2. 感染性肺炎

治疗流程见图 4-11。

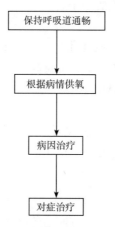

图 4-11　感染性肺炎治疗流程图

四、预后

新生儿肺炎目前根据临床实践，将其分为吸入性肺炎和感染性肺炎两大类，两类肺炎可独立存在，也可先后发生或同时并存。在吸入性肺炎中，以胎粪吸入性肺炎为重，预后差。其预后与出生时窒息程度、复苏措施是否得当、吸入胎粪的多少、是否发生大量气胸和纵隔气肿，以及炎症及肺不张范围的大小、治疗措施是否得当有力有关。国内报道胎粪吸入性肺炎发病率为 0.2% ~ 2.2%，病死率为 7% ~ 15.2%，国外报道发病率为 1% ~ 9.2%，病死率为 4.2% ~ 28%。感染性肺炎，其疾病严重程度与感染的时间有关，感染时间越早，预后越差。出生前感染性肺炎比较严重，有的出生时即为死胎。出生后感染性肺炎发生率在新生儿肺炎中却最高，也是新生儿死亡的重要原因。据统计，围生期感染性肺炎病死率为 5% ~ 20%。

（宋冬梅）

第六节　新生儿溶血病

新生儿溶血病又称为母子血型不合溶血病，是母亲对胎儿红细胞发生同种免疫反应引起的溶血性疾病，Rh 血型和 ABO 血型不符都能引起这种疾病，但前者引起的比较严重，是新生儿病理性黄疸最常见的原因，也是引起新生儿胆红素的最重疾病，目前已发现 26 个血型系统，160 种血型抗原，在我国以 ABO 血型不合溶血病发生率最高，Rh 血型不合溶血病发生较少，但 Rh 溶血临床表现比 ABO 血型不合溶血病重。MN 溶血最为罕见。例如：上海 1959—1977 年 18 年内共检测 835 例新生儿溶血病，其中 A、B、O 溶血病 712 例（85.3%），Rh 溶血病 122 例（14.6%），MN 溶血病 1 例（0.1%）。

一、病因病理

（一）发病原因

母亲的血型与胎儿（或婴儿）的血型不合。

1. ABO 血型不合

最多见的是母亲为 O 型，胎儿（或婴儿）为 A 型或 B 型。

第一胎即可发病，分娩次数越多，发病率越高，症状越严重。

胎儿（或婴儿）为 O 型者，可排除本病。

2. Rh 血型不合

通常是母亲为 Rh 阴性，胎儿为 Rh 阳性而血型不合，并引起溶血。

一般第一胎不发病，从第二胎起发病。但 Rh 阴性的母亲在第一胎前曾接受过 Rh 阳性的输血，则第一胎也可发病。

（二）发病机制

胎儿血因某种原因进入母体，由父亲方面遗传来的显性抗原导致母体产生相应的 IgM 抗体。当胎儿血再次进入母体，母体发生次发免疫反应，产生大量 IgG 抗体，通过胎盘进入胎儿，使胎儿、新生儿发生溶血。

1. ABO 血型不合溶血病

A 或 B 型母亲的天然抗 A 或抗 B 抗体主要为不能通过胎盘的 IgM 抗体，而存在于 O 型母亲中的同种抗体以 IgG 为主，因此 ABO 溶血病主要见于 O 型母亲、A 型或 B 型胎儿。

食物、革兰阴性细菌、肠道寄生虫、疫苗等具有 A 或 B 血型物质，持续的免疫刺激使此病可发生在第一胎。

抗 A 或抗 B 抗体大部分被其他组织和血浆中的可溶性 A 和 B 血型物质中和吸收，发病者仅占少数。

2. Rh 血型不合溶血病

多数是母亲为 Rh 阴性，但 Rh 阳性母亲的婴儿同样也可以发病。

初次免疫反应产生 IgM 抗体需要 2~6 个月，且较弱不能通过胎盘进入胎儿体内，而胎儿红细胞进入母体多数发生在妊娠末期或临产时，故第一胎常处于初次免疫反应的潜伏阶段。

再次妊娠第 2 次发生免疫反应时，仅需数天就可出现，主要为 IgG 能通过胎盘的抗体，并能迅速增多，故往往第二胎才发病。

Rh 系统的抗体只能由人类红细胞引起，若母亲有过输血史，且 Rh 血型又不合，或外祖母为 Rh 阳性，母亲出生前已被致敏，则第一胎也可发病。

二、临床表现与诊断

（一）临床表现

新生儿溶血病的临床表现取决于抗原性的强弱、个体的免疫反应、胎儿的代偿能力和产前的干预措施等因素。

Rh 溶血病临床表现较为严重，进展快，一般不发生在第一胎。

ABO 溶血病临床表现多数较轻，可发生在第一胎。

1. 胎儿水肿

主要发生在 Rh 溶血病。

原因：胎儿期有大量红细胞破坏。与严重贫血所致的心力衰竭、肝功能障碍所致的低蛋白血症和继发于组织缺氧的毛细血管通透性增高等因素有关。

症状：全身水肿、苍白，皮肤瘀斑，有胸腔积液、腹腔积液，心音低、心率快、呼吸困难、肝脾肿大。胎盘明显水肿，严重者可发生死胎。

2. 胆红素脑病

早产儿胆红素超过 12~15 mg/dL，足月儿胆红素超过 18 mg/dL 时须注意。

症状：初期神志萎靡，吸吮反射和拥抱反射减弱，肌张力低下，历时半天到 1 天。

严重时出现发热、两眼凝视、肌张力增高、抽搐、角弓反张等，可因呼吸衰竭或肺出血死亡。

3. 黄疸

一般在生后 24 小时内出现黄疸，并很快发展，血清胆红素以未结合胆红素为主。少数在病程恢复期结合胆红素明显升高，出现胆汁黏稠综合征。

4. 贫血

以 Rh 溶血病较为明显。血型抗体持续存在可导致溶血继续发生。晚期贫血：在生后 3~5 周发生明显贫血（Hb <80 g/L）。多见于未换血者和已接受换血的早产儿。

5. 肝、脾肿大

原因：严重贫血，需髓外造血。

（二）诊断

1. 病史

有原因不明的死胎、流产史，输血史，新生儿重症黄疸史的孕妇或新生儿出生后早期出现进行性黄疸加深，即应做特异性抗体检查。

2. 特异性抗体检查

包括母、婴、父血型、抗体效价、抗人球蛋白试验（产前做间接法、生后做直接法）、释放试验和游离试验，这是诊断本病的主依据。

（1）送检标本要求。①试管应清洁干燥。②产前血型抗体检查：送产妇和其丈夫的血样。新生儿血型抗体检查：送新生儿血样为主，父、母血样为辅。③新生儿抽血 3 mL（不抗凝），产妇抽血 5 mL（不抗凝），丈夫抽血 2 mL（抗凝，使用一般抗凝剂）。④不能当地检验，可将产妇血清分离后及另外 2 mL 抗凝血寄至附近检验单位。天气炎热时将血样瓶放入有冰块的大口瓶中，航空邮寄。

（2）血型。

1）孕期由羊水测定胎儿 ABO 血型。

证实母胎同型者不患此病。

新生儿 O 型者不能排除其他血型系统的溶血病。

2）取胎儿血测定 Rh 血型。

（3）抗人球蛋白试验：直接试验阳性表明婴儿已被血型抗体致敏，间接试验阳性表明有血型抗体存在。

ABO 溶血：直接试验阳性或弱阳性，间接试验常阳性。

Rh 溶血：直接试验常强阳性。

（4）抗体试验：释放试验阳性，致敏红细胞通过加热将抗体释放出来。游离试验阳性，血清中发现有不配合的抗体，然而尚未致敏红细胞。

3. 羊水检查胆红素含量

对估计病情和考虑终止妊娠时间有指导意义。正常羊水透明无色，重症溶血病时凌晨水呈黄色。

4. 影像学检查

X 线摄片：可见软组织增宽的透明带四肢弯曲度较差。B 超检查：症状更为清晰，并可见肝脾肿大，胸腹腔积液。

三、实验室与辅助检查

1. 血型检查

注意事项：母婴 Rh 血型不合时用马血清来鉴定 ABO 血型会出现错定 ABO 血型的可能。因此，发现有不可解释的疑问时应想到本病可能而改用人血清来鉴定 ABO 血型。

2. 特异性抗体检查

（1）抗人球蛋白试验：直接试验阳性表明婴儿已被血型抗体致敏，间接试验阳性表明有血型抗体存在。

ABO 溶血：直接试验阳性或弱阳性，间接试验常阳性。

Rh 溶血：直接试验常强阳性。

（2）抗体试验：释放试验阳性，致敏红细胞通过加热将抗体释放出来。

游离试验阳性：血清中发现有不配合的抗体，然而尚未致敏红细胞。

（3）抗体效价检验：怀疑患本病的孕妇，在妊娠 6 个月内每月检验抗体效价一次，7 ~ 8 个月每半月一次，8 个月以后每周一次或根据需要决定。

抗体效价起伏大：病情不稳定，有加重可能。

效价维持不变：病情稳定或母婴血型相合，该抗体仅属以前遗留所致。

3. 血清胆红素

主要为未结合胆红素升高。患儿生后黄疸逐渐加深，胆红素水平呈动态变化，需每天随访 2 ~ 3 次。

4. 血液生化检查

患儿红细胞减少，血红蛋白降低，网织红细胞显著增加，涂片中见有核红细胞。因连同有核红细胞一起算，白细胞计数可有较大增高。

四、其他检查

1. X 线检查

可见胎头颅骨外软组织晕轮形成透明带。胎儿体形变胖，手足不能屈曲或有胎盘阴影增大。

2. 羊水检查

测定羊水胆红素水平，估计胎儿溶血程度。羊水中胆红素的增加，特别是结合超声证实肝脾肿大或水肿，提示预后危重。

3. 超声检查

诊断胎儿重度水肿并发腹腔积液。胎儿水肿：皮肤厚度超过 5 mm。也可见肝脾肿大和周围水肿。

五、并发病

（1）高胆红素血症：血液胆红素浓度增高，使巩膜、黏膜、皮肤以及其他组织和体液发生黄染。

（2）黄疸：血清中胆红素升高致使皮肤、黏膜和巩膜发黄的症状和体征。

（3）胆红素脑病：高未结合胆红素血症时，游离胆红素通过血脑屏障，沉积于基底神经核脊髓等神经系统部位，抑制脑组织对氧的利用，导致脑损伤。

（4）胆汁黏稠综合征。

（5）溶血性贫血：红细胞破坏加速，而骨髓造血功能代偿不足，导致贫血。

（6）其他：呼吸循环衰竭等。

六、治疗

（一）胎儿治疗

1. 西药综合治疗

在妊娠早、中、末期各进行 10 天。维生素 K 2 mg，每天 1 次。维生素 C 500 mg 加入

25%葡萄糖注射液 40 mL 每天静脉注射 1 次。氧气吸入每天 2 次，每次 20 分钟。维生素 E 30 mg，每天 3 次。

2. 药物治疗

方法：预产期前 1~2 周，口服苯巴比妥（10~30 mg，每日 3 次）。作用：减少 RDS 和增加胎儿肝细胞酶的活力，减轻生后黄疸。

3. 孕期转换血浆治疗

目的：换出抗体、降低效价、减少溶血、提高胎儿存活率。方法：胎龄 20 周后每周换一次或视病情而定，每次换 100 mL 左右。不良反应：可能出现皮肤瘙痒蛋白过敏，经对症处理后即可恢复正常。

4. 宫内输血

适应证：羊水光密度检查提示有胎儿死亡可能的重症病例。方法：怀孕 1 周起将血注入胎儿腹腔，隔周再输，以后每 3~4 周一次。输血量按胎龄减 20 乘 10 计算。不良反应：进血量过多、腹压超过脐静脉压力可致循环停止，胎儿死亡。有引起感染、出血、早产可能。刺激胎盘可导致更多胎儿血液流入母体，加重病情。因此，一般不用。

（二）临产时的处理

尽可能准备好献血员、器械和接生人员。需防范出生时出现窒息。胎儿娩出应即钳住脐带，以免脐血流入儿体过多，加重病情。断脐时残端留 5~6 cm，远端结扎，裹以无菌纱布，涂上 1∶5000 呋喃西林液，保持湿润，以备换血。胎盘端的脐带揩清表面母血后，任脐带血自动流入消毒试管 3~5 mL 送特异性抗体及血清胆红素测定，同时作血常规、血型、有核红细胞计数。胎盘需清理后送病理检验。

（三）新生儿治疗

1. 防治贫血和心力衰竭

贫血、全身水肿、腹腔积液、心力衰竭，在抽腹腔积液、脐静脉放血 30~50 mL 后，立即换浓缩血。

2. 黄疸和高胆红素血症

（1）光疗法。通过光照使皮肤 2 mm 深度的胆红素氧化为无毒水溶性产物从胆汁及尿中排出。

（2）药物疗法。①肝酶诱导剂，苯巴比妥。用法：出生后 24 小时后口服，每日 5 mg/kg，分 2~3 次，共 4~5 日。特点：作用慢，黄疸发生后应用，效果较差。②输注清蛋白或血浆，作用：提高血中清蛋白浓度，增加清蛋白与胆红素的结合，降低血清中游离胆红素的含量，减少核黄疸的发生。用法：静滴清蛋白 1 g/（kg·次）或静滴血浆每次 20~30 mL。③静脉输注丙种球蛋白，特点：早期使用效果较好。用法：按 1 g/kg 给予，于 6~8 小时静脉滴注。④纠正缺氧和酸中毒，用法：5%碳酸氢钠 3~5 mL/（kg·次）稀释后静滴。

（3）换血。优点：效果比光疗、药物好。缺点：人力、物力花费较大，并有血栓和空气栓塞、心脏停搏等危险和感染的可能。

1）换血指征。①有胆红素脑病症状者。②早产及前一胎病情严重者适当放宽指征。③新生儿出生时脐血血红蛋白低于 120 g/L（12%），伴水肿、肝脾肿大、充血性心力衰竭者。④血清胆红素达 342 μmol/L（20 mg/dL）或情况良好无嗜睡拒食症状的较大体重儿可达 427.5 μmol/L（25 mg/dL）或以上换血。

2）血型选择。Rh 溶血病：用 ABO 同型（或 O 型）Rh 阴性的肝素化血。ABO 溶血病：用 AB 型血浆加 O 型红细胞混合后的血。

3）抗凝剂。换血时每 100 mL 血加肝素 3～4 mg，并应缓注 10% 葡萄糖酸钙 1 mL，换血结束时再缓注 2～3 mL。换血后：用肝素半量的鱼精蛋白中和。

4）换血准备。换血前可静注清蛋白或血浆，停喂一次或抽出胃内容物。必要时可肌内注射苯巴比妥钠、口服水合氯醛使镇静。手术室室温维持 25 ℃ 左右，换入的血液先置室内预温，有螺旋加温管使血液达 37 ℃ 再进入体内更佳。新生儿仰卧、暴露腹部、手脚分别用夹板棉垫绷带固定于手术台上，皮肤消毒后覆以无菌巾，静脉切开者要局麻。

术前须将涂过硅油的注射器、"大"字形五能或叁能活塞、塑料管装配就绪后，先在肝素等渗盐水内（200 mL 等渗盐水 + 0.1 mL 肝素）抽注润滑检查，接好出入橡皮管，放好废血盆。

5）换血方法。①脐静脉换血，保留脐带者：剩 5 cm 左右后，断面可见壁薄、腔大的脐静脉，导管插入时稍偏向右上方约 30° 角，插时有困难者，可选用探针试插通顺后更换导管。脐带脱落者：去除痂盖后试插，或在脐轮上 1 cm 处局麻后切 1.5 cm 长的半圆形口，分离软组织，剪开筋膜，在正中线稍偏右处找到宽约 0.5 cm 的灰白色脐静脉，切开外面包被的胶质膜，在腹膜外游离脐静脉、挑出切开、插入导管 4～6 cm、边插边抽，抽血通畅后结扎固定导管。换血开始及终末一次抽出的血，分别留送胆红素等化验。当换入等量有抗凝剂的血后，即把导管提起垂直于腹部测静脉压，之后每换 100 mL 测一次，静脉压超过 8 cmH₂O 者，宜多抽少注，一般出入差不超过 30～50 mL。换血量：以 150～180 mL/kg 计算，总量 400～600 mL。每次抽、注血量 20 mL，速度要均匀，每分钟约 10 mL。体重小、病情重，有明显贫血和心力衰竭者：每次抽注量减半，以减少静脉压波动，换血总量也可酌减，并用血浆减半的浓缩血。换血过程中切忌随时更换，在肝素生理盐水中冲洗。若系导管因素则稍变更其插入深度，有阻塞可能时应换管重插。换血结束，拔出导管检查各通道有无凝血现象，脐带远端两道结扎，继续包以无菌纱布，浇上 1:5000 呋喃西林保持湿润。如作脐上切口者，则结扎脐静脉，缝合筋膜及皮肤，作无菌包扎。②同步换血，须先插脐动脉，方向向下，与腹壁呈 45° 角，并处理好导管经脐环（约 2 cm）、膀胱壁附着处（约 4 cm）和髂内动脉入口处（约 7 cm）叁个生理性转折。遇到阻力可轻旋推进或稍退再进，失败时可改插另一根脐动脉。要求管端进入约 14 cm 达第 4 腰椎水平（可由 X 线证实）。脐静脉管插入方法与脐静脉换血相同，约插入 6 cm，回血通畅即可。结束时若防备再次换血，可用肝素液维持通畅保留导管，但需严防感染。脐动脉拔管时拔至距管口 2 cm 处稍停片刻，以刺激前段收缩，而后拔出，以减轻出血。优点：静脉压波动减少，避免每次注抽时浪费管的新鲜血，缩短了换血时间。缺点：增加穿破出血和感染机会。

6）换血后处理。继续光疗，重点护理。每 4 小时测心跳呼吸，注意黄疸程度及嗜睡、拒食、烦躁、抽搐、拥抱反射等情况，黄疸减轻即可解除。使用抗生素 3 天预防感染，拆线后改一般护理，继续母乳喂养。血常规、有核红细胞计数等每 1～3 天化验一次，胆红素每天一次，至黄疸退后停止。出生 2 个月内出院后每 2 周复查一次红细胞和血红蛋白：血红蛋白低于 70 g/L（7 g/dL）时小量输血纠正贫血，康复期中给足量铁剂口服一次换血后血清胆红素再次上升，按指征考虑再次换血。

七、预防

1. 胎儿期

（1）提前分娩。适应证：Rh 阴性孕妇抗体阳性，Rh 抗体效价升至 1：32 或 1：64 以上，羊水胆红素值增高，且羊水磷脂酰胆碱/鞘磷脂比值 >2 者。

（2）宫内输血。适应证：胎儿水肿，或胎儿 Hb <80 g/L 而肺尚未成熟者。方法：直接将与孕妇血清不凝集的浓缩红细胞在 B 超监护下注入脐血管。

（3）反复血浆置换。适应证：重症 Rh 溶血病孕妇产前监测血 Rh 抗体滴定不断增高者。作用：换出抗体，减轻胎儿溶血。

（4）药物。妊娠 4 个月：可开始口服中药益母草、当归、白芍、广木香，每天一剂，直至分娩。预产期前 1~2 周：口服苯巴比妥 90 mg/d，诱导胎儿产生葡萄糖醛酸转移酶。对 ABO 血型不合溶血病的孕妇可用茵陈等中药预防。

（5）终止妊娠。必要时应终止妊娠。

2. 出生后

Rh 阴性妇女：娩出 Rh 阳性婴儿 72 小时内，尽早肌内注射抗 RhD IgG 300 μg，以避免被致敏。下次妊娠 29 周时再肌内注射 300 μg。

Rh 阴性妇女的流产者：产前出血、羊膜穿刺后或宫外孕输过 Rh 阳性血时，注抗 RhD IgG 300 μg。

（宋冬梅）

第五章

呼吸系统疾病

第一节　急性上呼吸道感染

急性上呼吸道感染即普通感冒，是指喉部以上呼吸道的鼻和咽部的急性感染，国际上通称急性鼻咽炎，俗称伤风或感冒，是小儿时期最常见的疾病，有一定的传染性，主要是鼻咽部黏膜炎的局部症状及全身感染症状。婴幼儿患感冒后，往往全身症状重而局部症状轻，炎症易向邻近器官扩散而引起中耳炎、肺炎等并发症，故需及早诊治。

一、病因

1. 常见病原体

各种病毒和细菌均可引起，但 90% 以上为病毒，主要有鼻病毒、呼吸道合胞病毒（RSV）、流感病毒（FluV）、副流感病毒（para FluV）、腺病毒（ADV）等。病毒感染后易继发溶血性链球菌、肺炎链球菌、流感杆菌等细菌感染。近年来肺炎支原体（MP）感染亦不少见。

2. 诱因

过敏体质、先天性免疫缺陷或后天性免疫功能低下及受凉、过度疲劳、居室拥挤、大气污染、直接或间接吸入烟雾、呼吸道黏膜的局部防御能力降低时容易发病。婴幼儿时期由于上呼吸道的解剖和免疫特点而易患本病。营养不良性疾病，如维生素 D 缺乏性佝偻病、亚临床维生素 A、锌或铁缺乏症等，或护理不当，气候改变和环境不良等因素则易发生反复上呼吸道感染或使病程迁延。

二、临床表现

由于年龄大小、体质强弱及病变部位的不同，病情的缓急、轻重程度也不同。一般年长儿症状较轻，婴幼儿重症较多。轻者只有鼻部症状，如流涕、鼻塞、喷嚏等，也可有流泪、轻咳、咽部不适，可在 3～4 天自然痊愈。如炎症涉及鼻咽部，常有发热（持续 3～7 天），咽部肿痛，扁桃体、颌下或颈部淋巴结肿大，恶心、呕吐、腹泻等。重者可突然高热达39～40 ℃或以上，发冷、头痛、全身乏力、精神不振、食欲减退、睡眠不安、咳嗽频繁、咽部红肿或有疱疹及溃疡。有的扁桃体肿大，出现滤泡和脓性渗出，咽痛和全身症状均加重，鼻咽分泌物由稀薄变黏稠。热重者可出现惊厥等。临床上可见两种特殊类型。①疱疹性咽峡炎。病原体为柯萨奇 A 组病毒。好发于夏秋季。起病急骤，临床表现为高热、咽痛、流涎、厌食、呕吐等。体检可发现咽部充血，在咽腭弓、软腭、腭垂的黏膜上可见数个至十数个直径 2～4 mm 大小灰白色的疱疹，周围有红晕，1～2 天后破溃形成小溃疡。疱疹也可发生于口腔的其他部位。病程为 1 周左右。②结合膜热。以发热、咽炎、结膜炎为特征。病原体为腺病毒 3、7 型。好发于春夏季，散发或发生小流行。临床表现为高热、咽痛、流泪、眼部刺痛，有时伴消化道症状。体检发现咽部充血，可见白色点块状分泌物，周边无红晕，易于剥离。一侧或双侧滤泡性眼结膜炎，可伴球结合膜出血，颈及耳后淋巴结增大。病程1～2周。

三、诊断与鉴别诊断

病毒感染者白细胞计数正常或减少，中性粒细胞减少，淋巴细胞计数相对增多。病毒分离和血清学检查可明确病因，近年来免疫荧光、免疫酶学及分子生物学技术可做出早期诊断。细菌感染者白细胞总数、中性粒细胞增多，C 反应蛋白阳性。在使用抗菌药物前行咽拭子培养可发现致病菌。链球菌引起者于 2～3 周后抗链球菌溶血素 O 抗体（ASO）效价可增高。

根据临床表现一般不难诊断，但应尽量判明是病毒性或细菌性，以便指导治疗。常需与以下疾病鉴别。

1. 流行性感冒

由 FluV、para FluV 引起。有明显的流行病史，局部症状较轻，全身症状较重。常有高热、头痛、四肢肌肉酸痛等，病程较长，并发症较多。

2. 急性传染病早期

上呼吸道感染常为各种传染病的前驱表现，如麻疹、流脑、百日咳、猩红热等。应结合流行病史、临床表现及实验室资料等综合分析，并观察病情演变加以鉴别。

3. 消化道疾病

婴幼儿感冒往往有呕吐、腹痛、腹泻等消化系统症状，可误诊为胃肠道疾病，必须慎重鉴别。伴腹痛者应注意与急性阑尾炎鉴别。后者腹痛常先于发热，腹痛部位以右下腹为主，呈持续性，有固定压痛点、反跳痛及腹肌紧张、腰大肌试验阳性等，白细胞及中性粒细胞增多。

4. 过敏性鼻炎

常打喷嚏、流清涕，但不发热，咽常痒而不痛，鼻黏膜苍白水肿，鼻腔分泌物涂片示嗜酸性粒细胞增多，支持过敏性鼻炎的诊断。

四、治疗

1. 一般治疗

病毒性上呼吸道感染，应告诉患者该病的自限性和治疗的目的；防止交叉感染及并发症。注意休息，给予有营养而易消化的食物，多饮水和补充大量维生素 C，保持室内空气新鲜和适当的温度与湿度等。

2. 抗感染治疗

（1）抗病毒药物：大多数上呼吸道感染由病毒引起，可试用利巴韦林（病毒唑）10～15 mg／（kg·d），口服或静脉滴注；或20 mg含服，每2小时1次，3～5天为一疗程。也可试用双嘧达莫5 mg／（kg·d），分2～3次口服，3天为一疗程，或用麻甘颗粒、金振口服液、清热解毒软胶囊、黄栀花口服液或正柴胡饮等治疗。

（2）抗生素类药物：细菌性上呼吸道感染或病毒性上呼吸道感染继发细菌感染者可选用抗生素治疗。小婴儿、持续高热、中毒症状明显者指征可以放宽。常选用青霉素类、第1、第2代头孢、复方甲基异噁唑及大环内酯类抗生素等。咽拭子培养阳性结果有助于指导抗菌治疗。若证实为链球菌感染，或既往有风湿热、肾炎病史者，青霉素疗程应为10～14天。

3. 对症治疗

（1）发热：体温38 ℃以内，一般可不处理。高热或有热惊厥史者应积极降温。可以乙醇擦浴，头部冷敷，冷水灌肠，推拿按摩。高热时可口服泰诺、托恩、巴米尔或赖氨酸阿司匹林等注射，安乃近滴鼻，小儿解热栓肛门塞入，均有良好的降温作用。一般不常规用激素类药物治疗。

（2）镇静止痉：发生高热惊厥者可予以镇静、止惊等处理；烦躁时苯巴比妥每次2～3 mg/kg，口服，或异丙嗪每次0.5～1 mg/kg，口服或肌内注射；抽搐时可用10%水合氯醛每次40～60 mg/kg灌肠，或苯巴比妥钠每次5～8 mg/kg，肌内注射。

（3）鼻塞：轻者不必处理，影响哺乳时，可于授乳前用稀释后0.5%麻黄碱1～2滴滴鼻。

（4）止咳化痰：可用小儿伤风止咳糖浆、复方甘草合剂、金振口服液、消积止咳口服液、肺热咳喘口服液、强力枇杷露、百部止咳糖浆、止咳桃花散、蛇胆川贝液、急支糖浆、鲜竹沥液、枇杷露等口服；咽痛可含服银黄含片、含碘喉片等。

（5）中药：辨证施治，疗效可靠。风寒感冒：多见于较大儿童的感冒初期。证见恶寒、发热、无汗、鼻流清涕、全身疼痛、咳嗽有痰、舌质淡红、舌苔薄白、脉浮紧等。宜辛温解表。用藿香9 g，菊花9 g，苏梗6 g，荆芥穗6 g，连翘9 g，生石膏15 g，水煎服，或用小青龙汤、清热解毒口服液、麻甘颗粒等。风热感冒：多见于婴幼儿，发热重，出汗而热不退、鼻塞、流黄涕、面红、咽肿、咳嗽有痰、舌苔薄白或黄白、脉浮数或滑数。宜辛凉解表、清热解毒。表热重者用双花9g，连翘9 g，薄荷6 g，板蓝根9 g，牛蒡子9 g，生石膏15 g；里热重者用双花9 g，连翘9 g，菊花9 g，青黛3 g，地骨皮9 g，白薇9 g，生地9 g，板蓝根9 g，生石膏15 g。水煎后分2～3次口服，服药困难者可鼻饲，也可直肠灌注，每日3次，每次30～40 mL。轻症可用银翘散，复方犀羚解毒片、维C银翘片、桑菊感冒片、板蓝根冲剂、金振口服液、肺热咳喘口服液、清热解毒口服液等中成药。

五、预防

（1）加强体育锻炼，多做户外活动，保持室内空气新鲜，增强身体抵抗力，防止病原体入侵。

（2）根据气候适当增减衣服，加强护理，合理喂养，积极治疗佝偻病和营养不良。

（3）感冒流行时不带孩子去公共场所。托儿所或家中，可用食醋5～10 mL/m³加水1～

2 倍，加热熏蒸至全部气化，每日 1 次，连续 5 ~ 7 天。

（4）药物：感冒流行期或接触感冒患者后可用利巴韦林滴鼻和（或）口服大青叶合剂、犀羚解毒片等预防。平时应用免疫调节剂提高机体抗病能力。

（孙瑞珍）

第二节　急性感染性喉炎

一、概述

急性感染性喉炎为喉部黏膜急性弥漫性炎症。可发生于任何季节，以冬春季为多。常见于婴幼儿，多为急性上呼吸道病毒或细菌感染的一部分，或为麻疹、猩红热及肺炎等的前驱症或并发症。病原多为病毒感染，细菌感染常为继发感染。多见于 6 个月至 4 岁小儿。由于小儿喉腔狭小，软骨支架柔软，会厌软骨窄而卷曲，黏膜血管丰富，黏膜下组织疏松等解剖特点，所以炎症时局部易充血水肿，易引起不同程度的喉梗阻；部分患儿因神经敏感，可因喉炎刺激出现喉痉挛。严重喉梗阻如处理不当，可造成窒息死亡，故医生及家长必须对小儿喉炎引起重视。

二、诊断

（一）病史要点

注意询问有无发热，咳嗽是否有犬吠样声音，有无声音嘶哑，有无吸气性喉鸣、呼吸困难及青紫等，有无异物吸入，有无佝偻病史，有无反复咳喘病史，有无支气管异物史，有无先天性喉喘鸣（喉软骨软化病）。询问生长发育情况，是否接种过白喉疫苗。父母有无急慢性传染病史，有无过敏性疾病家族史。

（二）查体要点

检查咽喉部是否有明显充血，有无白膜覆盖。注意呼吸情况，有无吸气性呼吸困难、三凹征、鼻翼扇动、发绀，有无心率加快。肺部听诊可闻及吸气性喉鸣音，但重度梗阻时呼吸音几乎消失。检查有无先天性喉喘鸣的表现，先天性喉喘鸣的患儿吸气时喉软骨下陷，导致吸气性呼吸困难及喉鸣声，在感染时症状加重，可伴有颅骨软化等佝偻病的表现。

（三）辅助检查

1. 常规检查

血常规中白细胞计数可正常或偏低，C 反应蛋白正常。细菌感染者血白细胞升高，中性粒细胞比例升高，C 反应蛋白升高。咽拭子或喉气管吸出物做细菌培养可阳性。

2. 其他检查

间接喉镜检查可见声带肿胀，声门下黏膜呈梭形肿胀。

（四）诊断标准

（1）发热、声嘶、犬吠样咳嗽，重者可致失音和吸气时喉鸣。体检可见咽喉部充血，严重者有面色苍白、发绀、烦躁不安或嗜睡、鼻翼扇动、心率加快、三凹征，呈吸气性呼吸困难，咳出喉部分泌物后可稍见缓解。

（2）排除白喉、喉痉挛、急性喉气管支气管炎、支气管异物等所致的喉梗阻。

（3）间接喉镜下可见声带肿胀，声门下黏膜呈梭形肿胀。

（4）细菌感染者咽拭子或喉气管吸出物做细菌培养可阳性。

具有上述第（1）、第（2）项可临床诊断为急性感染性喉炎，如同时具有第（3）项可确诊，如同时具有第（4）项可做病原学诊断。

（5）喉梗阻分度诊断标准。

Ⅰ度：患者安静时无症状及体征，仅于活动后才出现吸气性喉鸣及呼吸困难，肺呼吸音清晰，心率无改变。三凹征可不明显。

Ⅱ度：患儿在安静时出现喉鸣及吸气性呼吸困难，肺部听诊可闻喉传导音或管状呼吸音，心率较快（120～140次/分），三凹征明显。

Ⅲ度：除Ⅱ度喉梗阻症状外，患儿因缺氧而出现阵发性烦躁不安、口周和指端发绀或苍白、双眼圆睁、惊恐万状、头面出汗。肺部听诊呼吸音明显降低或听不到，心音较钝，心率加快（140～160次/分以上），三凹征显著。血气分析有低氧血症、二氧化碳潴留。

Ⅳ度：经过对呼吸困难的挣扎后，患儿极度衰弱，呈昏睡状或进入昏迷。由于无力呼吸，表现呼吸浅促、暂时安静、三凹征反而不明显，面色苍白或青灰，肺部听诊呼吸音几乎消失，仅有气管传导音。心音微弱、心率或快或慢或不规律。血气分析有低氧血症、二氧化碳潴留。

（五）诊断步骤

犬吠样咳嗽等临床症状→询问病史（有无发热、声音嘶哑、异物吸入、哮喘史）→体格检查（吸气性三凹征、发绀等症状）→辅助检查（血常规、C反应蛋白、喉镜）→确诊急性喉炎。

（六）鉴别诊断

根据病史、体征排除白喉、喉痉挛、急性喉气管支气管炎、支气管异物等所致的喉梗阻。

三、治疗

（一）经典治疗

1. 一般治疗

保持安静及呼吸道通畅，轻者进半流质或流质饮食，严重者可暂停饮食。缺氧者吸氧。保证足量液体和营养，注意水电解质平衡，保护心功能，避免发生急性心力衰竭。

2. 药物治疗

（1）对症治疗：每2～4小时做1次雾化吸入，雾化液中加入1%麻黄碱10 mL、庆大霉素4万U、地塞米松2～5 mg、盐酸氨溴素15 mg。也可雾化吸入布地奈德2～4 mg、肾上腺素4 mg。痰黏稠者可服用或静脉滴注化痰药物如沐舒坦。高热者予以降温。烦躁不安者宜用镇静剂如苯巴比妥、水合氯醛、地西泮、异丙嗪等。异丙嗪不仅有镇静作用，还有减轻喉头水肿的作用，氯丙嗪则使喉肌松弛，加重呼吸困难，不宜使用。

（2）控制感染：对起病急、病情进展快、难以判断系病毒感染或细菌感染者，一般给予全身抗生素治疗，如青霉素类、头孢菌素类、大环内酯类抗生素等。

（3）糖皮质激素：宜与抗生素联合使用。Ⅰ度喉梗阻可口服泼尼松，每次 1～2 mg/kg，每 4～6 小时 1 次，呼吸困难缓解即可停药。Ⅱ度及大于Ⅱ度喉梗阻用地塞米松，起初每次 2～5 mg，静脉推注，继之按每日 1 mg/kg 静脉滴注，2～3 日后症状缓解即停用。也可用氢化可的松，每次 5～10 mg/kg 静脉滴注。

3. 手术治疗

对经上述处理仍有严重缺氧征象，有超过Ⅲ度喉梗阻者，应及时做气管切开术。

（二）治疗步骤

保证呼吸道畅通→吸氧→激素吸入或静脉使用抗感染药物→气管切开。

四、预后评价

多数患儿预后良好；病情严重、抢救不及时者，可造成窒息死亡。

五、最新进展与展望

近年来，随着儿科气管插管机械通气技术的成熟，气管插管机械通气也渐成为治疗该病的一个手段。儿科气管术前准备简单，便于急诊室或病房操作，操作时间短、创伤小、不留瘢痕。

（孙瑞珍）

第三节　支气管哮喘

支气管哮喘（简称哮喘）是一种常见的全球性小儿呼吸道变态反应性疾病，近年来对其病因、发病机制、病理改变及防治等方面的研究，都取得了较大进展，尤其全球哮喘防治创议（GINA）的制定和推广，使哮喘防治进一步规范化，并已见显著成效。但发病率仍呈上升趋势，全球已有 3 亿人患哮喘，死亡率徘徊不降，给儿童健康和社会造成严重危害和负担，成为全球威胁人类健康最常见的慢性肺部疾患之一，已引起社会各界关注。

哮喘是一种以嗜酸性粒细胞、肥大细胞等多种炎症细胞和细胞因子、炎性介质共同参与形成的气道慢性变应性炎症，对易感者，此类炎症使之对各种刺激物具有高度反应性，并可引起气道平滑肌功能障碍，从而出现广泛的不同程度的气流受限。临床表现为反复发作性喘息、呼吸困难、咳嗽、胸闷等，有的以咳嗽为主要或唯一表现，这些症状常在夜间或晨起发生或加剧。可经治疗缓解或自行缓解。

由于地区和年龄的不同及调查方法和诊断标准的差异，世界各地哮喘患病率相差甚大，如新几内亚高原几乎无哮喘，而特里斯坦-达库尼亚岛上的居民则高达 50%。从总体患病率来看，发达国家（如欧、美、澳等）患病率高于发展中国家（如中国、印度等）。一般为 0.1%～14%。据美国心肺血液研究所报道，1987 年哮喘的人群患病率较 1980 年上升了 29%，该时期以哮喘为第一诊断的病死率增加了 31%。国内 20 世纪 50 年代上海和北京的哮喘患病率分别为 0.46% 和 4.59%，至 80 年代分别增至 0.69% 和 5.29%。20 世纪 90 年代初期全国 27 省市 0～14 岁儿童哮喘患病率情况抽样调查结果，患病率为 0.11%～2.03%，平均 1.0%。10 年后累计患病率达 1.96%（0.5%～3.33%）增加 1 倍。山东省调查不同地理环境中 984 131 名城乡人群，儿童患病率为 0.80%，明显高于成人（0.49%），均为农村高于城市，丘陵地区＞内陆平原＞沿海地区，并绘出了山东省哮喘病地图。但 10 年后济南、青岛两市调查结果显示，患病率也升高 1 倍多。性别方面，儿童期男＞女，成人则相反。年龄患病率 3 岁内最高，随年龄增长逐渐降低。首次起病在 3 岁之内者达 75.69％。呼吸道感染是首次发病和复发的第一位原因。

一、病因

哮喘的病因复杂，发病机制迄今未阐明，不同病因引起哮喘的机制不尽一致，现介绍如下。

（一）内因

哮喘患者多属过敏性体质（旧称泥膏样或渗出性素质），即特应性体质，存在气道高反应性，其特点是：体态肥胖，易患湿疹、过敏性皮炎和药物、食物过敏，婴儿期 IgA 较低，易患呼吸道感染或顽固性腹泻。血清 IgE 升高，嗜酸性粒细胞等有较多 IgE 受体。机体免疫功能，尤其是细胞免疫障碍，Ts 细胞减少，Th 细胞增多，尤其 Th_2 类细胞因子亢进。抗体水平失调。微量元素失调，主要是锌降低，使免疫功能下降。A 型血哮喘患儿明显高于其他型血者，乃由于其气道含较多 ABH 血型物质，易发生 I 型变态反应。此外哮喘患儿内分泌失调，雌二醇升高，皮质醇、黄体酮水平下降。有较高的阳性家族过敏史和过敏原皮试阳性率，迷走神经功能亢进，β_2 受体反应性下降，数量减少，β/α 比例紊乱等，这些内因是可以遗传的，其遗传因素在第 6 对染色体的 HLA 附近。近年研究发现尚与其他多种染色体有关。这是发生哮喘的先决条件。有学者对 985 例哮喘儿童进行家系调查，64.68％的患儿有湿疹等变应性疾病史；42.15％有哮喘家族史，而且亲代愈近，患病率愈高，有家族聚集现象，属于多基因遗传病，遗传度 80％。此外，早期喘息与肺发育较小、肺功能差等有关。

（二）外因

1. 变应原

变态反应学说认为，哮喘是由 IgE 介导的 I 型变态反应性疾病。变应原作用于机体后，使机体致敏，并产生 IgE，当再次接触相应抗原后，便与肥大细胞上的 IgE 结合，通过"桥联作用"，Ca^{2+} 流入细胞内，激活细胞内的酶，溶酶体膜溶解，使其脱颗粒，释放出组胺等过敏介质，发生哮喘。引起哮喘的变应原种类繁多，大体可分为吸入性、食物性和药物性等三类，如屋尘、螨、花粉、真菌、垫料、羽毛等吸入性变应原和奶、鱼、肉、蛋、瓜果、蔬菜等食物性过敏原及阿司匹林类解热镇痛药、青霉素类等药物，此外 SO_2、DDV、油漆、烟雾、环氧树脂等也可诱发哮喘。近年房屋装修，甲醛、油漆等有害物质致空气污染，已成为哮喘发生的又一常见原因。饮食结构的变化、工业污染、汽车废气及生态环境的变化等与哮喘患病率增加也均有关系。

2. 呼吸道感染

是哮喘的又一重要原因，其发病机制复杂，病原体本身就是一种变应原，并且感染可以因为气道黏膜损伤，免疫功能低下，气道反复感染，形成恶性循环，导致气道反应性增高。据有学者对 2534 例哮喘的调查，91.91％的首次病因和 74.29％的复发诱因是感染，尤其是呼吸道病毒感染。近年研究已证明 RSV 毛支炎患儿，鼻咽部 RSV-IgE 和组胺水平及嗜碱性粒细胞脱颗粒阳性率均增高，其他如腺病毒、人乳头瘤病毒（hPV）、麻疹病毒、副流感病毒、百日咳杆菌、肺炎支原体、衣原体、曲菌等真菌感染均可引起哮喘，鼻窦炎与哮喘关系也非常密切。

3. 其他

约 90% 的哮喘患儿由运动而激发，这可能是气道冷却或纤毛周围呈现暂时性高渗状态，促使炎症细胞产生并释放过敏性介质所致。大哭、大笑等剧烈情绪波动，精神过度紧张（如考试）或创伤及冷空气刺激、气候骤变、气压降低等及咸、甜饮食均可诱发哮喘。胃-食管反流是夜间哮喘发作的主要原因之一。

二、临床表现

小儿支气管哮喘临床表现轻重悬殊。夜间或晨起发作较多或加重。轻者仅咳嗽、喷嚏、流涕，年长儿可诉胸闷。重者则喘息，严重呼气性呼吸困难（婴幼儿呼气相延长可不明显）和哮鸣音。有的只有顽固性咳嗽，久治不愈。并发感染时可有发热，肺部水泡音（但咳黄痰不一定都是细菌感染）。喘息程度与气道梗阻程度并不平行，当严重气道狭窄时，因气流量减少，喘鸣及呼吸音反减弱，此乃危笃征兆，有时易被误认为减轻。哮喘可分为急性发作期、慢性持续期（指虽无急性发作，但在较长时间内总是不同频度和程度地反复出现喘息、咳嗽、胸闷等症状的状态）和缓解期（即症状、体征消失，肺功能正常并维持 4 周以上）。

1. 典型哮喘

可分为 3 期。第一期为发作性刺激性干咳，颇似异物所致的咳嗽，但气道内已有黏液分泌物，可闻少量哮鸣音；第二期可见咳出白色胶状黏痰（也可略稀带泡沫），患儿烦躁不安，面色苍白，大汗淋漓，可有发绀，气喘加重，呼气延长，哮鸣音多，可掩盖心音，远处可闻，三凹征（＋）。婴儿喜伏于家长肩头，儿童多喜端坐，胸廓膨满，叩诊过清音，膈肌下降，心浊音界不清；第三期呼吸困难更严重，呼吸运动弱，有奇脉，肝肿大、水肿，终致急性呼吸衰竭或窒息，甚至猝死，但绝大多数患儿上述 3 期表现是可逆的。

2. 病情严重程度分级

我们将国内标准略加补充更切实可行，即轻症：仅有哮鸣音且呼吸困难轻，每月发作＜1 次，摒除变应原或其他激发因素后，喘息可被一般的支气管扩张剂控制，不影响正常生活；中症：呼吸困难较重，一个月发作 1 次左右；或轻度发作，但次数较频（几乎每天发作），排除变应原及其他激发因素后，用一般支气管扩张剂喘息部分缓解，活动受限，有时需用激素改善症状；重症：呼吸困难严重，每月发作 1 次以上，或反复频繁的中度呼吸困难，排除变应原和其他激发因素后，哮喘无明显改善，一般支气管扩张剂无效，严重影响正常生活，需经常住院或使用激素控制症状；危急：哮鸣音明显减少或消失，血压降低，奇脉，意识模糊，精神错乱，体力明显耗竭，有呼吸性酸中毒并代谢性酸中毒，心电图示电轴右偏或 P 波高尖，需要进行急救治疗。此外，无论发作次数多少，凡依赖激素改善症状者，均为中、重度，每日需泼尼松 10 mg 以上的激素依赖者或发作时有意识障碍者均为重症。

三、诊断与鉴别诊断

（一）诊断

详尽的病史及典型症状不难诊断。轻症及不典型病例，可借助辅助检查确诊。

1. 病史采集

（1）询问是否有过典型哮喘表现，并排除其他喘息性疾患；问明首次发病的年龄、病情、持续时间、每次复发的诱因和居住环境是否阴暗、潮湿、空气污浊及生活习惯；家中是否养猫、狗、鸟等；发病先兆、起病缓急、持续时间、有无受凉、发热等上感表现；常用治疗措施及缓解方法。

（2）特应症病史及Ⅰ级、Ⅱ级亲属中过敏史：如湿疹、皮炎、过敏性鼻炎、咽炎、结膜炎、药物、食物过敏，反复呼吸道感染及慢性腹泻史；家族中有无上述疾病史和哮喘、气管炎史等。

（3）发病诱因：何时、何种环境下发病，寻找环境中可疑变应原；与运动、情绪、劳累、冷空气、烟尘、DDV、油漆、食物及上呼吸道感染等的关系等。

2. 辅助检查

（1）血液：外源性哮喘血嗜酸性粒细胞数升高，常 $> 0.3 \times 10^9/L$，嗜碱性粒细胞 $> 0.033 \times 10^9/L$，嗜碱性粒细胞脱颗粒试验阳性，并发感染时可见中性粒细胞数升高。血电解质一般无异常。

（2）痰液及鼻分泌物：多呈白色泡沫状稀黏痰或胶冻状痰，嗜酸性粒细胞明显增多，并发感染时痰呈黄色或绿色，中性粒细胞为主，大量嗜酸性粒细胞可使痰变棕黄色。显微镜下可见库什曼螺旋体和夏科-雷登晶体。

（3）X线胸片检查：少数可正常，多有肺纹理粗乱，肺门阴影紊乱、模糊，发作期可有肺不张、肺气肿，右心肥大等表现，合并感染时可有点片状阴影。

（4）肺功能检查：缓解期以小气道病变常见，发作期可见阻塞性通气功能障碍。肺活量降低，残气量增加等。峰流速仪测定呼气峰值流速（PEF）简单易行，实用价值大，可估计病情，判定疗效，自我监测，诊断轻型和不典型哮喘。正常或轻症的 PEF 应大于预计值或本人最佳值的 80%，24 小时变异率 $< 20\%$；其 PEF 为预计值的 60% ~ 80%，变异率 20% ~ 30% 为中症；PEF 和 FEV_1 有高度相关性，可代替后者。

（5）血气分析：对估计气道梗阻程度及病情、指导治疗均有重大意义。轻度哮喘：血气正常，每分通气量稍增加（Ⅰ级），或 $PaCO_2$ 轻度下降，血 pH 轻度升高，每分通气量增加（Ⅱ级）；中度哮喘（Ⅲ级）：V/Q 比例失调，PaO_2 下降，$PaCO_2$ 仍略低；严重哮喘（Ⅳ级）：PaO_2 进一步下降，$PaCO_2$ "正常或略升高"，提示气道阻塞严重，易误认为病情好转；晚期哮喘（Ⅴ级）：出现Ⅱ型呼吸衰竭的血气表现和酸中毒。pH < 7.25 表示病情危笃，预后不良。

（6）支气管激发或扩张试验或运动激发试验的测定。

（7）变应原测定。

（8）免疫功能检查示总 IgE 升高或特异性 IgE 升高。

（9）其他：还可根据条件及病情测 ECP 等炎性介质及 CKs、IL-4、IL-5、β_2 受体功能、内分泌功能、血清前列腺素水平、微量元素及 cAMP/cGMP 等。

3. 诊断标准

（1）儿童哮喘：①反复发作喘息、气促、胸闷或咳嗽，多与接触变应原、冷空气、物理或化学刺激、呼吸道感染、运动及甜、咸食物等有关；②发作时双肺闻及弥漫或散在哮鸣音，呼气多延长；③支气管扩张剂有显著疗效；④除外其他引起喘息、胸闷和咳嗽的疾病。

需要说明以下问题。①喘息是婴幼儿期的一个常见症状，故婴幼儿期是哮喘诊治的重点。但并非婴幼儿喘息都是哮喘。有特应质（如湿疹、过敏性鼻炎等）及家族过敏史阳性的高危喘息儿童，气道已出现变应性炎症，其喘息常持续至整个儿童期，甚至延续至成年后。但是无高危因素者其喘息多与 ARI 有关，且多在学龄前期消失。②不能确诊的可行哮喘药物的试验性治疗，这是最可靠的方法；可用运动激发试验，如阳性，支持哮喘诊断；对于无其他健康方面问题的儿童出现夜间反复咳嗽或患儿感冒"反复发展到肺"或持续 10 天以上或按哮喘药物治疗有效者应考虑哮喘的诊断，而不用其他术语，这种可能的"过度"治疗远比反复或长期应用抗生素好；更要注意病史和 X 线排除其他原因的喘息，如异物、先天畸形、CHD、囊性纤维性变、先天免疫缺陷、反复牛奶吸入等。

（2）咳嗽变异性哮喘：即没有喘鸣的哮喘。①咳嗽持续或反复发作 >1 个月，常于夜间或清晨发作，运动、遇冷空气或特殊气味后加重，痰少；临床无感染征象或经较长期抗感染治疗无效。②平喘药可使咳嗽缓解。③有个人或家族过敏史或变应原试验阳性。④气道有高反应性（激发试验阳性）。⑤排除其他引起慢性咳嗽的疾病。

（二）鉴别诊断

1. 毛细支气管炎

又称喘憋性肺炎，是喘息常见病因，可散发或大流行，多见于 1 岁内尤其 2 ~ 6 个月小儿，系 RSV 等病毒引起的首次哮喘发作，中毒症状和喘憋重，易并发心力衰竭、呼吸衰竭等，对支气管扩张剂反应差，可资鉴别。但在特应质、病理改变及临床表现方面与哮喘相似，且有 30% 以上发展为哮喘。我们曾长期随访 RSV 毛细支气管炎，约 70% 发展为喘息性支气管炎，25% ~ 50% 变为哮喘，其高危因素为：较强的过敏体质和家族过敏史，血清 IgE 升高，变应原皮试阳性，细胞免疫低下和反复呼吸道感染等。

2. 喘息性支气管炎

国外多认为喘息性支气管炎属于哮喘范围。其特点是：多见于 1 ~ 4 岁儿童，是有喘息表现的气道感染，有发热等表现，抗感染治疗有效，病情较轻，无明显呼吸困难，预后良好，多于 4 ~ 5 岁后发作减少，症状减轻而愈。因此与过敏性哮喘有显著区别。但在临床症状、气道高反应性、特应性及病理变化等多方面与哮喘，尤其感染性哮喘有共同之处，且有40% 以上的患儿移行为哮喘。新近有学者指出：3 岁内小儿感染后，排除其他原因的喘息后，就是哮喘，是同一疾病在不同年龄阶段的表现形式。

3. 心源性哮喘

小儿较少见。常有心脏病史，除哮鸣音外，双肺大量水泡音，咳出粉红色泡沫样血痰及心脏病体征，平喘药效果差，吗啡、哌替啶治疗有效。心电图、心脏彩色多普勒超声检查有的发现心脏异常。当鉴别困难时可试用氨茶碱治疗，禁用肾上腺素和吗啡等。

4. 支气管狭窄或软化

多为先天性，常为出生后出现症状，持续存在，每于感冒后加重，喘鸣为双相性。CT、气道造影或纤支镜检查有助诊断。

5. 异物吸入

好发于幼儿或学龄前儿童，无反复喘息史，有吸入史；呛咳重，也可无，有持续或阵发性哮喘样呼吸困难，随体位而变化，以吸气困难和吸气性喘鸣为主。多为右侧，可听到拍击音，X 线可见纵隔摆动或肺气肿、肺不张等，若阴性可行纤支镜检查确诊。

6. 先天性喉喘鸣

系喉软骨软化所致。生后 7～14 天出现症状，哭闹或呼吸道感染时加重，俯卧或抱起时可减轻或消失，随年龄增大而减轻，一般在 2 岁左右消失。

7. 其他

凡由支气管内阻塞或气管外压迫致气道狭窄者，均可引起喘鸣，如支气管淋巴结核、支气管内膜结核、胃食管反流、囊性纤维性变、肺嗜酸细胞浸润症、嗜酸细胞性支气管炎、原发性纤毛运动障碍综合征、支气管肺曲菌病、肉芽肿性肺疾病、气管食管瘘、原发免疫缺陷病、纵隔或肺内肿瘤、肿大淋巴结、血管环等。可通过病史、X 线、CT 等检查予以鉴别。

四、治疗

1. 治疗目的

缓解症状，改善生活质量，保证儿童正常身心发育，防止并发症，避免治疗后的不良反应。

2. 防治原则

去除诱（病）因，控制急性发作，预防复发，防止并发症和药物不良反应以及早诊断和规范治疗等。

3. 治疗目标

（1）尽可能控制哮喘症状（包括夜间症状）。

（2）使哮喘发作次数减少，甚至不发作。

（3）维持肺功能正常或接近正常。

（4）β_2 受体激动剂用量减至最少，乃至不用。

（5）药物不良反应减至最少，甚至没有。

（6）能参加正常活动，包括体育锻炼。

（7）预防发展为不可逆气道阻塞。

（8）预防哮喘引起的死亡。因此哮喘治疗必须坚持"长期、持续、规范和个体化"原则。

（一）急性发作期的治疗

主要是抗感染治疗和控制症状。

1. 治疗目标

（1）尽快缓解气道阻塞。

（2）纠正低氧血症。

（3）维持合适的通气量。

（4）恢复肺功能，达到完全缓解。

（5）预防进一步恶化和再次发作。

（6）防止并发症。

（7）制订长期系统的治疗方案，达到长期控制。

2. 治疗措施

（1）一般措施。①保持气道通畅，湿化气道，吸氧使 SaO_2 达 92% 以上，纠正低氧血症。②补液，糖皮质激素和 β_2 受体激动剂均可致使低钾，不能进食可致酸中毒、脱水等，是哮喘发作不缓解的重要原因，必须及时补充和纠正。

（2）迅速缓解气道痉挛。①首选氧或压缩空气驱动的雾化吸入，0.5%万托林每次 0.5~1 mL/kg（特布他林每次 300 μg/kg），每次最高量可达 5 mg 和 10 mg。加生理盐水至 3 mL，初 30 分钟至 1 小时 1 次，病情改善后改为每 6 小时 1 次。无此条件的可用定量气雾剂加储雾罐代替，每次 2 喷，每日 3~4 次。也可用呼吸机的雾化装置。无储雾罐时可用一次性纸杯代替。②当病情危重，呼吸浅慢，甚至昏迷，呼吸心搏微弱或骤停时或雾化吸入足量 β_2 受体激动剂 + 抗胆碱能药物 + 全身用皮质激素未控制喘息时，可静滴沙丁胺醇[0.1~0.2 μg/（kg·min）]，或用异丙肾上腺素静脉滴注代替。③全身用激素。应用指征是中、重度哮喘发作，对吸入 β_2 激动剂反应欠佳；长期吸激素患者病情恶化或有因哮喘发作致呼吸衰竭或为口服激素者，应及时、足量、短期用，一般 3~4 天，不超过 7 天，至病情稳定后以吸入激素维持。④中重度哮喘。用 β_2 激动剂 + 0.025% 的异丙托品（每次 <4 岁 0.5 mL，≥4 岁 1.0 mL），每 4~6 小时 1 次。⑤氨茶碱，3~4 mg/kg，每次 250 mg，加入 10% 葡萄糖中缓慢静脉注射（20 分钟），以 0.5~1 mg/（kg·h）的速度维持，每天 24 mg/kg，也可将总量分 4 次，每 6 小时 1 次，静脉注射，应注意既往用药史，最好检测血药浓度，以策安全。⑥还可用 $MgSO_4$、维生素 K_1、雾化吸入呋塞米、利多卡因、普鲁卡因、硝普钠等治疗。

（3）人工通气。

（4）其他治疗。①抗感染药仅在有感染证据时用。②及时发现和治疗呼吸衰竭、心力衰竭等并发症。③慎用或禁用镇静剂。④抗组胺药及祛痰药无确切疗效。

（5）中医药治疗。可配合中医辨证论治，如射干麻黄汤、麻地定喘汤等加减或用蛤蚧定喘汤、桂龙咳喘宁等。

（二）慢性持续期的治疗

按全球哮喘防治创议（GINA）治疗方案进行。①首先根据病情判定患者所处的级别，选用相应级别治疗。②各级均应按需吸入速效 β_2 受体激动剂。③表中 ICS 量为每日 BDP 量，与其他 ICS 的等效剂量为：BDP250 μg ≈ BUD200 μg ≈ FP125 μg。④起始 ICS 剂量宜偏大些。⑤每级、每期都要重视避免变应原等诱因。

1. 升级

如按某级治疗中遇变应原或呼吸道感染等原因，病情加重或恶化，经积极治疗病因，仍不见轻时，应立即升级至相应级别治疗。

2. 降级

如按某级治疗后病情减轻达到轻的一级时要经至少 3 个月维持并评估后（一般 4~6 个月），再降为轻一级的治疗。

（三）缓解期的防治（预防发作）

1. 避免接触变应原和刺激因素

对空气和食物中的变应原和刺激因素，一旦明确应尽力避免接触，如对屋尘过敏时可认真清理环境，避开有尘土的环境，忌食某些过敏的食物。对螨过敏者除注意卫生清扫外，可用杀螨剂、防螨床罩或核糖霉素喷洒居室。阿司匹林等药物过敏者可用其他药物代替。对猫、狗、鸟等宠物或花草、家具过敏的，可将其移开或异地治疗。

2. 保护性措施

患儿应生活有规律，避免过劳、精神紧张和剧烈活动，进行三浴锻炼，尤其耐寒锻炼，积极防治呼吸道感染，游泳、哮喘体操、跳绳、散步等运动有利于增强体质和哮喘的康复，但运动量以不引起咳、喘为限，循序渐进，持之以恒。

3. 提高机体免疫力

根据免疫功能检查结果选用增强细胞、体液和非特异性免疫功能的药物，如普利莫（即万适宁）、斯奇康、乌体林斯、气管炎菌苗片、静注用丙种球蛋白、转移因子、胸腺素、核酪、多抗甲素、复合蛋白锌等锌剂、胎盘脂多糖及玉屏风颗粒、黄芪颗粒、还尔金、儿康宁、固本咳喘片、组胺球蛋白（也称抗过敏球蛋白）等。

4. 减敏疗法

（1）特异减敏疗法：旧称脱敏疗法，通过小剂量抗原反复注射而使机体对变应原的敏感性降低。需先进行皮试，根据阳性抗原种类及强度确定减敏液起始浓度。该疗法疗效肯定，但影响因素较多，且疗效长，痛苦大，有时难以坚持到底。目前已有进口皮试抗原和脱敏液，安全、有效，可应用，但价格较贵。新近还从国外引进百康生物共振变应原检测治疗仪，对哮喘等过敏性疾病有良好疗效。

（2）非特异减敏疗法：所用方法不针对某些具体抗原，但起到抗炎和改善过敏体质的作用，常用的如细胞膜稳定剂色甘酸钠、尼多酸钠、曲尼斯特及抗组胺药氯雷他定（开瑞坦）、西替利嗪（仙特明）、阿伐斯汀（新敏乐）等及酮替芬、赛庚啶、特非那定等。甲氨蝶呤、雷公藤总苷、环孢素 A 对防治哮喘也有较好效果，但因不良反应大，不常规应用。最重要和最常用的药物当属肾上腺皮质激素，主要是吸入给药。

五、预后

多数患儿经正规合理治疗可完全控制，像健康儿童一样生活。大部分婴幼儿哮喘随年龄增长逐渐减轻，至 4～5 岁后不再发作，其他患儿在青春期前后随着内分泌的剧烈变化，呈现一种易愈倾向，尤以男孩为著，故至成人期，两性差异不大或女多于男，因此总的预后是好的，但仍有部分患儿治疗无效或死亡。治疗失败的原因为：①医生及家长对哮喘的严重性估计不足，缺乏有效的监测措施；②肾上腺皮质激素用量不足或应用过晚；③治疗不当，如滥用 β_2 受体激动剂等。因此死亡中的多数是可避免的。总之不积极治疗、等待自愈和悲观失望、放弃治疗的想法都是不可取的。

（孙瑞珍）

第四节　细菌性肺炎

一、肺炎链球菌肺炎

肺炎链球菌常引起以肺大叶或肺节段为单位的炎症，但在年幼儿童，由于免疫功能尚不成熟，病菌沿支气管播散形成以小气道周围实变为特征的病变（支气管肺炎）。

年长儿童肺炎链球菌肺炎的临床表现与成人相似。可先有短暂轻微的上呼吸道感染症状，继而寒战、高热，伴烦躁或嗜睡、干咳、气急、发绀及鼻翼扇动，锁骨上、肋间隙及肋弓下凹陷等。可伴有铁锈色痰。早期常缺乏体征，多在 2～3 天后出现肺部实变体征。重症患儿可并发感染性休克、中毒脑病、脑水肿，甚至脑疝。

婴儿肺炎链球菌肺炎的临床表现多变。常先有鼻塞、厌食等先驱症状，数天后突然发热、烦躁不安、呼吸困难、发绀，伴气急、心动过速、三凹征等。体格检查常无特征性，实变区域可表现叩诊浊音、管性呼吸音、有时可闻及啰音。肺部体征在整个病程中变化较少，但恢复期湿啰音增多。右肺上叶累及时可出现颈强直。

外周血白细胞计数常增高，达（15～40）×10⁹/L，以中性粒细胞为主。多数患儿鼻咽分泌物中可培养出肺炎链球菌，但其致病意义无法肯定。如能在抗生素应用前进行血培养或胸腔积液培养，具有一定的诊断意义。X 线改变与临床过程不一定平行，实变病灶出现较肺部体征早，但在临床缓解后数周仍未完全消散。年幼儿童实变病灶并不常见，可有胸膜反应伴渗出。

肺炎链球菌肺炎患儿 10%～30% 存在菌血症，但由于抗生素的早期应用，国内血培养阳性率甚低。血清学方法，如测定患儿血清、尿液或唾液中的肺炎链球菌抗原可协助诊断，但也有研究者认为此法无法区别肺炎链球菌的感染和定植。最近有报道通过测定血清 Pneumolysin 抗体，或含有针对肺炎链球菌种特异荚膜多糖、特异荚膜多糖复合物、蛋白抗原 Pneumolysin 抗体的循环免疫复合物进行诊断，但在婴儿，其敏感性尚嫌不足。也可通过聚合酶链反应检测胸腔积液或血中的肺炎链球菌 DNA 协助诊断。

肺炎链球菌肺炎的临床表现无法与其他病原引起的肺炎相鉴别。此外，年长儿右下叶肺炎常由于刺激横膈引起腹痛，需与急性阑尾炎鉴别。

肺炎链球菌耐药性问题已引起普遍关注。在一些国家及我国台湾地区耐青霉素菌株已高达 50%～80%。我国内陆各地区肺炎链球菌耐药情况有较大差异，监测资料表明，北京为 14%，上海为 35.7%，而广州高达 60%。对青霉素敏感株仍可选用青霉素 G 10 万 U/(kg·d)治疗，但青霉素低度耐药株［最小抑菌浓度（MIC）为 2.0～4.0 μg/mL］应加大青霉素剂量至（10 万～30 万）U/（kg·d），以上治疗无效、病情危重或高度耐药者（MIC＞4.0 μg/mL）应选用第三代头孢菌素，如头孢噻肟、头孢曲松或万古霉素。

二、流感嗜血杆菌肺炎

流感嗜血杆菌（Hi）肺炎常见于 5 岁以下婴儿和年幼儿童。应用特异性免疫血清可将 Hi 分为 a～f 6 型，其中以 b 型（Hib）致病力最强。由于 Hib 疫苗的接种，20 世纪 90 年代以后美国等发达国家 Hib 所致肺炎下降了 95%。近年来也有较多非 b 型 Hi 感染的报道。

本病临床表现无特异性。但起病多较缓慢，病程可长达数周之久。幼婴常伴有菌血症，易出现脓胸、心包炎等化脓性并发症。外周血白细胞计数常中度升高。多数患儿 X 线表现为大叶性或节段性病灶，下叶多受累。幼婴常伴胸膜受累。本病诊断有赖于从血、胸腔积液或肺穿刺液中分离到病菌。由于 Hi 在正常人群的咽部中有一定的携带率，托幼机构中更高，因而呼吸道标本诊断价值不大。

治疗时必须注意 Hi 的耐药问题。目前分离的 Hi 主要耐药机制是产生 β-内酰胺酶，美国、我国香港等地 Hi 菌株产酶率已高达 30% 以上。国内各地关于氨苄西林耐药率和产酶率差异较大。如对病菌不产酶，可使用氨苄西林，如不能明确其是否产酶，首选头孢噻肟、头孢曲松等。如最初反应良好，可改为口服，疗程为 10～14 天。在大环内酯类中，阿奇霉素、克拉霉素对 Hi 有较好的敏感性。

三、葡萄球菌肺炎

葡萄球菌肺炎多发生于新生儿和婴儿。Goel 等报道 100 例患儿中，1 岁以内占 78%，平均年龄 5 个月。金黄色葡萄球菌（金葡菌）和表皮葡萄球菌均可致病，但前者致病性更强。由于金葡菌可产生多种毒素和酶，具有高度组织破坏性和化脓趋势，因而金葡菌肺炎以广泛出血性坏死、多发性小脓肿形成为特点。

临床上以起病急、发展快、变化大、化脓性并发症多为特征。一开始可有 1~2 天的上呼吸道感染症状，或皮肤疖肿史，病情迅速恶化，出现高热、咳嗽、呻吟、喘憋、气急、发绀，肺部体征出现较早。易出现脓胸、脓气胸、肺大疱等并发症。外周血白细胞计数常明显升高，以中性粒细胞为主，可伴轻至中度贫血。胸片改变特点：发展快、变化多、吸收慢。肺部病灶可在数小时内发展成为多发性小脓肿或肺大疱，并出现脓胸、脓气胸等并发症。X线改变吸收缓慢，可持续 2 个月或更久。

1 岁以下尤其是 3 月龄以内的小婴儿，如肺炎病情发展迅速，伴肺大疱、脓胸或肺脓肿形成者应高度怀疑本病。在抗生素使用前必须进行痰、鼻咽拭子、浆膜腔液、血液或肺穿刺物的培养。痰或胸腔积液涂片染色可发现中性粒细胞和革兰阳性球菌呈葡萄串链状排列。血清中磷壁酸抗体测定可作为病原学诊断的补充。

合适的抗生素治疗和脓液的引流是治疗的关键。在获取培养标本后应立即给予敏感的杀菌药物，并足量、联合、静脉用药。疗程不少于 4~6 周，有并发症者适当延长。宜首选耐青霉素酶窄谱青霉素类，如苯唑西林等，可联合头孢霉素类使用。如为耐甲氧西林金葡菌（MRSA）引起，应选用万古霉素治疗。

四、链球菌性肺炎

A 组链球菌（GAS）主要引起咽炎等上呼吸道感染，但在出疹性疾病、流感病毒感染等情况下可发生链球菌肺炎，多发生于 3~5 岁的儿童。B 组链球菌（GBS）则是新生儿肺炎的主要病原。

GAS 所致肺炎与肺炎链球菌肺炎的症状和体征相似。常起病突然，以高热、寒战、呼吸困难为特点，也可表现为隐袭起病，过程轻微，表现为咳嗽、低热等。

外周血白细胞计数常升高，血抗 O 抗体滴度升高有助于诊断。确定诊断有赖于从胸腔积液、血或肺穿刺物中分离出链球菌。

首选青霉素 G 治疗，临床改善后改口服，疗程 2~3 周。

五、其他革兰阴性杆菌肺炎

常见的革兰阴性杆菌包括大肠埃希菌、肺炎克雷伯杆菌、铜绿假单胞菌等。主要见于新生儿和小婴儿，常有以下诱因：①广谱抗生素的大量应用或联合应用；②医源性因素如气管插管、血管插管、人工呼吸机等的应用；③先天性或获得性免疫功能缺陷，如营养不良、白血病、恶性淋巴瘤、长期使用皮质激素或免疫抑制剂等。因而本病多为院内感染。

本病临床过程难以与其他细菌性肺炎鉴别。原有肺炎经适当治疗好转后又见恶化，或原发病迁延不愈，应怀疑此类肺部感染。诊断主要依靠气管吸出物、血或胸腔积液培养结果。

多数革兰阴性杆菌耐药率较高，一旦诊断此类感染，宜首选第三代头孢霉素或复合 β-内酰胺类（含 β-内酰胺酶抑制剂）。如致病菌株产生超广谱 β-内酰胺酶（ESBL），应选用头孢霉素类、复合 β-内酰胺类，严重者选用碳青霉烯类抗生素如亚胺培南。

六、沙门菌肺炎

由伤寒、副伤寒、鼠伤寒或其他非伤寒沙门菌引起，发生于沙门菌感染的病程中，较为少见。多发于幼小婴儿。

可表现为大叶性肺炎或支气管肺炎症状。较为特殊的表现为痰常呈血性或带血丝。在沙门菌感染的病程中，如发生呼吸道症状如咳嗽、气急，即使无肺部体征，也应进行摄片。如有肺炎改变应考虑为沙门菌肺炎。

在美国，约20%沙门菌株对氨苄西林耐药。如病情严重、耐药情况不明，宜首选第三代头孢霉素，如头孢曲松、头孢噻肟等，如为敏感株感染则可用氨苄西林，或 SMZ-TMP 治疗。

七、百日咳肺炎

百日咳肺炎由百日咳杆菌引起，多为间质性肺炎，也可因继发细菌感染而引起支气管肺炎。患儿在百日咳病程中突然发热、气急，呼吸增快与体温不成比例，严重者可出现呼吸困难、发绀。肺部可闻及细湿啰音，或出现实变体征。剧烈咳嗽有时可造成肺泡破裂引起气胸、纵隔气肿或皮下气肿。

有原发病者出现肺炎症状较易诊断。继发细菌感染者应送检痰培养及血培养。

治疗首选红霉素，10～14 天为一疗程。必要时加用氨苄西林或利福平等。有报道用阿奇霉素 10 mg/（kg·d）5 天或克拉霉素 10 mg/（kg·d）7 天亦取得了良好疗效。百日咳高价免疫球蛋白正处于研究阶段，常规免疫球蛋白不推荐使用。

八、军团菌肺炎

军团菌病可暴发流行，散发病例则以机会感染或院内感染为主。多见于中老年人，但年幼儿也可发生。

军团菌肺炎是一种严重的多系统损害性疾病，主要表现为发热和呼吸道症状。外周血白细胞计数常明显升高，伴核左移。但由于其临床表现错综复杂，缺乏特异性，与其他肺炎难以区别。确诊必须依靠特殊的化验检查，如应用特殊培养基从呼吸道标本或血、胸腔积液中分离出病菌；应用免疫荧光或免疫酶法测定上述标本中的军团菌抗原或血清标本中的特异抗体。β-内酰胺类抗生素治疗无效有助于本病的诊断。

首选大环内酯类，如红霉素及阿奇霉素、克拉霉素、罗红霉素等，疗程为 2～3 周。可加用利福平。喹诺酮类和氨基糖苷类虽有较好的抗菌活性，但儿童期尤其是年幼儿童禁用。

九、厌氧菌肺炎

厌氧菌肺炎主要为吸入性肺炎，多发生于小婴儿，或昏迷患者。起病大多缓慢，表现为发热，咳嗽、进行性呼吸困难、胸痛，咳恶臭痰是本病的特征。也可有寒战、消瘦、贫血、黄疸等。本病表现为坏死性肺炎，常发生肺脓肿和脓胸、脓气胸。当患儿咳恶臭痰、X 线检查示肺炎或肺脓肿或脓胸时应考虑到本病可能。化验检查常有外周血白细胞计数和中性粒细胞比例的升高。确诊需做气管吸出物厌氧菌培养。

抗生素可选用青霉素 G、克林霉素、甲硝唑等。应加强支持治疗。脓胸者需及时开放引流。

十、L 型菌肺炎

L 型菌肺炎是临床上难治性呼吸道感染的病原体之一。患儿常有肺炎不能解释的迁延发热，或原发病已愈，找不到继续发热的原因。病情多不重，β-内酰胺类抗生素治疗无效。外周血白细胞计数大多正常。X 线改变无特异性，多呈间质性肺炎改变。普通培养阴性，L 型高渗培养基上培养阳性可确诊。治疗应采用兼治原型和 L 型菌的抗生素，如氨苄西林或头孢霉素类加大环内酯类。一般需治疗至体温正常后 10~14 天，培养阴性为止。

十一、肺脓肿

肺脓肿又称为肺化脓症，由多种病原菌引起。常继发于细菌性肺炎，也可为吸入性或血源性感染。由于抗生素的广泛应用，目前已较少见。

起病急剧，有畏寒、高热，伴阵咳、咳出大量脓痰，病程长者可反复咯血、贫血、消瘦等。外周血白细胞计数和中性粒细胞升高，结合 X 线后前位及侧位胸片，诊断多不困难。痰培养、血培养可明确病原。

怀疑金黄色葡萄球菌者宜首选苯唑西林或万古霉素；厌氧菌感染给予青霉素 G、克林霉素、哌拉西林钠、甲硝唑等。最好根据细菌培养和药物敏感试验结果选用。疗程要足，一般需 1~2 个月。

（孙瑞珍）

第五节　病毒性肺炎

一、呼吸道合胞病毒性肺炎

呼吸道合胞病毒（RSV）是婴儿下呼吸道感染的主要病原，尤其易发生于 2~4 月龄的小婴儿。一般以冬季多见，持续 4~5 个月。据观察，冬春季节 RSV 感染占 3 岁以下婴幼儿肺炎的 35% 左右。RSV 毛细支气管炎的发病机制尚不明确，但有证据表明，免疫损伤可能参与了其发病过程。

初期上呼吸道感染症状突出，如鼻塞、流涕，继而咳嗽、低热、喘鸣。随病情进展，出现呼吸困难、鼻翼扇动、呼气延长、呼吸时呻吟和三凹征等。易并发急性心力衰竭。年龄小于 2 个月的患儿、低体温、高碳酸血症者易发生呼吸暂停。初期听诊呼吸音减弱、哮鸣音为主，而后可闻及细湿啰音。X 线检查见肺纹理增粗或点片状阴影，部分见肺不张或以肺气肿为主要表现。外周血白细胞计数和分类一般无异常。鼻咽部脱落细胞病毒免疫荧光或免疫酶检查，均可在数小时内获得结果。急性期可有 RSV 特异 IgM 升高。年龄小、喘憋出现早是本病的特点，但确诊要靠血清学和病毒学检查。

二、腺病毒肺炎

腺病毒肺炎以腺病毒 3 型和 7 型为主。多发生于 6 个月 ~ 2 岁的婴幼儿。近年来发病率已明显降低，病情减轻。起病大多急骤，先有上呼吸道感染症状。随后出现持续高热，咳嗽出现早，呈单声咳、频咳或阵咳，继而出现呼吸困难。肺部体征出现迟，多在高热 3 ~ 4 天后出现湿啰音。早期可出现中毒症状和多系统受累表现，如肝、脾肿大，嗜睡或烦躁不安，甚至中毒性脑病。外周血白细胞计数大多轻度减少。X 线改变以肺实变阴影及病灶融合为特点，其范围不受肺叶的限制。约 1/6 的病例可有胸膜炎，病灶吸收较慢，一般要 1 个月或更久。

根据上述临床表现，结合 X 线特点，诊断不难。根据血清学和病毒学检查结果可确诊。

三、流感病毒性肺炎

流感病毒性肺炎大多骤起高热，伴明显咳嗽、呼吸困难，肺部可闻及细湿啰音。多数患儿有呕吐、腹泻，严重者可出现胃肠道出血、腹胀，甚至神经系统症状。X 线检查肺部可有斑片状或大片状阴影。

流行性感冒流行期间，有呼吸道症状和体征；非流行期间持续高热、抗生素治疗无效的肺炎均应考虑到本病可能。确诊有赖于血清学和病毒学检查。

四、副流感病毒性肺炎

副流感病毒性肺炎易感对象为 3 个月至 1 岁的婴儿。其发病率仅次于 RSV。多有 3 ~ 5 天的中等程度发热或高热及呼吸困难、哮吼样咳嗽、三凹征、肺部干湿啰音等，但多数患儿表现较轻，一般无中毒症状，病程较短。X 线检查肺野可有小片状阴影。临床上无法与其他病毒性肺炎相区别，根据血清学和病毒学检查结果确定诊断。

五、巨细胞病毒性肺炎

巨细胞病毒（CMV）感染各年龄组均可发生，但巨细胞病毒性肺炎以小婴儿居多。因属全身性感染，呼吸道症状常被掩盖。临床上常以呼吸、消化和神经系统症状为主。可有发热、气急、咳喘、腹泻、拒奶、烦躁等，伴肝、脾肿大，重者及新生儿患者可有黄疸、细小出血性皮疹、溶血性贫血等表现。肺部 X 线改变以间质性和小叶性病变为主。可通过测定呼吸道标本中的 CMV、血清中的 CMV 抗原或特异 IgM 确诊。

六、麻疹病毒性肺炎

在麻疹过程中多数患儿存在不同程度的肺炎改变。可由麻疹病毒本身引起，常表现为间质性肺炎。在麻疹极期病情很快加重，出现频繁咳嗽、高热、肺部细湿啰音等。在出疹及体温下降后消退。如继发细菌感染，多表现为支气管肺炎。常见致病菌为肺炎链球菌、金黄色葡萄球菌、流感嗜血杆菌等，易并发脓胸或脓气胸。

麻疹发病初期和出疹前出现的肺炎多为麻疹病毒引起，以后则多为继发感染引起的细菌性肺炎。有报道，麻疹相关肺炎中混合感染者占 53%。麻疹流行期间，麻疹易感儿具有肺炎的症状和体征，不管有无皮疹，均应考虑到本病可能。确诊有赖于病毒分离、免疫荧光或免疫酶检测、双份血清抗体测定等方法。

七、腮腺炎病毒性肺炎

腮腺炎病毒性肺炎常因其呼吸道症状不明显，易为腮腺肿大及其并发症所掩盖，以及极少进行 X 线肺部检查而漏诊。临床表现大多较轻，一般无呼吸困难和发绀。肺部呈局限性呼吸音粗糙，少数可闻水泡音。外周血白细胞计数多不升高。X 线表现肺野斑片状或大片状阴影，或呈毛玻璃样改变。根据典型腮腺炎表现，加上述 X 线改变，可考虑本病。

八、EB 病毒性肺炎

3～5 岁为感染高峰年龄。EB 病毒感染后可累及全身各系统。在呼吸系统可表现为反复间质性肺炎、持续性咽峡炎等。除一般肺炎的症状和体征外，可有时隐时现的咳嗽和反复发热，常伴有肝、脾和淋巴结肿大。胸部 X 线检查以间质性病变为主。急性期外周血白细胞计数常明显增高，以淋巴细胞为主，并出现异常淋巴细胞。确诊常需依赖特异性抗体测定。

九、水痘病毒肺炎

水痘肺炎由水痘-带状疱疹病毒引起，为全身性疾病，可发生支气管炎和间质性肺炎。年龄越小越易发生肺炎。多在水痘发生 1 周内，表现为咳嗽，肺部有湿性啰音，X 线检查呈现双肺野结节性浸润阴影。水痘患儿如出现呼吸道症状和体征，应考虑本病。部分年幼婴儿，水痘肺炎可出现在皮疹之前，极易误诊和漏诊。因而有明确水痘接触史者，如发生肺炎，也应考虑本病，并予以隔离。

十、肠道病毒所致下呼吸道感染

主要由柯萨奇病毒 B 组和埃可病毒引起。多见于夏秋季，呼吸道症状一般较轻，但婴幼儿肠道病毒感染大多较重，年龄愈小，病情愈重。常并发其他系统的症状，如腹泻、疱疹性咽炎、皮疹等。

十一、轮状病毒性下呼吸道感染

多见于秋冬季寒冷季节。好发于婴幼儿，其呼吸道症状体征常较轻。在轮状病毒感染流行期间，如患儿具有典型秋季腹泻特点，同时有呼吸道症状和体征，应考虑到本病可能。

十二、病毒性肺炎的药物治疗

目前尚缺乏理想的抗病毒药物。对呼吸道病毒治疗功效较肯定的仅限于流感病毒神经氨酸酶抑制剂和 M_2 蛋白抑制剂（金刚烷胺、金刚乙胺）及雾化吸入利巴韦林。

1. 利巴韦林

为广谱抗病毒剂，已广泛用于各类病毒性感染。早期应用雾化吸入或静脉给药，有一定疗效，但对重症病毒性肺炎单独使用作用尚不可靠。10～15 mg/（kg·d），必要时 30～40 mg/（kg·d），分 2 次静脉滴注，也可肌内注射，或 0.1% 溶液喷雾吸入，国外主要通过雾化吸入治疗严重 RSV 感染。

2. 金刚烷胺或金刚乙胺

可用于流感病毒 A 感染的防治。后者活性比前者强，呼吸道药物浓度也较高。但由于神经系统不良反应、对 B 型流感病毒无效及耐药株的出现，限制了其在临床的应用。

3. 神经氨酸酶抑制剂

是一类新型的抗流感病毒药物。目前已用于临床的神经氨酸酶抑制剂包括扎那米韦、奥司他韦（达菲），可选择性抑制 A 型和 B 型流感病毒的神经氨酸酶活性，从而改变病毒正常的凝集和释放功能，减轻受感染的程度，缩短病程。前者只能吸入给药，因而婴幼儿患者常无法使用。奥司他韦则口服给药，每次儿童 2 mg/kg，每天 2 次。

4. 免疫球蛋白

近年来有报道 RSV 免疫球蛋白静脉使用可显著减轻病情、缩短住院时间，取得较好疗效。

5. 干扰素

可使受感染细胞转化为抗病毒状态，不断生成具有高度抗病毒活性的蛋白质，从而发挥抗病毒作用。可肌内注射、静脉注射或静脉滴注，也可滴鼻或喷雾吸入。

6. 阿昔洛韦（无环鸟苷）

主要适用于单纯疱疹病毒、水痘-带状疱疹病毒及 CMV 感染者。一般情况下每次 5 mg/kg，静脉滴注，每天 3 次，疗程 7 天。

7. 更昔洛韦（丙氟鸟苷）

是抑制 CMV 作用较强的药物。诱导期 10 mg/（kg·d），每天 2 次，连用 14~21 天，静脉滴注；维持量 5~7.5 mg/（kg·d），每天 1 次，每周 5~7 次，静脉滴注，或每次 5~10 mg/kg，每天 2 次，口服。

8. 其他

IL-2、胸腺素、阿糖腺苷、双嘧达莫、聚肌胞、泰瑞宁和丙基乙磺酸及中药制剂。

（徐　晶）

第六节　支原体肺炎

支原体肺炎由肺炎支原体（MP）引起。多见于儿童和青少年，但近年来发现婴幼儿并非少见。全年均可发病，以秋、冬季多见。北京首都儿科研究所报道，MP 肺炎占住院儿童肺炎的 19.2%~21.9%。北美和欧洲的研究表明，MP 占肺炎的 15.0%~34.3%，并随年龄增长而增多。

一、病因

该病病原体为 MP，它是介于细菌和病毒之间的一种微生物，能在细胞外独立生活，具有 RNA 和 DNA，但没有细胞壁。

二、临床表现

支原体肺炎潜伏期一般为 2~3 周。一般起病较缓慢，但也有急性起病者。患儿常有发热、畏寒、头痛、咽痛、咳嗽、全身不适、疲乏、食欲缺乏、恶心、呕吐、腹泻等症状，但鼻部卡他症状少见。体温多数在 39 ℃左右，热型不定。咳嗽多较严重，初为干咳，很快转为顽固性剧咳，有时表现为百日咳样咳嗽，咳少量黏痰，偶见痰中带血丝或血块。婴幼儿患者可表现为憋气，年长儿可感胸闷、胸痛。年长患儿肺部常无阳性体征，这是本病的特点之一。少数病例呼吸音减弱，有干、湿啰音，这些体征常在 X 线改变之后出现。此外，可发生肺脓肿、胸膜炎、肺不张、支气管扩张症、弥漫性间质性肺纤维化等。本病尚可并发神经系统、血液系统、心血管系统、皮肤、肌肉和关节等肺外并发症，如脑膜脑炎、神经根神经炎、心肌炎、心包炎、肾炎、血小板减少、溶血性贫血、噬血细胞综合征及皮疹，尤其是 Stevens-Johnson 综合征。多发生在呼吸道症状出现后 10 天左右。

三、辅助检查

X 线胸部摄片多表现为单侧病变，大多数侵犯下叶，以右下叶为多，常呈淡薄片状或云雾状浸润，从肺门延伸至肺野，呈支气管肺炎的改变。少数呈均匀的实变阴影，类似大叶性肺炎。有时两肺野可见弥漫性网状或结节样浸润阴影，呈间质性肺炎的改变。大部分患儿有肺门淋巴结肿大或肺门阴影增宽，有时伴胸腔积液。肺部 X 线变化较快也是其特点之一。

外周血白细胞计数大多正常，但也有白细胞减少或偏高者。红细胞沉降率轻中度增快。抗 "O" 抗体滴度正常。部分患儿血清转氨酶、乳酸脱氢酶、碱性磷酸酶增高。早期患儿可用 PCR 法检测患儿痰等分泌物中 MP-DNA，也可从痰、鼻分泌物、咽拭子中分离培养出 MP。血清抗体可通过补体结合试验、间接血球凝集试验、酶联免疫吸附试验、间接免疫荧光试验等方法测定，或通过检测抗原得到早期诊断。冷凝集试验 >1：32 可作为临床诊断的参考。

四、诊断与鉴别诊断

根据以下临床特征可初步诊断：①高发年龄 5~18 岁；②咳嗽突出而持久；③肺部体征少而 X 线改变出现早且严重；④用青霉素无效，阿奇霉素治疗效果好；⑤外周血白细胞计数正常或升高；⑥血清冷凝集试验阳性。确诊必须靠呼吸道分泌物中检出 MP 及特异性抗体 IgM 检查阳性。早期诊断法有 ELISA 法、单克隆抗体法检测 MP 抗原，特异 IgM 及 PCR 法检测 DNA 等。

五、治疗

首选大环内酯类抗生素如阿奇霉素、克拉霉素等。

对难治性患儿应关注并发症如胸腔积液、阻塞性甚至坏死性肺炎的可能，及时进行胸腔穿刺或胸腔闭锁引流，必要时进行纤维支气管镜下支气管灌洗治疗。近年来有学者认为重症 MP 肺炎的发病可能与人体免疫反应有关，因此，对急性期病情较重者，或肺部病变迁延而出现肺不张、肺间质纤维化，支气管扩张者，或有肺外并发症者，可应用肾上腺皮质激素口服或静脉用药，一般疗程为 3~5 天。

（徐　晶）

第七节　气管、支气管异物

气管、支气管异物是指发生于声门裂以下呼吸道内的异物，是儿科常见急症。一般发生在 5 岁以下儿童，有明显的异物食入呛咳史，可出现剧烈咳嗽、憋气、呼吸困难等症状。如果没有得到及时、正确的救治，部分患儿会在短时间内因窒息导致呼吸、循环衰竭而死亡。

一、发病率

气管、支气管异物并不少见，尤其在儿童中的发病率较高。每年仅北京儿童医院就经治气管、支气管异物 500～700 例，男性发病率高于女性两倍以上。患儿年龄在 2 个月到 14 岁，平均 1 岁 7 个月。1～4 岁患儿最多，约占 85%。在美国，每年约有 500 名儿童死于呼吸道异物。1 岁以内意外死亡的病例中，40% 是由于呼吸道异物所致。有些病例在送往医院途中就已不幸死亡。随着我国城市化进程的加快，城市外来务工人员不断增加，其子女往往不能得到严密看护，成为该病发病率居高不下的重要原因。

二、原因

气管、支气管异物的发生与不良进食习惯以及儿童缺少照看密切相关。儿童发生气管、支气管异物的主要原因是：小儿咀嚼功能及喉反射功能发育不健全；小儿磨牙尚未生成，喂食带硬壳类的食物时，不能充分咀嚼，在进食时容易受情绪的影响而哭、笑甚至打闹以致将食物呛入气管、支气管内；另外有些学龄期儿童喜将笔帽或小玩具含在口中，在哭闹、惊恐、深吸气时，易将口含物吸入气管；重症或昏迷患儿由于吞咽反射减弱或消失，偶有将呕吐物、血液、食物、脱离的牙齿等呛入气管；临床也见有昏迷患儿因蛔虫上行而钻入气管者；某些医源性意外也可导致气管异物的发生。

三、异物种类与部位

异物的种类和部位对制定治疗措施及判断患儿预后有重要影响。异物按来源可分内源性和外源性两大类。内源性异物较为少见，包括血凝块、脓液及分泌物干痂、肉芽以及脱落的气管支气管内膜等。外源性异物种类较多，包括植物性、动物性、矿物性和化学制品等一切从口内误吸入的异物。其中植物性异物数量最多，约占 95%，而且危害也比较重。常见的有花生、瓜子、黄豆、栗子、橘核、玉米粒等。植物性异物本身经浸泡后膨胀，加之异物的油脂可以刺激气管黏膜水肿、分泌物增多，瓜子皮可以刺激黏膜肉芽增生，加重了气道阻塞，引起更为严重的临床症状。因此，及时将异物取出可以有效地减少并发症的发生。其他异物如动物骨头、图钉、发卡、大头针、小球、笔帽、哨等也较为常见。但大多发生在年龄较大的患儿中。

异物位于气管内称为气管异物，位于支气管内则称为支气管异物。对于异物分布位置的频率，早些年认为总气管内最多见，其次为右支气管，最后为左支气管。北京儿童医院统计 7260 例气管、支气管异物，其中异物位于右侧支气管者 3509 例，占 48.3%，位于左侧支气管者 3152 例，占 43.4%，主气管和（或）双侧气管异物 599 例，占 8.3%。右支气管异物略多于左侧。考虑其原因为：气管隆凸偏左；右支气管口径较大；右支气管与正气管形成的角度小，可视为正气管的直接延续；右侧肺呼吸量较大，进入右支气管的空气量大。然而在临床工作中，左支气管异物并不少见，主要原因是左侧支气管与正气管的角度大，异物进入后不容易咳出，加之异物在此停留一段时间后由于支气管黏膜炎症，分泌物增加，异物更不易咳出。

四、病理

异物被吸入气管、支气管后可引起黏膜炎症反应等病理变化。植物性异物如花生米、黄豆、瓜子等，因其含游离脂肪酸，对黏膜刺激性大，易引起弥漫性炎性反应，黏膜充血肿胀，分泌物增多。久之可产生炎性肉芽组织，阻塞呼吸道，使异物取出的难度大大增加。大异物或金属异物生锈引起的组织溃烂及肉芽增生也可阻塞呼吸道。异物停留时间长，可加重支气管阻塞，形成肺气肿、肺不张；刺激性异物及异物长时间阻塞可以并发肺内感染，导致肺炎、支气管扩张、肺脓肿及脓胸等严重并发症。

五、临床表现

气管、支气管异物的临床表现与异物的大小、性质、部位、存留时间及局部的病理改变有关，呈现多样化的特点。主要症状有阵发性咳嗽、喘息、发热、呼吸困难甚至窒息，肺部表现为支气管炎、肺炎、肺不张、肺气肿，严重者可引起气胸、皮下气肿、纵隔气肿，如果吸入异物较大或异物存留气管时间长，甚至可引起急慢性呼吸、循环衰竭。本病病程发展大致可分为以下四期。

1. 异物吸入期

一般有明确的进食呛咳表现。异物较大卡在声门、声门下、气管，阻塞了主气道时可发生窒息，甚至短时间内死亡。较小尖锐的异物嵌顿于喉头者，除有吸气性呼吸困难和喉鸣外，大部分有声音嘶哑甚或失声。总气管活动性异物随呼吸运动可引起阵发性剧烈咳嗽、憋气及呼吸困难，在患儿胸骨后方听到异物撞击声，即咳嗽时的"拍击音"。呼吸困难多为吸气性，但如异物较大嵌顿，呼吸困难可为混合性。同时呼气有喘鸣音，极似支气管喘息。此期时间一般较短，可在数分钟至数小时后症状缓解甚至暂时消失。

2. 无症状期

较小的异物吸入后可嵌顿于支气管内的某一处，此时可无症状或仅有轻咳和喘鸣，可称为无症状期。此期长短不一，由数小时到数十年不等，与异物大小、形状、性质、阻塞及感染程度有关。个小、形圆、质钝、无毒的矿物性异物或假牙，可在小支气管内长期存留，直到因其他疾病行 X 线检查时偶尔才被发现。而刺激性较强的植物性异物，易导致支气管炎等并发症，安静期较短。

3. 阻塞期

由于异物刺激和继发的炎症反应，或已堵塞支气管，可出现咳嗽加重、产生肺气肿或肺不张等支气管阻塞的表现。年龄较小的患儿，此期出现相对较早且症状较重。

4. 并发症期

术前并发症发生率约 15%。

（1）肺炎、支气管炎：最常见，约占 70% 以上。异物历时较长，炎症加重，尤以含脂酸的植物性异物如花生米等为甚，刺激气管黏膜充血肿胀，分泌浆液性或脓性分泌物。

（2）肺不张、肺气肿：由于异物或炎症引起气道不同程度阻塞，导致肺不张或肺气肿的发生。

（3）并发气胸、纵隔气肿等危重并发症者一般不足 1%，一旦发生，可能危及生命。出现原因与异物较大、异物存留时间长、异物刺激引起肺部感染引起部分支气管阻塞，吸气时支气管腔扩大，气体由异物和管壁之间的缝隙进入肺内，而呼气时因异物占据支气管腔，气体呼出减少，气体滞留肺内，异物成为活瓣从而引发阻塞性肺气肿。如未及时解除异物的活瓣作用，肺气肿会进一步加重，达到一定程度后可致肺泡破裂。肺内空气进入胸腔引起气胸；进入肺间质内，由肺间质沿血管周围进入肺门，形成纵隔气肿；空气沿血管、气管周围及颈深筋膜向上，至颈部皮下，引起皮下气肿。也可因尖锐异物造成气管、支气管黏膜损伤，气体进入胸腔而出现。并发症发生后，患儿一般表现为高热、咳嗽、胸痛、脓痰多、咯血和呼吸困难等，颈部、前胸后背可触及"握雪感"。一些较小的异物不足以阻塞支气管，历时数月后肺部发生病变，患儿反复发热、咳嗽、咳痰，出现慢性支气管炎、慢性肺炎、支气管扩张和肺脓肿等的表现，容易误诊。

六、诊断

及时、正确诊断气管、支气管异物与患儿的生命安全密切相关。根据病史、症状、体征和辅助检查，本病诊断多无困难。

1. 病史

进食呛咳史是本病最重要的诊断依据。约95%的患儿或患儿家长能主动提供明确的进食呛咳史，以及异物吸入后出现的剧烈咳嗽、呕吐、憋气、发绀等症状。但有些年龄较小的患儿不能表达，若家长也未能及时发现，则误诊、漏诊的可能性较大。或异物呛入时间距就诊时间较长，则异物吸入史可能被忽略。因此，应认真细致地询问病史，包括异物呛入的时间、当时及后续的表现、异物的性质和形状等。

2. 症状

气管、支气管异物的临床症状没有特异性，它与其他呼吸系统疾病的过程很相似，症状与异物种类、异物阻塞支气管的位置及异物存留气管内时间长短有关。主要表现为阵发性咳嗽、喘息、发热、呼吸困难等。

3. 体征

当异物阻塞总气管或同时阻塞双侧支气管时，可出现严重呼吸困难甚至窒息，望诊可见患儿鼻翼扇动、吸气性三凹征、发绀、呼吸急促或呼吸减弱。较小异物位于气管时，随呼吸上下移动可听到拍击声。在咳嗽时更为明显。有时以手指触摸气管上段时也可感觉到异物拍击感。听诊为双侧呼吸音减弱。

异物位于一侧支气管或其分支时，一侧呼吸音减弱或消失是其特征性表现。可产生两种体征。①异物未完全堵塞管腔：吸气时由于管径扩大，一部分气体经过异物与管壁间隙吸到呼吸道下段，呼气时管径缩小，气体不能排出，因而在异物以下部分形成阻塞性肺气肿。检查除听到出气延长的"咝咝声"外，阻塞一侧或一叶的呼吸音减低，语颤变弱，叩诊呈鼓音。严重者患侧胸部运动受限，呼气时心脏向健侧移位。②异物完全堵塞管腔：空气不能吸入也不能呼出，阻塞部位以下的空气逐渐被吸收，则形成阻塞性肺不张。检查可发现异物停留一侧或一叶呼吸音减低，语颤增强，叩诊变为浊音。

4. 辅助检查

（1）X线检查：不透射线的异物（如金属）可直接通过X线检查发现，而多数异物（如植物性异物）则需通过间接征象判断。X线透视可以动态观察肺及纵隔情况，发现某些特征性的征象。①纵隔摆动：支气管异物患儿吸气时，因健侧吸入的气体多，纵隔向患侧摆动；呼气时健侧气体排出较快，患侧排气慢，纵隔向健侧摆动或回到原位。②纵隔增宽：若总气管或双侧主支气管异物不完全阻塞，吸气时胸腔内负压加大，血液回流增加，可见纵隔影变宽。

（2）X线胸片：胸部正侧位片可以发现以下征象。①异物直接影像：金属或其他密度高的异物可直接显影，对于判断异物位置及形态很有帮助。②阻塞性肺气肿：一侧支气管不完全性阻塞时，出现阻塞平面以下的肺气肿征象。③阻塞性肺不张：异物完全阻塞一侧支气管或叶支气管时，出现阻塞平面以下的肺不张征象。同时也可以了解是否有自发性气胸、纵隔气肿。

（3）颈胸部CT检查：近年来，随着CT在临床上的广泛应用，尤其是多层螺旋CT及三维重建后处理技术，使对气管异物的诊断率有明显提高。通过CT可观察病变的位置、范围和邻近组织的关系，便于异物定位。

（4）支气管镜检查：内镜检查正越来越多地应用于气管异物的检查、诊断及治疗。在支气管镜直视下发现异物，即可确定诊断。常用的支气管镜分软质支气管镜和硬质支气管镜，前者又分纤维支气管镜和电子支气管镜。软质支气管镜异物诊断率高，能发现较小的异物，对于位置较深异物的取出具有一定的优势；硬质支气管镜应用于较大异物的检查及取出。该项检查可在局部麻醉下进行，操作者需熟练使用支气管镜设备。

七、误诊及漏诊

由于气管、支气管异物引起的临床表现与一般呼吸道感染有很相似的症状，在临床上气管异物容易被误诊或漏诊，应引起足够重视。尤其在早些年，本病的误诊率曾高达20%以上，有些病例甚至误诊误治10年才最终确诊为本病。近年来，由于支气管镜等设备和技术不断进步，加上临床医生对此病逐渐重视，误诊、漏诊率有所降低。小儿气管异物误诊、漏诊的主要原因如下。①异物吸入史不清是导致误诊、漏诊的主要原因：患儿本人或家长对气管异物的危险性认识不足，不向医生提供明确的异物吸入史或因怕承担责任而有意隐瞒病史。②部分医护人员对此病认识不足，只考虑一般的内科呼吸道的常见病，而对气管异物不进行重点询问，甚至当家长告之进食呛咳史之后，仍然不能意识到气管、支气管异物的可能性。③气管异物的临床表现多种多样，很多病例是以并发症如肺炎、气管炎、肺不张、气胸、纵隔皮下气肿而就诊，若将此做原发病治疗，效果常常不满意，且延误病情。④气管异物在急性呛咳期过后，有一段相对稳定期，此时患儿可以咳嗽减轻、玩耍自如，给人以病将痊愈的假象。⑤临床医师过分依赖X线检查结果进行诊断。X线检查对于气管、支气管异物的诊断有很大帮助，特别是胸透可以动态观察支气管阻塞情况。但是气管异物在X线上往往无特异性的表现，只表现为心影的反常大小，而这个征象又受患儿哭闹的影响。另外，痰液及分泌物的阻塞也可出现支气管的部分阻塞表现，即所谓的"内源性异物"。对于肺不张的患者也需要与管腔外压迫及气管内结核性疾病导致的肺不张鉴别。⑥放射科医师的经验对于判断不典型的X线透视征象影响也较大。

为了减少呼吸道异物的误诊误治，应详细询问病史，即使可疑病史也应该予以足够重视。临床医师必须熟悉小儿呼吸道异物的临床特点及其诊断要点，结合病史认真观察和分析病情，对肺部感染较重，尤其长期抗炎治疗无效者，应尽早行支气管镜检查。5岁以下小儿出现吸气性喉鸣，三四征，声嘶等表现，即使家长坚决否认异物史，除外急性喉炎后，应与喉部异物鉴别，尤其是经激素、抗生素治疗 3 天以上仍无效者更应注意。即使病史不明，X 线片报告阴性，但只要临床症状典型，体征相符，怀疑有"异物"患者，也宜尽早作支气管镜检查。

八、治疗

气管、支气管异物一经确定诊断，须尽快手术取出异物。

1. 急救及处理原则

（1）对确诊的气管异物患儿，若出现窒息及Ⅳ度呼吸困难，可迅速将患儿侧卧，拍击其背部，使异物尽可能进入一侧支气管，而使另一侧支气管保持通畅。紧急情况下可考虑行气管切开或气管插管。

（2）异物呛入的时间短或虽然时间稍长但未产生严重并发症的，估计异物取出困难不大者，以及已有阻塞性呼吸困难者，应立即手术取出。

（3）异物存留超过 2～3 天，出现并发症、高热、全身衰竭者需先收住院，治疗并发症，纠正脱水、水电解质平衡失调。待全身情况好转后再手术。

（4）刚做过支气管镜手术发现异物位置深、嵌顿严重、黏膜水肿而未能取出异物者，可以先充分消炎，待气管、支气管黏膜消肿后再手术。

（5）患儿已有皮下气肿、纵隔气肿或气胸，轻度的可以密切监测下全麻下取出异物，严重的应先处理气肿或气胸再行手术，但气肿继续加重者应尽快手术取出异物。

（6）住院治疗并发症期间，可能因异物位置的改变而突然发生阻塞性呼吸困难或窒息。因此住院期间应安排人和设备准备随时施行异物取出手术。

（7）术前保持镇静，减少耗氧量，轻度憋气及呼吸困难时给予吸氧。

2. 麻醉方法

气管、支气管异物取出术应采用何种麻醉方式的问题争议已久，至今仍然是无麻醉、表面麻醉与全身麻醉 3 种方法并存。总体而言，无麻醉或表面麻醉的优点是手术时间短，操作快速简便，及早缓解呼吸道梗阻，解除病症；保持患儿的自主呼吸以及各种反射，有效地避免了喉痉挛的发生；缺点是对患儿有一定的精神创伤并且不适于较大儿童。全身麻醉的优点是可以避免患儿躁动带来的医源性创伤，对患儿精神创伤较小，在全身麻醉下肌肉松弛，声门处也相对松弛，异物容易取出。但是若麻醉深度掌握不好时容易出现喉、气管、支气管痉挛，增加手术的风险和难度。随着生物医学模式向生物-心理-社会医学模式的转变以及社会经济条件和医疗条件的改善，麻醉水平的提高，采取全身麻醉手术的比例已逐渐提高。

对于异物类型或形状特殊，已有危重症并发症，或有其他脏器疾病者（如先天性心脏病）应用全身麻醉。常用静脉复合麻醉，尽可能保持自主呼吸。采用长效麻醉药与短效麻醉药及镇痛药相结合，用阿托品、芬太尼、丙泊酚，辅以 γ-羟基丁酸、地塞米松进行麻醉。忌单独使用可能引起喉痉挛的氯胺酮。注意全身麻醉应全程保证有效的通气，在一定肌松的情况下，维持自主呼吸，特别是当置入气管镜和钳夹住异物出声门时应给予短效肌松剂，以便减少咳嗽反射。同时结合边进入、边给予局部表面麻醉的分段式麻醉方法以减少气管支气管痉挛，利于异物取出。

3. 手术方法

（1）直接喉镜（或前联合镜）下取异物法：用直接喉镜（或前联合镜）挑起会厌，暴露声门，用异物钳直接钳取异物，或张开异物钳在声门下等待，当患者咳嗽，异物冲击钳子时，迅速将异物夹住取出。该法的优点是患儿痛苦小；方法及器械简单，手术时间短；异物钳头大，容易钳住异物。适应证：异物位于声门、声门下或气管内的患儿；当几次试取失败后应改用支气管镜下取出异物。

（2）硬质气管镜下取异物法：位置较深或已发生肺部并发症的异物须用支气管镜伸入到接近异物的部位再钳取。该法是目前最为常用的方法，绝大部分患儿可通过该法取出异物。需根据患儿年龄选择不同型号的支气管镜（表5-1）。光源一般采用光纤的间接光源。当下支气管镜后，先吸出分泌物，仔细看清异物的位置和方向以及异物与支气管壁间的关系。研究夹取异物的最佳方法。通常在吸气时气管腔扩大时钳取。钳取异物时用力要适度。用力过大易将异物夹碎，用力过小异物容易脱落。尤其患侧有肺不张时，异物在通过声门时容易脱落，并被吸入健侧，导致双侧支气管阻塞，造成严重缺氧。此时应将支气管镜送入健侧，取出异物。较大异物不能经支气管镜取出者，应将异物靠近支气管镜前端，与支气管镜一同取出。有尖的异物如针、图钉等，须将异物尖端夹在支气管镜内或用异物钳夹持尖端取出，以免损伤黏膜。对于较大异物不能从声门取出者，可行气管切开术，异物由切开口处取出。

表5-1　各年龄适用的支气管镜

年龄	支气管内径/mm	支气管长径/cm
小于6个月	3.0	25
7个月~2岁	3.5	30
2~5岁	4.0	30
6~10岁	5.0	30
10~17岁	5.0~7.0	30~40

硬质气管镜下取异物的结果与准确的判断和规范操作密切相关。①熟悉小儿气管、支气管的解剖，以及气管、支气管异物的病理生理基础。②置入气管镜应沿气管、支气管的管腔下行。③夹取异物出声门时应从声门的下三角区出，利用其较大的空间，以防止异物被声带刮脱。④当异物出声门时被刮脱，再次下气管镜时应进入健侧查找，这是由于异物脱落时往往由于健侧的吸力较大，而导致落入健侧，此时患侧因异物阻塞后分泌物多，肺通气功能不良，健侧又被异物阻塞，双侧的肺功能都受到影响，患儿呼吸困难会明显加重，此时应尽快将异物夹取到正气管，同时加压给氧，待缺氧缓解后再取。⑤对于不同类型的异物应采用专门的异物钳，如取笔帽类的异物可以采用反张钳或粗杆抱钳等。当异物巨大（如图钉、橡皮、笔帽等）从声门处很难取出时可以行气管切开手术，异物由气管切开口处取出。

当异物存留时间长或多次试取失败，造成异物被嵌顿于支气管黏膜内或被肉芽组织包裹无法取出时，可考虑开胸切开支气管取异物。

（3）纤维（电子）支气管镜取异物：该方法是在支气管镜上带有钳道，可以通过钳道置入异物钳，并可以送氧气、吸引分泌物。其优点是：①照明亮度高，手术野清晰；②可以在局部麻醉下进行，对患儿的刺激小；③可弯曲，适用于颈部疾病头不能后仰的患者；并可观察段支气管以下或者上叶开口内硬质支气管镜达不到的区域，适用于较小异物的取出。由于其钳叶较小，不适于用此取较大的异物。

4. 术后处理

（1）抗炎：根据有无继发感染及并发症可口服抗生素 3~7 天甚至 2 周。

（2）预防水肿：肌内注射或口服 3 天糖皮质激素预防喉及气管黏膜水肿。

（3）术后注意观察生命体征，肺部呼吸音，必要时可复查 X 线及行电子气管镜检查。

5. 术后并发症及处理

气管、支气管异物术中及术后出现的并发症，若不及时处理，均可发生危险或引起死亡。并发症的出现，与异物性质、所在部位、阻塞程度和感染情况不同。临床上主要包括：喉水肿，皮下、纵隔气肿，气胸等。

（1）喉水肿：原因如下。①由于术前异物刺激，喉部已有炎症，气管内异物尤其异物位于声门下时，异物活动刺激声带或声门下黏膜，引起喉水肿。②操作粗暴，支气管镜进入声门时引起创伤或长时间手术造成喉部黏膜肿胀。因此，对于气管异物，应尽量保持患儿安静，避免活动引起异物刺激声门；术前选用适合患儿气管管腔大小的支气管镜型号，以免因支气管镜过粗，引起喉部黏膜损伤；术中操作轻柔，尽量减少下镜次数及手术时间，减轻手术创伤。术中、术后可给予肾上腺皮质激素减轻喉水肿，严重喉水肿引起窒息者，可予以气管插管或气管切开。

（2）气胸、纵隔、皮下气肿：此并发症较少见，但极为凶险，严重者可导致死亡。出现原因多为气管、支气管黏膜破损造成，也可以是肺泡破裂发展所致。由于术中局部麻醉或麻醉过浅，支气管镜进入气管时可引起咳嗽和屏气导致黏膜损伤，尤其术前即有严重肺气肿者更易出现；手术操作不熟练，硬质支气管镜或异物钳损伤气管、支气管黏膜，均可出现气肿或气胸。术后发生多是术中损伤的黏膜尚未愈合，患儿剧烈哭闹或剧烈咳嗽后，肺内压骤然增高，气流冲破创口而形成。因此，手术者操作应熟练，熟知气管解剖结构，切忌粗暴；操作时支气管镜纵轴需与气管纵轴一致，使镜下异物暴露良好，避免异物钳钳夹气管壁黏膜；较大或嵌顿的异物避免强取，尖锐异物尽量将其尖锐部位置于支气管镜中；对于术前已有严重肺气肿、皮下气肿、纵隔气肿或气胸者，术前可先行皮肤切开、胸腔闭式引流，术中充分镇静。

由于术中、术后发生气肿或气胸可以在短时间即出现严重的呼吸困难及循环衰竭，及早诊断并正确处理至关重要。术中、术后应随时触摸颈部、胸部有无皮下气肿；如果出现呼吸困难、发绀、心率急剧变化，经对症处理无明显改善时，应考虑是否发生气胸，将它作为首要排除之列，病情紧急时，应即刻行胸腔穿刺以确诊，同时可缓解胸腔压力改善缺氧状况，而不要一味等待胸片检查以免延误抢救时机。

发生气肿或气胸后的处理措施如下。

1）对于轻度皮下气肿、纵隔气肿、气胸，病情进展缓慢者，气管异物取出后，可辅以抗感染、吸氧、补液和镇静等治疗，待气肿或气胸自行吸收。

2）对于进展快、范围大、呼吸困难明显的皮下气肿、纵隔气肿者，应尽早行皮肤切开排出气体，减轻皮下、纵隔积气造成的呼吸困难及对心脏、循环造成的压迫。

3）严重的气胸，尤其双侧气胸，在短时间内即可导致呼吸循环衰竭，甚至死亡，应积极行胸腔穿刺抽气及胸腔闭式引流，改善呼吸困难，并予以足量的抗生素控制感染及对症治疗。

6. 预后

气管、支气管异物预后差异很大。若异物卡在喉部或总气管，患者可能在数分钟内窒息死亡。而小的异物有时无需处理即可自然咳出。对于大多数到医院就诊的患儿，若能早期诊断，大多都能在硬性支气管镜或纤维支气管镜下顺利取出，预后良好；少数就诊时间晚或因漏诊、误诊而延误治疗的患儿，可能发生严重并发症，其发生率约为2‰，但经积极治疗多可痊愈。

气管、支气管异物完全可以避免，应加强对家长的卫生宣教，使其明白气管异物的危险性，教导小儿养成良好的进食习惯。主要预防措施是：避免使正在进食的小儿受到刺激及干扰；不要给3岁以下的孩子喂食瓜子、花生、豆类等带壳类食物；将小玩具放在儿童不能触及的地方；发现小儿口含食物、玩具等物品时，应耐心劝说其吐出，不要以手硬抠或使其受惊吓；教育学龄期的儿童改掉口里含着笔帽、哨等东西的习惯；当怀疑异物呛入时及时、就近到有条件的医院就诊。

（徐　晶）

第六章

循环系统疾病

第一节　恶性心律失常

一、概述

恶性心律失常指在短时间内引起血流动力学障碍，导致患者晕厥，甚至猝死的心律失常。它是根据心律失常的程度及性质分类的一类严重心律失常，也是一类需要紧急处理的心律失常。绝大多数恶性心律失常并发于器质性心脏病，只有少数特殊类型可为原发，如先天性 QT 延长综合征、特发性心室颤动等。

恶性心律失常至今没有一个公认的定义。一般认为恶性心律失常包括两方面的含义：①一般具有器质性心脏病，特别是心肌缺血和心功能不全；②心律失常本身的特点。

根据全国恶性室性心律失常治疗对策研讨会纪要，恶性室性心律失常即致命性心律失常，包括多种类型：①频率在 230 次/分以上的单形性室性心动过速；②心室率逐渐加速的室性心动过速，有发展成心室扑动或（和）心室颤动的趋势；③室性心动过速伴血流动力学紊乱，出现休克或左心力衰竭；④多形性室性心动过速，发作时伴晕厥；⑤特发性心室扑动和（或）心室颤动。

二、治疗对策

（1）积极治疗基础心脏病，纠正和预防诱发或触发因素。

（2）尽快终止心律失常发作，建立稳定的窦性心律和稳定的血流动力学状态。

（3）积极持久的药物和非药物干预，防止心律失常再发。

三、伴有器质性心脏病的恶性心律失常

（一）阵发性室上性心动过速

阵发性室上性心动过速（paroxysmal supraventricular tachycardia，PSVT）简称室上速，包括一组异位冲动形成或折返环路位于房室束分支以上的快速心律失常，临床表现及心电图特点相似，统称室上性心动过速（图6-1）。

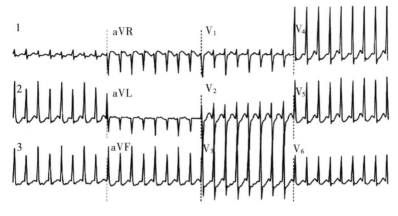

图 6-1　PSVT 发作

1. 临床特点

阵发性发作，突然发作及突然停止。可见于任何年龄，婴儿较多见，新生儿及胎儿期最后 1 个月也可发生。婴儿以房室折返多见，较大儿童以房室结折返为多。4 个月以内男婴多见。发作时心率加速，儿童达每分钟 160 次以上，婴儿可达 250～325 次/分，频率恒定，一次发作可持续数秒钟乃至数日之久，但一般只持续数小时，很少超过 2～3 天。发作时患婴常有拒食、呕吐、不安、气促、出汗、苍白、四肢凉与发绀等心源性休克的表现，儿童患者自诉心悸、心前区不适、心绞痛及头晕等。如发作持续较久，达 24 小时以上，则多出现心力衰竭。6 个月以内的婴儿心率超过 200 次/分者更易并发急性心力衰竭，其症状为呼吸困难、心脏扩大、肝肿大、肺部出现喘鸣音等。X 线检查显示心影轻度扩大及肺瘀血。也可有发热、白细胞增多及呼吸急促，可误诊为重症肺炎。但发作一停止，心力衰竭即控制，患儿安适如常。心动过速骤发骤停为本病特点，胎儿室上速可致严重心力衰竭，胎儿水肿。预激综合征者常复发。反复持续发作可致心动过速性心肌病。

2. 心电图诊断

（1）R-R 间隔绝对匀齐，心室率婴儿 250～325 次/分，儿童 160～200 次/分。

（2）QRS 波形态正常。若伴有室内差异性传导，则 QRS 波增宽，呈右束支传导阻滞型；若为逆传型旁路折返，则呈预缴综合征图形。

（3）大约半数病例可见逆行 P 波（PⅡ、Ⅲ、aVF 倒置，PaVR 直立），紧随 QRS 波之后。

（4）ST-T 波可呈缺血型改变，发作终止后仍可持续 1～2 周。

3. 治疗

（1）终止发作。

1）房室交接区折返及顺向型房室旁道折返室上速：绝大多数室上速属于这两型。①兴奋迷走神经：通过血管压力感受器反射性增强迷走神经张力，延缓房室传导从而终止发作。兴奋迷走神经有致血压下降、心搏骤停的可能，应监测心电图及血压。心动过速终止，立即停用。适用于发病早期，心功能正常，无器质性心脏及窦房结功能正常者。可采用以下方法。a. 按压颈动脉窦：对于较大儿童有效。患儿仰卧位，头略后仰、侧颈。按压部位为下颌角水平，触及颈动脉搏动，向颈椎横突方向用力，每次 5～10 秒，先按压右侧，无效可再压左侧，不可同时按压两侧。b. 屏气法：用于较大儿童，令患儿吸气后用力屏气 10～20 秒。c. 冰袋法：对小婴儿和新生儿效果较好。用 4～5 ℃的冰水袋，或以冰水浸湿的毛巾敷整个面部，引起潜水反射，强烈兴奋迷走神经。每次 10～15 秒，如 1 次无效，隔 3～5 分钟可再用，一般不超过 3 次。较大儿童可令其屏气，并将面部浸入冰水盆中。d. 静脉注射升压药：适用于并发低血压及上述方法无效者。常用去氧肾上腺素 0.01～0.1 mg/kg，加生理盐水 10 mL 缓慢静脉注射，如血压较用药前上升 1 倍或发作终止，立即停用。②抗心律失常药：静脉用药应监测心电图，转复后改为静脉滴注或口服维持疗效。可选用下列药物。a. 普罗帕酮：Ⅰc 类药。静脉注射每次 1～1.5 mg/kg，加入 10%葡萄糖注射液 10 mL 缓慢注入。如首剂无效，间隔 20～30 分钟给第 2 次，一般不超过 3 次。有明显心功能不全及传导阻滞者禁忌。b. 维拉帕米：钙通道阻滞剂。对房室结有显著的抑制作用，但可增进旁道前向传导，加快心室率，故不宜用于逆传型房室旁道折返心动过速。静脉注射每次 0.1～0.2 mg/kg，一次量不超过 3 mg，加入葡萄糖注射液中缓慢注入，15～20 分钟后未转复者，可再给一剂。并发心力衰竭、低血压及传导阻滞者禁忌。严禁与 β 受体阻滞剂合用。疗效与普罗帕酮相近，但对新生儿及小婴儿患者易致血压下降、心脏停搏，不宜应用。应备拮抗剂（10%葡萄糖酸钙溶液）以应急需。c. 三磷酸腺苷（ATP）：快速静脉注射有强烈兴奋迷走神经作用，并可减慢房室传导，抑制窦房结、心房及浦肯野纤维的自律性。静脉注射每次 0.04～0.05 mg/kg，于 2 秒内快速注射。ATP 起效快，平均复律时间在 20 秒内。如首剂无效，3～5 分钟后可加倍剂量，重复应用 1～2 次。有效率达 85%～90%。不良反应有面部潮红、呼吸急促、恶心、呕吐、头痛、窦性心动过缓、交界性心律、完全性房室传导阻滞及室性早搏，但持续数秒钟即自行消失。有传导阻滞及窦房结功能不全者慎用。腺苷引起房室阻滞，终止以房室结为折返环的房室折返及房室结折返室上速，而对房室结未参与的窦房结折返及房内折返（包括心房扑动）心动过速，则发生房室阻滞，使心室率减慢，从而显露异位 P 波，故有利于鉴别室上速的类型。d. 洋地黄制剂：室上速并发心力衰竭者药物转复首选毛花苷 C 或地高辛静脉注射。有增强心脏收缩力，抑制房室传导的作用。首剂用饱和量的 1/2，余量分两次，每 4～6 小时一次。起效慢，需 2 小时以上，转复率约 70%。毛花苷 C 饱和量新生儿 0.02～0.04 mg/kg，1 个月～2 岁 0.04～0.06 mg/kg，2 岁以上 0.02～0.04 mg/kg。地高辛饱和量新生儿 0.02～0.03 mg/kg，1 个月～2 岁 0.03～0.04 mg/kg，2 岁以上 0.02～0.03 mg/kg。e. 其他药物：普萘洛尔、丙吡胺或胺碘酮在上述药物治疗无效时也可试用。③电学治疗：a. 同步直流电击复律，用于并发心力衰竭、心源性休克或心电图示宽大 QRS 波不易和室性心动过速鉴别者。电能量 0.5～1.0 J/（s·kg），如未复律，可加大量重复电击，一般不宜超过 3 次。电击复律作用迅速，效果好，较安全。b. 心房调搏复律，食管心房调搏或右心房内调搏，以快速起搏或程序刺激法终止发作。作用迅速，效果好。食管调搏较简便、安全。

2）逆传型房室旁道折返室上速：较为少见。药物首选普罗帕酮，其次为胺碘酮。禁用维拉帕米、洋地黄制剂。洋地黄类药可使旁路前传不应期缩短，如<220 ms，易引起室性心动过速或心室颤动，发生猝死。如并发心功能不全时，应立即采用同步直流电击复律或心房调搏治疗。

3）房内折返及自律性室上速：均甚少见。上述药物治疗往往无效。近来报道Ⅰc 类药氟卡尼效果较好。静脉注射及口服均为 2 mg/kg，该药半衰期长，日服 2 次。不良反应有眩晕、视物模糊、头痛、恶心、皮疹，室性心律失常、室上速伴束支传导阻滞及轻度抑制心肌收缩力。有心功能不全者慎用。

4）窦房结折返室上速：见于病态窦房结综合征。不宜用抗心律失常药物或电击复律，可采用心房调搏或起搏器治疗。

5）胎儿室上性心动过速：可通过胎儿超声心动图确诊。持续时间较长可致胎儿心力衰竭，胎儿水肿。明确诊断后应予治疗。如胎龄已达 28 周，肺发育已高度成熟，可予引产，经阴道分娩可兴奋迷走神经，终止室上速发作。若条件不成熟，通过给孕妇用地高辛，经胎盘进入胎儿循环。先用地高辛 1 ~ 1.5 mg 在 12 ~ 24 小时分次静脉注射或口服，然后用 0.25 mg 每日 1 ~ 2 次维持，可转复胎儿室上速。孕妇地高辛有效血药浓度为 0.8 ~ 1.0 ng/mL。出生后继续用地高辛维持量 3 ~ 6 个月，以防复发。

（2）预防复发：对于反复发作或并发严重心功能障碍者，终止发作后应继续口服药物预防复发。常用地高辛、普萘洛尔或普罗帕酮维持量 6 ~ 12 个月。

（3）射频消融术或手术治疗：对室上速反复发作，药物难以控制，发作时并发严重血流动力学障碍，发作频繁影响学习和工作，以及房室旁道折返心动过速，其旁道不应期甚短，易致猝死的高危患者，可经射频消融术或外科手术治疗，达到根治室上速的目的。术前应进行心脏电生理检查，明确室上速产生的机制，并准确标测折返径路。射频消融术创伤小，不需全身麻醉，严重并发症少，故应用日趋广泛，对预激综合征患者旁路及房室交接区慢径的消融，均取得满意效果。旁道切割术需开胸进行。先天性心脏病并发旁道折返室上速者，可于心脏手术中，同时进行心外膜旁道标测定位，切断或注射无水乙醇阻断旁道。

（二）阵发性室性心动过速（paroxysmal ventricular tachycardia，PVT）

1. 临床特点

PVT 多发生于器质性心脏病患儿，如心肌炎、肥厚型心肌病、心肌肿瘤、先天性心脏病术后等；婴儿发生持续性 PVT 很可能是浦肯野纤维瘤或错构瘤引起；新生儿 PVT 与窒息、感染及母亲用药有关，消除病因多数可自行恢复，预后较好。PVT 有突发突止的特点，临床症状的轻重与原有心脏病、心率增快的程度及持续时间长短有关。患儿多有烦躁不安、心悸、胸闷，头晕等症状，重者发生心力衰竭，心源性休克，晕厥甚至室颤。每次发作持续数秒至数分钟，甚至数小时不等。PVT 患儿心率加快，150 ~ 250 次/分，婴儿可达 300 次/分以上，心律齐，心音强弱不一。预后取决于基础心脏病的严重程度。

2. 心电图特点

（1）连续 3 次以上期前 QRS 波，时间增宽，形态畸异，心室率 150 ~ 250 次/分，R-R 间隔略有不齐。

（2）可见窦性 P 波，P 波与 QRS 波各自独立，无固定关系，呈干扰性房室脱节，室率快于房率。

（3）常出现心室夺获及室性融合波。除上述心电图改变外，QRS 波形态一致，偶有多形性。洋地黄中毒呈双向性室性心动过速。婴儿 PVT 心率可达 300 次/分或更快，QRS 波可不增宽，但形状与窦性 QRS 波不同。

3. 阵发性室性心动过速应与非阵发性室性心动过速区别

后者是一种加速的室性自主心律，其心室率与窦性心律接近或略快于窦性心律，多不引起血流动力学改变，患儿常无症状。

4. 治疗

应了解病因及患儿的心功能状态。药物中毒等心外因素引起者，首先治疗病因，并选用适当抗心律失常药。

（1）终止发作：发生于器质性心脏病者可致心室颤动，应及时终止室速。

1）有血流动力学障碍者：首选体外同步直流电击复律，电能量 2 J/kg。婴儿用电击能量 25 J，儿童 50 J 无效时，隔 20~30 分钟可重复应用，一般不超过 3 次。洋地黄中毒者禁忌。如无电击复律条件，可在纠正异常血流动力学状态的同时用药物复律。

2）无血流动力学障碍者：用药物复律，药物选择如下。①利多卡因：1~2 mg/kg 稀释后缓慢静脉注射，每隔 10~15 分钟可重复使用，总量不超过 5 mg/kg。PVT 控制后以 20~50 μg/（kg·min）静脉滴注维持。②普罗帕酮：1~2 mg/kg 稀释后缓慢静脉注射，每隔 20 分钟可重复使用，但不超过 3 次。复律后以 5~10 μg/（kg·min）静脉滴注维持。③美西律：1~3 mg/kg 稀释后缓慢静脉注射，有效后可 20~40 μg/（kg·min）静脉滴注维持。④苯妥英钠：2~4 mg/kg 稀释后缓慢静脉注射，本品为强碱性，不可溢出静脉外，并避免长期静脉用药，以免导致静脉炎。⑤普萘洛尔：0.05~0.15 mg/kg 稀释后缓慢静脉注射，1 次量不超过 3 mg。⑥胺碘酮：2.5~5 mg/kg 稀释后缓慢静脉注射，可重复 2~3 次。

一般首选利多卡因，无效时换用上述其他药物。近年用索托洛尔终止室速发作，也可使用此药。

3）纠正伴随因素：如低钾血症、缺氧、酸中毒、心力衰竭等。

4）婴儿心肌浦肯野细胞瘤并发无休止的室性心动过速，内科治疗往往无效，需行手术切除肿瘤。致心律失常性右心室发育不良并发室性心动过速，药物治疗无效者，可行病灶切除，据报道，导管射频消融术有一些病例可获成功。

（2）预防复发：肥厚型心肌病患者服用普萘洛尔或维拉帕米可预防室性心律失常。心肌炎、扩张型心肌病及缺血性心肌病患者可服用普罗帕酮、美西律、莫雷西嗪或胺碘酮预防复发。苯妥英钠和胺碘酮对先天性心脏病发生的室性心动过速疗效较好。

（三）特发性室性心动过速（IVT）

1. 临床表现

多发生于学龄期儿童。一般心脏检查，包括体格检查、X 线胸片、常规心电图、超声心动图及磁共振检查均无异常。非持续性 IVT 可无症状，或感心悸、头晕。较长时间持续发作，心率快者，则可出现血流动力学改变，心脏扩大，心力衰竭或晕厥。长期随访结果表明，绝大部分 IVT 患者预后良好，可有复发，经抗心律失常药治疗后，可满意控制。罕有猝死发生。

2. 心电图特点

室速发作均为单形性。根据 IVT 发作诱因、心电图表现和对药物治疗的反应，可将其分为左心室、右心室和儿茶酚胺敏感性 IVT。

（1）左心室 IVT：QRS 波呈右束支阻滞型，伴电轴左偏，多数异位冲动起源于左后分支的浦肯野纤维网内，此型多见。少数起源于左前分支的浦肯野纤维网内，QRS 波呈右束支阻滞，伴电轴右偏。维拉帕米能有效控制 IVT 发作并预防复发，而利多卡因、普萘洛尔等药物无效。

（2）右心室 IVT：QRS 波呈左束支阻滞型，伴电轴向上（180°~360°），多数异位冲动起源于右心室流出道。对抗心律失常药物的反应个体差异较大。

（3）儿茶酚胺敏感性 IVT：患者因精神因素或运动诱发 IVT 进行心电生理检查时，静脉滴注异丙肾上腺素可诱发 IVT，提示可能与交感神经张力增高或对儿茶酚胺的敏感性增高有关。用 β 受体阻滞剂可有效控制发作。

3. 鉴别诊断

运动诱发 IVT 可突然发生晕厥，应与癫痫病鉴别，后者晕厥发作时心电图正常而脑电图异常。

4. 治疗

依据 IVT 的类型选择不同的药物治疗。仅有短阵发作，患者无症状，不需用药，可定期随访，进行心脏超声及动态心电图检查。

（1）左心室 IVT：用维拉帕米治疗有终止发作和预防复发的良好效果。普罗帕酮也有一定效果。利多卡因等其他抗心律失常药多无效。

（2）右心室 IVT：抗心律失常药物治疗尚无统一方案，可选用维拉帕米、普罗帕酮或普萘洛尔等，药物作用的个性差异较大。对药物治疗无效，症状明显的患者可采用导管射频消融术。

（3）儿茶酚胺敏感性 IVT：采用 β 阻滞剂效果最好。

（四）特发性长 QT 综合征并发尖端扭转型室性心动过速

1. 临床表现

发病者多见于幼儿和青少年，甚至围生期新生儿。其临床特点为突然发生晕厥、抽搐，甚至心搏骤停。多数在情绪激动（激怒、惊吓）或运动时发生，呈反复发作。临床上分为 3 型：①Jervell-Lange-Nielsen 综合征，伴先天性耳聋，为常染色体隐性遗传；②Romano-Ward 综合征，听力正常，为常染色体显性遗传；③散发型，无家族史和听力障碍。

2. 心电图改变

（1）心动过缓，常为窦性心动过缓，5% 可有二度以上房室传导阻滞，出现交界性逸搏心律。

（2）QT 间期延长，按 Bazett 公式（$QTc = QT/RR0.5$）$QTc > 0.44$ 秒。

（3）T 波宽大畸形，并有交替现象。

（4）可见单形或多形室性早搏。

（5）晕厥发作时出现尖端扭转型室性心动过速，可发展为心室扑动或颤动。

3. 诊断和鉴别诊断

1985 年，Schwartz 提出 LQTS 的诊断标准，将其症状分为两大类。①主要症状 3 项，$QTc > 0.44$ 秒，应激引发晕厥及家族中有 LQTS 患者。②次要症状 4 项，先天性耳聋，T 波交替改变，小儿心率减慢及心室复极异常。患者有 2 项主要症状或一项主要症状和两项次要症状即可诊断 LQTS。

之后，Schwartz 修订了诊断评分标准。确诊 LQTS 需 4 分以上。其中 $QTc > 480$ ms 为 3 分，QTc 460～470 ms 为 2 分，QTc 450 ms 为 1 分；伴有尖端扭转型室速 2 分；T 波交替电压 1 分，3 个导联 T 波有切迹 1 分，心动过缓 0.5 分；晕厥史 1～2 分，耳聋 0.5 分；家族史 0.5～1 分。评分 <1，LQTS 可能性低；2～3 分，LQTS 中度可能；≥4 分，LQTS 高度可能。QT 间期正常和（或）无晕厥发作的可疑患者可以采用运动平板试验心电图和长程心电图检

查，观察运动后的 QTc 间期改变，协助诊断。对可疑 LQTS 患者，要及早做家系调查，并反复、及时查 ECG 以助早期诊断。基因诊断可对 72% 的临床可疑病例做出确诊，但其实验阴性并不能排除 LQTS 的诊断，人们对 LQTS 在基因水平的认识尚待提高。

在鉴别诊断方面应与癫痫区分，后者脑电图异常，无心电图异常。

4. 治疗

经确诊为 LQTS，即便无症状也应长期服用普萘洛尔，2 mg/（kg·d），分 3 次，必要时可增大至 3 ~ 4 mg/kg，可减少晕厥发作及心脏性猝死，平时避免情绪激动，体力劳动，以防引发晕厥，导致心脏性猝死。

LQTS 并发尖端扭转型室速应及时终止发作，采用以下方法。

（1）首选 β 受体阻滞剂，普萘洛尔 0.05 ~ 0.15 mg/kg；缓慢静脉注射，一次量不超过 3 mg。

（2）用阿托品或心房、心室起搏，基础心率需 > 110 次/分。

（3）持续发作需同步直流电击复律。

（4）静脉补充氯化钾及硫酸镁：用 0.3% 氯化钾溶液缓慢静脉滴注，硫酸镁 15 ~ 30 mg/kg 稀释为 2.5% 浓度溶液缓慢静脉注射，并监测血钾及血镁水平。

（5）禁忌用儿茶酚胺类及 Ⅰa、Ⅰc 及 Ⅲ 类抗心律失常药。

对于药物治疗无效可作左侧交感神经节切除。反复发作晕厥易致心脏性猝死，可用埋藏式心脏自动复律除颤器。

（五）心室扑动和心室颤动

1. 概述

心室扑动（ventricular flutter，简称室扑）和心室颤动（ventricular fibrillation，简称室颤）分别为心室肌快而微弱的收缩或不协调的快速乱颤，其结果是心脏无排血，心音和脉搏消失，心脏、脑等器官和周围组织血液灌注停止，阿—斯综合征发作和猝死。室颤是导致心源性猝死的严重心律失常，也是临终前循环衰竭的心律改变，而室扑则为室颤的前奏。

心室扑动时心电图 QRS 波群和 T 波难以辨认，代之以较为规则、振幅高大的波群，每分钟 150 ~ 250 次。心室颤动时心电图可有波形低小不整齐，每分钟 200 ~ 500 次。

2. 病因

常见于急性心肌梗死、心肌炎、完全性房室传导阻滞、阿—斯综合征的过程中、严重低血钾与高血钾、QT 间期延长综合征、心脏手术、低温麻醉、心血管造影或心导管检查术、洋地黄、奎尼丁、普鲁卡因胺、肾上腺素、锑剂等药物中毒、严重缺氧、电击以及溺水等，这些可称为原发性心室扑动和颤动，及时积极的抢救可能恢复。在各种心脏病合并心力衰竭、呼吸衰竭、低血压等临终前发生者，称为继发性心室扑动和心室颤动，多不易复苏。

心室扑动及颤动的发生机制可能由于心室异位起搏点发放激动加速（如发生于心室肌易激期的室性期前收缩或室性心动过速），和心室各部分心肌传导速度和复极不均匀，故其不应期长短不等，因而激动可从不应期较短的心肌折返到不应期较长的心肌，在心室肌内出现快速而零乱的多发性局部折返现象所致。

3. 临床表现

临床症状包括意识丧失、抽搐、呼吸停止，甚至死亡。听诊心音消失、脉搏触不到、血压亦无法测到。

4. 心电图特征（图 6-2）

（1）室扑：心电图示 P-QRS-T 波群消失，代之以 150～250 次/分振幅较大而规则的室扑波。

（2）室颤：①QRS-T 波消失，呈大小不等，形态不同的心室颤动波，常由室扑转变而来，波幅 >0.5 mV 称粗波型心室颤动，<0.5 mV 称细波型心室颤动；②f-f 之间无等电位线；③频率在 250 次/分以上，频率 >100 次/分者称为快速型心室颤动，频率 <100 次/分者称为慢速型心室颤动；④如夹有心室扑动波则称为不纯性心室颤动。

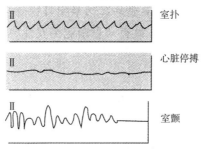

图 6-2　室扑与室颤心电图

5. 治疗与预防

自 20 世纪 60 年代心肺复苏技术日益发展以来，原发性室颤的复苏成功率和复苏后长期存活率已有显著提高。复苏后长期存活者（尤其是不伴急性心肌梗死的患者）室颤的复发率高，一年内病死率可达 30%。

近年来，对原发性室颤的预防进行了不少探索性的研究，但至今尚无被公认的有效措施。常用的有效措施如下。①防治其病因。②用 24 小时动态心电图监测室性心律失常，或以心电图运动负荷试验或临床电生理技术诱发室性快速心律失常，以识别有发生原发性室颤的高危险的患者。③应用抗心律失常药物消除室速、减少复杂性室性早搏（如室性早搏连发、多源性室性早搏、R 在 T 上型的室性早搏）。以动态心电图、心电图运动负荷试验、临床电生理技术或血药浓度评价疗效。④用起搏器或手术治疗慢性反复发作的持久性室速或预激综合征伴心室率快速的房颤、房扑患者。⑤作冠状动脉旁路移植术，或经皮冠状动脉球囊扩张术、旋切术、旋磨术、激光消融术、支架放置术等以改善心肌供血；室壁膨胀瘤及其边缘部内膜下组织切除以切断室性心律失常的折返途径。⑥急性心肌梗死后长期应用 β 受体阻滞剂。

有明确的心脏疾病的室速和室颤首选胺碘酮。胺碘酮是一种以Ⅲ类作用为主的广谱抗心律失常药，其电生理作用是延长心房肌、心室肌及传导系统的动作电位时程和有效不应期，并抑制窦房结和房室结的功能以及旁路的传导，可提高心室致颤阈值，减少室颤发作。胺碘酮可阻断钠、钾通道和 L 形钙通道，非竞争性阻断 α 受体和 β 受体，扩张冠状动脉，增加血流量，减少心肌耗氧，扩张外周动脉，降低外周阻力。故胺碘酮用于严重心功能不全患者合并心律失常的治疗，安全性高于其他抗心律失常药。在相同条件下，胺碘酮的作用更强，对血流动力学不稳定的室速或室颤效果更好，且比其他抗心律失常药物不良反应小。胺碘酮可作为治疗电击后难治性室速、室颤的首选药物。其主要不良反应是低血压，所以用药后应监测血压 4 小时。在心肺复苏期间利多卡因有利于保持心电的稳定性，经初步处理后仍维持室颤者，应静注肾上腺素并重复电除颤。

恶性快速性心律失常如伴有明显症状，通常首选药物治疗，但在药物治疗无效时应采用非药物治疗。对于伴有血流动力学障碍的患者，如休克、低血压，应首选电复律；对于反复发作的恶性室性心律失常，如伴有休克或心室颤动（室颤），在电复律后置入埋藏式心律转复除颤器；室颤和无脉搏性室速可经心前区捶击转变为有灌注的心律。当发现心搏骤停后，如果不能立刻进行电除颤，可以立即做心前区捶击，对室颤、难治性室速进行除颤时，用双相波除颤器首次能量为 150～200 J，用单相波除颤器首次能量 360 J。电除颤后应静脉注射胺碘酮以稳定心律。室颤应选择非同步放电方式；对于室速，则用同步放电方式；但若患者脉搏摸不清、神志不清、低血压、肺水肿或 QRS 波群高度畸形又无法同步放电时应选择非同步放电。

（六）Brugada 综合征

1. 概述

Brugada 综合征（Brugada syndrome，BrS）是一种钠离子通道功能下降的遗传性疾病。1992 年，Brugada 两兄弟首次报道了一组特发性多形性室性心动过速和特发性心室颤动病例，其心电图表现为右胸导联 ST 段持续抬高伴有或不伴右束支传导阻滞（RBBB），而患者并无器质性心脏病的证据。2002 年和 2005 年，基于对 BrS 的大量临床和基础科学的研究，两届世界范围的专家共识会议对 BrS 的诊断标准、危险因素分层的检测及药物治疗达成共识。Brugada 综合征在日本和东南亚其发病率相对较高。Hong K 等报道在心脏结构正常的猝死患者中，近 1/3 是由 Brugada 综合征导致，故有"东南亚突发性原因不明夜间猝死综合征"之称。

2. 发病机制

（1）Brugada 波形成的机制：BrS 的发病机制尚未完全阐述清楚，但研究报道，可能有 3 种机制参与 ST 段的抬高，从而形成 Brugada 波，包括局灶传导异常、局灶心室肌除极异常和早期心室肌复极异常。

（2）SCN5A 突变与 BrS：BrS 是一种基因遗传性疾病。现在研究已经发现多种基因与 BrS 相关，如 *SCN5A*、*GPD1L*、*CACNA1C*、*CACNB2*、*SCN1B*、*KCNE3*、*SCN3B* 和 *HCN4* 等。其中 *SCN5A* 对 BrS 的影响备受关注，最近已发现 100 余种 *SCN5A* 基因突变与 BrS 相关。

3. Brugada 综合征的分型及诊断标准

（1）Brugada 综合征的分型。Wilde 等将 Brugada 综合征分为以下的 3 种类型：1 型，突出的"穹隆形"ST 段抬高≥2 mm（0.2 mV）伴有 T 波倒置；2 型，J 波幅度抬高≥2 mm，或右侧胸前导联 ST 段逐渐下斜型抬高（在基线上方仍然≥1 mm）紧随正向或双向 T 波，形成"马鞍形"（saddle back）ST 段图形，伴有直立 T 波或双相 T 波；3 型，J 波幅度抬高≥2mm，或右侧胸前导联 ST 段顶点抬高 <1 mm，称为"低马鞍形或低穹隆形"伴有直立 T 波（表6-1，图 6-3）。

表 6-1　三种类型的 Brugada 波的心电图特征

分型	J 波幅度	T 波	ST 段	
			抬高形状	终末部
1 型	≥2 mm	倒置	下斜形	逐渐下降
2 型	≥2 mm	直立或双向	马鞍形	抬高≥1 mm
3 型	≥2 mm	直立	低马鞍形	抬高 <1 mm

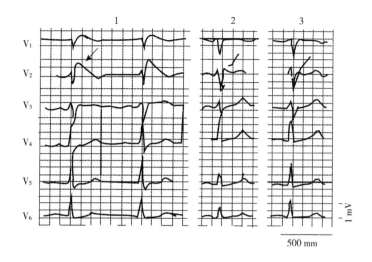

图 6-3　胸前导联三种类型的 Brugada 波

1　穹隆形；2　马鞍形；3　低马鞍形或低穹隆形。

注：箭头指向为 J 点。

（2）Brugada 综合征的诊断标准。2005 年，欧洲心脏学会第二次 Brugada 综合征的专家共识制定了对 Brugada 综合征的诊断标准。①＞1 个右胸导联（V₁～V₃）出现 1 型 Brugada 波（下斜形 ST 段抬高≥2 mm，T 波负向）表现，排除其他引起 ECG 异常的情况，无论是否应用钠通道阻滞剂，且伴以下情况之一：记录到心室颤动（VF）、多形性室性心动过速、心脏性猝死的家族史（＜45 岁）、家系成员中有"下斜形"ECG 改变、电生理检查可诱发室性心动过速或 VF、晕厥或夜间极度呼吸困难，可诊断为 Brugada 综合征。若仅有以上 ECG 特征，称为"特发性 Brugada 样 ECG 改变"。②基础情况下＞1 个右胸导联（V₁～V₃）出现 2 型（马鞍形 ST 段抬高，起始部分抬高≥2 mm，下凹部分抬高≥1 mm，T 波正向或双向）或 3 型（马鞍形或下斜形 ST 段抬高＜1 mm）Brugada ST 段抬高，应用钠通道阻滞剂后转变为 1 型，并存在一个或更多的上述临床表现时，也可诊断为 Brugada 综合征。

4. 临床表现

Brugada 综合征具有较宽的临床疾病谱，从静息携带者、晕厥反复发作者到猝死生还者，提示 Brugada 综合征具有明显的遗传异质性。患者常有晕厥或心脏性猝死家族史，多发生在夜间睡眠状态，发作前无先兆症状。发作间期可无任何症状。有时心脏病突发或晕厥，发作时心电监测几乎均为室颤。常规检查多无异常，病理检查可发现大多患者有轻度左心室肥厚。心脏电生理检查大部分可诱发多形性室速或室颤。

5. 诊断和鉴别诊断

详细询问病史和家族史是诊断的关键。不能解释的晕厥、晕厥先兆、猝死生还病史和家族性心脏性猝死史是诊断的重要线索。如患者出现典型的 1 型心电图改变，且有下列临床表现之一，并排除其他引起心电图异常的因素，可诊断 Brugada 综合征。①记录到室颤。②自行终止的多形性室速。③家族心脏猝死史（＜45 岁）。④家族成员有典型的 1 型心电图改变。⑤电生理诱发室颤。⑥晕厥或夜间濒死状的呼吸。

对于 2 型和 3 型心电图者，经药物激发试验阳性，如有上述临床表现可诊断 Brugada 综合征。如无上述临床症状仅有特征性心电图改变不能诊断为 Brugada 综合征，只能称为特发

Brugada 综合征样心电图改变。

动作电位早期复极主要与钠离子内向电流、Ito 和 L 形钙离子电流有关。而任何一种引起动作电位 1 相末期外向性电流增加或内向性电流减少的原因，都会导致 ST 段明显抬高。从而表现为类似 Brugada 心电图的表现。

应与临床其他引起晕厥的疾患鉴别，包括不典型右束支传导阻滞、左心室肥厚、早期复极、急性心肌炎、急性心肌缺血或心肌梗死、肺栓塞、变异型心绞痛、主动脉夹层、各种中枢神经和自主神经异常、Duchenne 肌营养不良、维生素 B_1 缺乏、高钾血症、高钙血症、致心律失常性右心室心肌病、漏斗胸、低体温、纵隔肿瘤和心包积液时右心室流出道机械性压迫。Brugada 综合征样 ECG 改变偶尔表现在直流电复律后的数小时，尚不清楚这些患者是否是 Brugada 综合征的基因携带者。

6. 治疗

Brugada 综合征的治疗目的在于防止室颤的发生，降低这部分患者的猝死率。理论上，任何基因或药物的干预，只要能减少显著的 Ito 电流，即能改变心电图异常，但临床研究表明，目前尚缺乏这种理想的有效药物，Ⅰa 类中普鲁卡因胺、阿义马林，Ⅰc 类氟卡尼只阻滞 Ⅰ Na，不改善 Ito 离子，可重现 Brugada 综合征心电图特征，甚至诱发室颤，应避免使用。β 受体阻滞剂有可能是反指征药物。奎尼丁由于具有抑制迷走神经兴奋的作用，应能阻滞一过性外向电流发生，纠正心电图异常，防止室颤出现，但临床价值尚待研究。实际上，目前唯一有效的办法只有安置植入型心脏除颤仪（ICD）。ICD 能及时消除出现的室速和（或）室颤，防止猝死发生。

（张晓蒙）

第二节　暴发性心肌炎

一、概述

1991 年，Lieberman 根据心肌活检的组织学改变与临床表现，首次将心肌炎分为暴发型、急性型、慢性活动型和慢性持续型 4 种类型。在其报道的 35 例经心肌活检证实的心肌炎中，有 4 例被归类为暴发性心肌炎（FM），其共同特点为：①起病均为非特异性流感样表现；②病情迅速恶化，短时间内出现严重的血流动力学改变，临床表现为重度心功能不全等心脏受累征象；③心肌活检显示广泛的急性炎细胞浸润和多发型心肌坏死灶；④1 个月内完全康复或（少数）死亡；⑤免疫抑制剂治疗只能减轻症状而不能改变疾病的自然病程。

既往无心脏病史，在发病 24 小时内病情急剧恶化，突发心源性休克、急性心功能不全和严重心律失常及阿—斯综合征，甚至猝死，超声证实存在左心室功能失调，近期有病毒感染史即为 FM。FM 病情进展迅速，病死率高，但它具有自限性，如能及早给予有效治疗，患者多能痊愈，否则将快速死亡。

二、病毒病原学

多种病毒均能引起心肌炎（表6-2），20 世纪 90 年代，分子生物学及血清学证实心肌炎发生与柯萨奇 B 病毒感染有关；90 年代后期，心肌炎者心肌活检显示腺病毒感染居多；

近 5 年来，病毒谱又发生了转移，开始以细小病毒 B19 和其他病毒居多，如 6 型人疱疹病毒、乙型肝炎病毒。

表 6-2　能引起人心肌炎的病毒与分类

	分类	病毒
RNA	肠道病毒	柯萨奇病毒 A、B，艾柯病毒，脊髓灰质炎病毒 I、II
	鼻病毒	鼻病毒
	正黏病毒	流感病毒 A、B
	副黏病毒	腮腺病毒、麻疹病毒、副流感病毒、呼吸道合胞病毒等
	披膜病毒	基孔肯亚病毒、登革热病毒、出血热病毒、风疹病毒
	弹状病毒	狂犬病毒
	沙粒病毒	淋巴细胞脉络丛脑膜炎病毒
DNA	腺病毒	腺病毒
	疱疹病毒	单纯疱疹病毒 1 型、2 型，巨细胞病毒
	痘类病毒	天花病毒，牛痘病毒
未分类		肝炎病毒

三、临床表现

1. 前驱症状

多数患儿发病前 1~3 周有呼吸道病毒感染所致的发热、倦怠、酸痛等所谓的"感冒"样症状，或消化道病毒感染所致的恶心、呕吐、腹泻等症状，也有部分患儿症状轻微而不被注意，仔细追问方能回忆起来。某些患儿也可在肝炎、腮腺炎、水痘等感染之后发病。但无前驱症状者不能除外有前驱病毒感染史。

起病急骤，进展快，数小时至 1 天内出现心功能不全的表现，或很快发生心源性休克，临床表现多样，患儿极度疲乏无力、头晕、呕吐、腹痛，较大患儿诉心前区痛或压迫感，有的烦躁不安、气喘、咳嗽或咳血性泡沫样痰，呼吸急促或端坐呼吸。

2. 心肌以外的脏器和组织受累

虽然通称病毒性心肌炎，但受累多不局限于心肌，有相当一部分伴有心包炎，因而有多少不等的心包积液，也有些并有心内膜局限性炎症，少数累及瓣膜、乳头肌和腱索，听诊时可闻及杂音。少数病例病毒感染并累及其他脏器，特别是新生儿和小婴儿易发生，常见的有胸膜炎、多发性浆膜腔炎、肌炎、肠炎、支气管炎、肺炎、胰腺炎及肝炎等。

3. 体征

面色苍白、灰黯、口唇发绀，皮肤湿冷，大汗淋漓，指端发绀，脉搏细弱，血压下降，脉压差小或测不到血压，心音极低钝，第一心音听不清或呈钟摆律，可闻及第 3 心音或奔马律，有心动过速、过缓或出现严重心律失常。肝迅速增大，有压痛。病情发展迅速，可在数小时至数日内死于急性心力衰竭，心源性休克，或严重心律失常。如抢救及时，不少患儿可较快好转，数日至数十日后痊愈，部分患儿呈慢性进程，演变为慢性心肌炎或扩张型心肌病。

四、辅助检查

1. 心电图检查

（1）ST-T改变：常见的有ST段水平型或下垂型下降，少数可有ST段抬高。T波低平、倒置或双向。单独的T波改变比ST段改变多见，部分患儿同时有ST段和T波改变。这类改变主要出现在以R波为主的导联上，以Ⅱ、Ⅲ、aVF导联多见，其次为Ⅰ、aVL、V₅、V₆导联，可伴有QRS低电压和QT间期延长。部分重症患儿ST段弓背上抬，呈心肌梗死样改变。部分患儿开始ST-T改变不明显，随着病情的发展而逐渐明显。

（2）异位心律。

1）室性早搏：是最常见的早搏，常见二三联律，个别呈插入性，少数呈室性并行心律，R on T型罕见，如果发现，应紧急处理，以防出现危及生命的室性心动过速及心室颤动。室性早搏一般为单源频发早搏，少数多源性，表现为同一导联早搏的QRS呈多种形态，且早搏的联律间期不等，这类早搏有发展成室性心动过速的危险。偶见多形性室性早搏，表现为同一导联有多种形态的早搏，但联律间期相等。

2）房性早搏：较室性早搏发生率低，但各种类型的改变均可见到。频发的房性早搏，部分可呈二三联律、多源性房性早搏，可有房早未下传或房性早搏伴室内差异传导。

3）阵发性心动过速：包括阵发性室性心动过速和室上性心动过速，后者是心肌炎最常见的快速心律失常。其特点是QRS波快速而绝对匀齐，形态正常，心率180~300次/分，突发突止，常反复发作。部分房性心动过速伴有一度房室传导阻滞、二度Ⅰ型房室传导阻滞或二度Ⅱ型房室传导阻滞，也可伴有室内差异传导。还可见到持续性房性心动过速和紊乱性房性心动过速，后者易发展成房扑或房颤。阵发性室性心动过速较少见，属于严重的心律失常，应紧急处理，如处理不及时可发展为室扑或室颤而死亡。还可见到房扑和房颤等。

（3）传导阻滞。

1）房室传导阻滞。①一度房室传导阻滞，最常见，PR间期明显延长，延长时间与心肌炎病情活动的程度成正比，阿托品试验和运动试验均不能使PR间期缩短，心率越快，PR间期越长。说明这种改变是房室结或房室束受损的器质性病变。②二度Ⅰ型房室传导阻滞，PR间期逐渐延长直至QRS脱落一次，RR间期逐渐缩短，最长的RR间期小于最短的RR间期2倍。③二度Ⅱ型房室传导阻滞，心房激动间歇性不下传而不伴有PR间期延长，长RR间期等于短RR间期的2倍。④三度房室传导阻滞，P波与QRS波无关，心室率慢于心房率，三度房室传导阻滞表明心肌损害严重，预后较差，需紧急处理。

2）束支传导阻滞。右束支传导阻滞（RBBB）较左束支传导阻滞（LBBB）多见，不完全性RBBB比完全性RBBB多见。左束支分支阻滞以左前分支阻滞多见，双束支传导阻滞以左前分支阻滞合并右束支阻滞多见，也可以单侧束支阻滞合并一度房室传导阻滞。

（4）窦性心律失常。

1）窦性心动过速：在安静状态下或睡眠中出现窦性心动过速，常是心肌炎最早表现之一。在患病毒感染性疾病后，出现心率增快与体温不成比例时应引起注意，但心肌炎早期仅有单纯的窦性心动过速是少见的，往往随病情发展而出现其他有意义的心电图改变，故应短期内多次复查心电图，以便发现异常。

2）窦性心动过缓：较少见，但比窦性心动过速更有意义，往往是窦房结功能下降的早期表现。如窦房结受损，往往发展成严重的窦性心动过缓，常有头晕、心慌等症状，还可出现短暂的窦性停搏，窦房传导阻滞，也可发展成病态窦房结综合征。可以在心动过缓的基础上合并阵发性室上性心动过速或阵发性房扑、房颤，则称为快慢综合征。

3）游走性心律：在心肌炎的早期还可见到游走心律，包括窦房结游走性心律、窦-房游走性心律和窦-房-结游走性心律。这是由于窦房结的兴奋性降低使激动的起搏点在窦房结、心房与房室结区之间游走，表现为同一导联上 P 波形态多变，可以由直立变低平变双向再变倒置，PR 间期也随着由长变短，直到倒置的 P 波后的 PR 间期短于该年龄组的正常低限形成结区性心律，同时可见到明显的窦性心律不齐，P 波形态变化可反复出现，大部分治疗后恢复，少数可发展成左心房心律或冠状窦性心律，个别发展成病态窦房结综合征。

（5）合并心包炎、心包积液：心电图改变为窦性心动过速、QRS 低电压或 P 波低电压。由于同时有心外膜受损，可有 ST 段抬高，T 波低平或倒置，病重时可见 ST 段抬高呈单向曲线，个别有病理性 Q 波。并且好转时 QRS 波和 P 波 ST 段逐渐恢复。

2. 超声心动图改变

（1）心肌收缩功能异常：特别是左心室收缩功能异常是病毒性心肌炎最多见也是最早出现的一种改变。有些患儿心腔不大，而左心室后壁运动幅度呈弥漫性减低，心肌收缩功能降低。

（2）心室充盈异常：心肌炎患儿，左心室舒张功能也受到一定损害，表现为心室充盈异常，表现为二尖瓣血流频谱上 E 峰减低，A 峰升高，VA/VE 的比值增大。在 M 型超声心动图上可呈现左心室后壁舒张早期的快速运动和中晚期的平坦现象。

（3）区域性室壁运动异常：急性心肌炎患儿可有区域性室壁运动异常现象，表现为在心肌的某些部分的室壁有运动减弱、运动消失和矛盾运动情况，而其他部位的收缩运动正常。这些区域多位于室间隔或心尖部。

（4）心腔扩大：病毒性心肌炎患儿在超声心动图上可显示有左心室、右心室、双心室或心房扩大，多属轻度扩大。左心室肌收缩功能受损，偶有心肌变薄。

（5）室壁心肌增厚：部分心肌炎患儿有左心室壁厚度增加，甚至有类似肥厚性心肌病的表现。但这些心室壁心肌厚度的增加往往是一过性或可逆的，治疗后心功能改善后肥厚可减轻或消失。心肌肥厚的部位多见于室间隔和左心室后壁，以室间隔的增厚更显著，往往呈现类似肥厚性心肌病的非对称性肥厚，但其增厚的程度一般较轻。此种局限性肥厚的部位经常在靠近心尖部，不易形成像肥厚性心肌病那样的左心室流出道狭窄和梗阻。此种心肌的一过性增厚可能为心肌组织充血、肿胀、变性所致。

（6）心肌回声反射异常：在心肌炎患儿中，常有室间隔、乳头肌、左心室后壁等呈局限或弥漫性回声增强，光点粗大不均，甚至呈强回声光斑。此种心肌回声反射的异常与心肌炎时心肌组织的浸润或纤维化等改变有关。

（7）心室内附壁血栓：心室内附壁血栓多发生在扩张型心肌病，但在急性心肌炎伴充血性心力衰竭时也可发生。血栓常发生于重度的活动减弱或无活动室壁区，血栓的形成可能是由于心室壁运动减弱及局部的血流缓慢所致，也可能与炎症过程波及心内膜有关。

（8）心包积液：在急性期可表现为轻度或中度心包积液，临床呈两种疾病的表现同时存在。超声心动图可以清楚地显示出积液的量及位置。

3. X 线检查

重症心肌炎发生急慢性心力衰竭时可表现为肺瘀血或肺水肿，伴或不伴胸腔积液，且心脏呈进行性扩大，心脏搏动减弱。合并少量心包积液时，心脏呈烧瓶状；大量积液时心脏外形呈烧瓶形，两侧心缘各弓消失，心脏中至重度增大，透视下可见心脏搏动减弱，甚至消失。心脏呈无力状，其心尖搏动位于心界内侧。

4. 实验室检查

（1）天门冬氨酸氨基转移酶（AST）：AST 存在于人体的大多数组织中，在心脏、肝、肾和骨骼肌中含量丰富。在心肌炎急性期的患儿因为心肌的损伤，心肌细胞的炎症，细胞膜通透性改变，使 AST 释放，使血清中 AST 活力增高。AST 酶活力在发病 2～3 周达高峰，多数病例中病程 4～6 周恢复正常。AST 虽然在心肌中含量最多，但其组织特异性较低，且正常值幅度大，假阳性较高。因此，在临床分析时应排除可引起 AST 升高的其他疾病。

（2）乳酸脱氢酶（LDH）、LDH 同工酶及 α-羟丁酸脱氢酶（α-HBDH）：LDH 广泛存在于人的各种组织，有五种同工酶，分别是 LDH_1、LDH_2、LDH_3、LDH_4、LDH_5，心肌中 LDH_1 含量最多，$LDH_1 > LDH_2$ 或者 $LDH_1 > 40\%$ 时有诊断心肌炎的参考价值。LDH 及 α-HBDH 一般在心肌受损 24～48 小时升高，3～6 天达高峰，8～14 天逐步恢复。

（3）肌酸磷酸激酶（CK）及其同工酶（CK-MB）：CK 在起病 3～6 小时即可升高，2～5 日达高峰，2 周内恢复。CK 有四种同工酶，CK-MM、CK-MB、CK-BB 和线粒体同工酶 Mt。CK-MB 主要源于心肌，正常小于 CK 的 5%。CK-MB 质量（CK-MB Mass）单位 ng/mL，>4.0 ng/mL 为阳性。

（4）心肌肌钙蛋白（cTn）：心肌肌钙蛋白是心肌收缩和舒张过程中的一种调节蛋白，由三种亚单位（cTnT、cTnI、cTnC）组成。cTnT 是与原肌球蛋白结合的亚单位，cTnI 是肌原纤维 ATP 酶的抑制性亚单位，cTnC 是钙离子结合亚单位。心肌细胞受损时，cTnT 和 cTnI 易透过细胞膜释放入血，使血中的 cTnT 和 cTnI 升高。cTnI 或 cTnT 的变化对心肌损伤的敏感性和特异性均高于心肌酶，出现早，持续时间长。

5. 放射性核素扫描检查

用镓[67]或锝[99]可检测心肌的炎症与坏死变化。

6. 病毒学诊断

疾病早期从咽拭子、咽冲洗液、大便、血液中分离病毒，或从心肌和血液进行病毒核酸检测及血清病毒抗体测定，均有助于病原学诊断。血清病毒抗体测定必须将急性期与恢复期进行对比。

7. 心肌活检

心肌活检常可证实心肌炎。

8. 磁共振成像

心脏磁共振成像也可用于评估心功能。

五、诊断

病毒性心肌炎诊断标准（1999 年修订草案，中国昆明）。

1. 临床诊断依据

（1）心功能不全、心源性休克或心脑综合征。

（2）心脏扩大（X线、超声心动图检查具有表现之一）。

（3）心电图改变：以R波为主的两个或两个以上主要导联（Ⅰ、Ⅱ、aVF和V_5）的ST-T改变持续4天以上伴动态变化，窦房、房室传导阻滞，完全右或左束支传导阻滞，成联律、多型、多源、成对或并行早搏，非房室结及房室折返引起的异位性心动过速，低电压（新生儿除外）及异常Q波。

（4）CK-MB升高或心肌肌钙蛋白（cTnI或cTnT）阳性。

2. 病原学诊断依据

（1）确诊指标。自心内膜、心肌、心包（活检、病理）或心包穿刺液检查发现以下之一者可确诊：①分离到病毒；②用病毒核酸探针查到病毒核酸；③特异性病毒抗体阳性。

（2）参考依据。有以下之一者结合临床表现可考虑心肌炎由病毒引起：①自粪便、咽拭子或血液中分离到病毒，且恢复期血清同型抗体滴度较第一份血清升高或降低4倍以上；②病程早期血中特异性IgM抗体阳性；③用病毒核酸探针自患儿血中查到病毒核酸。

病毒性心肌炎的确诊依据：具备临床诊断依据两项，可临床诊断。发病同时或发病前1~3周有病毒感染的证据支持诊断者。①同时具备病原学确诊依据之一者，可确诊为病毒性心肌炎。②具备病原学参考依据之一者，可临床诊断为病毒性心肌炎。③凡不具备确诊依据，应给予必要的治疗或随诊，根据病情变化，确诊或除外心肌炎。④应除外风湿性心肌炎、中毒性心肌炎、先天性心脏病、结缔组织疾病、甲状腺功能亢进症、原发性心肌病、心内膜弹力纤维增生症、先天性房室传导阻滞等引起的心电图改变。

暴发性心肌炎由于心肌急性炎性浸润和水肿性或大片性心肌细胞变性坏死，严重影响了心脏传导功能和舒缩功能，因而不仅可出现严重心律失常和急性心功能不全，同时可因严重的血流动力学改变而导致全身多脏器受累，临床相应出现多样表现。如脑组织供血不足，可出现头晕、抽搐甚至心脑缺氧综合征，临床易误诊为中枢神经系统疾病；肝急性瘀血、肿大，可出现肝包膜牵拉性疼痛、胃肠道瘀血，腹部剧痛拒按，易误诊为急腹症，临床上以腹痛为首发症状的病例尤为多见。以呼吸道、消化道或神经系统症状为主诉的患儿，若同时伴有不能解释的精神极差、明显无力或面色发灰、末梢循环不良时，均应想到暴发性心肌炎的可能性，需留院严密观察血压、脉搏，常规进行心肌酶学和心电图的检查。若心肌酶检查有CK-MB升高或心电图有明显改变，排除心外系统的原发病变，即可诊断暴发性心肌炎。在诊断暴发性心肌炎时，不要机械地套用心肌炎诊断标准，应强调综合分析，只要病情进展迅速，数小时或1~2天出现急性心功能不全或心源性休克，即使临床仅有1条符合诊断依据，也应诊断为暴发性心肌炎，立即实施紧急抢救。

六、鉴别诊断

1. 风湿性心肌炎

风湿性心肌炎是风湿热的重要表现之一，其发病与链球菌感染有关，因此，风湿性心肌炎患儿发病前多有链球菌感染史，如扁桃体炎、咽炎、猩红热等，本病的特点如下。

（1）多发于学龄儿童和青春期，婴幼儿甚为少见。

（2）心脏受累包括心内膜、心肌和心包，故称全心炎，以心内膜受累最多见，尤其是二尖瓣和主动脉瓣，而病毒性心肌炎主要侵犯心肌，也可累及心包，此时称为病毒性心肌心包炎，累及心脏瓣膜者甚为少见。

（3）风湿性心肌炎主要表现为奔马律，心电图以 PR 间期延长为主，严重心律失常者少见，而病毒性心肌炎多有各类心律失常。

（4）风湿性心肌炎患儿同时有发热、游走性大关节炎、舞蹈病、环形红斑、皮下小结等表现。

（5）风湿性心肌炎的实验室检查可有链球菌感染的证据，如抗链 "O" 高，C 反应蛋白阳性，红细胞沉降率增快等，而病毒性心肌炎主要表现为心肌酶谱异常，或与病毒感染有关的抗体滴度升高。

2. 中毒性心肌炎

中毒性心肌炎是毒素或毒物所致的心肌炎症，除白喉、伤寒、细菌性痢疾等感染性疾病和外毒素、内毒素对心肌损害外，某些生物毒素如蛇毒、毒蕈、河豚、乌头等，以及某些药物或化学物质如奎尼丁、奎宁、依米丁、锑剂、有机磷、有机汞、砷、一氧化碳、铅、多柔比星等，均可引起心肌损害，产生中毒性心肌炎。中毒性心肌炎往往是全身中毒的一部分重要表现。

3. 自身免疫性疾病

包括类风湿关节炎、系统性红斑狼疮、结节性多动脉炎、皮肌炎、硬皮病等，均可引起心肌损害，但此类疾病的共同特点是有长期发热，常累及多个器官。因此，此类患者除心肌损害外，尚可见关节、皮肤、肾、肝、脾等损害，实验室检查可见红细胞沉降率增快、CRP升高，类风湿因子、抗核抗体阳性、系统性红斑狼疮细胞阳性等。

4. 甲状腺功能亢进症

多有乏力、烦躁、多汗、食欲亢进、消瘦、突眼等表现，心率增快，心电图为窦性心律，一般无各种心律失常，甲状腺功能 T_3、T_4 升高，TSH 降低，心肌酶及超声心动图检查无阳性发现。

5. 扩张型心肌病

起病多缓慢、隐匿，逐渐出现心力衰竭表现，无急性心肌炎病史；临床多以心功能不全为主要表现；心电图示心室肥大改变突出，且无明显动态改变；超声心动图可有全心扩大，心肌弥漫性动度减低及心功能降低，部分可见附壁血栓；心肌酶多正常或轻度升高；心内膜心肌活检可明确。

6. 心内膜弹力纤维增生症（EF）

本病多发生于 6 个月左右的婴儿，可由呼吸道感染诱发，其临床表现为心脏扩大（以左心室大为主）和充血性心力衰竭，心电图表现为 QRS 波群高电压，提示心房或心室大（以左心室大为主），且无明显动态改变，而病毒性心肌炎多为 QRS 波群低电压和 ST-T 异常，EF 的超声心动图主要表现为心脏呈球形增大，心内膜增厚，反光增强，心肌弥漫性动度减低，心功能下降。

7. 先天性三度房室传导阻滞

心肌炎患儿并三度房室传导阻滞者须与先天性三度房室传导阻滞鉴别，先天性者宫内或自幼即可发现脉搏缓慢，有稳定的三度房室传导阻滞，多无感染史，无明显乏力、气短、晕厥等表现，心肌酶正常，药物治疗后传导阻滞无改善。心肌炎患儿出现三度房室传导阻滞多有明显乏力、晕厥等表现，心肌酶多增高，心脏彩超多有心脏扩大或心肌动度减低等表现，三度房室传导阻滞不稳定，可间有高度或二度房室传导阻滞，积极治疗后传导阻滞可改善。

8. 急腹症

重症心肌炎患儿因心力衰竭，可出现消化系统瘀血，部分患儿表现为恶心、呕吐、腹痛，因肝肿大、瘀血，可有肝区触痛，转氨酶及胆红素可明显升高，易误诊为胆囊炎，但胆囊炎患儿心肌酶多无升高，心功能正常，心电图无明显心律失常及 ST-T 异常。

9. 脑炎

重症心肌炎患儿可有心力衰竭、心源性休克、阿—斯综合征发作，表现为头晕、头痛、恶心、呕吐、晕厥等，易误诊为脑炎。但心肌炎患儿无颈项强直、病理征阳性等神经系统体征，心肌酶升高、心电图及超声心动图异常可排除脑炎。

七、治疗

1. 一般对症支持治疗

FM 时需绝对卧床休息，给予吸氧，并限制活动，减轻心脏负荷。一般 6 个月内不参加体育活动；急性期至少卧床休息 1 个月；有心功能不全者绝对卧床休息 3 个月。

2. 改善心肌代谢

（1）维生素 C：大剂量维生素 C 有消除氧自由基的作用。用法为 $100 \sim 200$ mg/（kg·d），加入葡萄糖注射液 $20 \sim 50$ mL，缓慢静脉滴注，疗程 $2 \sim 4$ 周。

（2）1,6-二磷酸果糖（FDP）：FDP 为葡萄糖代谢过程的中间产物，外源性的 FDP 能通过激活磷酸果糖激酶和丙酮酸激酶的活性，使细胞内三磷酸腺苷和磷酸肌酸的浓度增加，促进钾离子内流，有益于缺血、缺氧状态下细胞的能量代谢和葡萄糖的利用，从而使缺血心肌减轻损伤，可改善心肌能量代谢，增加心肌能量，促进受损细胞修复，并可抑制中性粒细胞氧自由基生成。用法为 $100 \sim 250$ mg/（kg·d），静脉滴注，疗程 $2 \sim 3$ 周。

（3）磷酸肌酸：磷酸肌酸在心肌收缩的能量代谢中发挥重要作用。它是心肌的化学能量储备，并用于 ATP 的再合成，ATP 的水解为肌动球蛋白收缩过程提供能量。通过抑制核苷酸分解酶而保持细胞内腺嘌呤核苷酸水平，抑制缺血心肌部位的磷脂降解；通过抑制 ADP 诱导的血小板聚集而改善缺血部位的微循环。婴幼儿用量 0.5 g/d，年长儿 1 g/d 静脉滴注。

（4）泛癸利酮：具有促进氧化磷酸化反应和保护生物膜结构完整性的功能。可减轻急性缺血时心肌收缩力的减弱和磷酸肌酸与三磷酸腺苷含量减少，保持缺血心肌细胞线粒体的形态结构，对缺血心肌有一定保护作用；增加心排血量，降低外周阻力，有利于抗心力衰竭治疗；可使外周血管阻力下降，并有抗醛固酮作用。用法为 1 mg/（kg·d），分两次，连用 3 个月。

（5）其他药物：如 ATP、肌苷、维生素 E、维生素 B_6、维生素 B_1 等。

3. 抗病毒治疗

心肌炎的发生与病毒感染有关，对于仍处于病毒血症阶段的早期患儿，可选用利巴韦林等抗病毒治疗。利巴韦林是人工合成的核苷类似物，具有广谱抗 RNA 和 DNA 病毒的作用，一般用量为 $10 \sim 15$ mg/（kg·d），静脉滴注，疗程 $5 \sim 7$ 天。但也有观点认为多数患儿不必使用抗病毒药，因发病后 $1 \sim 2$ 周病毒已停止复制，以后的心肌病变系自身免疫反应所致，病毒性心肌炎患儿出现症状已在病毒感染 1 周以后，故无必要使用抗病毒药。干扰素能抑制病毒复制，减轻炎性反应和心肌损害，具有广谱抗病毒能力，对免疫活性细胞有调节作用。

干扰素每日 1 支，肌内注射，5~10 天为 1 个疗程，病情需要可再用 1~2 个疗程。

4. 肾上腺皮质激素

皮质激素具有抗炎、抗毒、抗休克和抗免疫作用。对重型心肌炎患儿合并心源性休克、心力衰竭、致死性心律失常如三度房室传导阻滞或室性心动过速者，均应早期、足量应用。地塞米松 0.5~1 mg/（kg·d），逐渐减量，10~14 天改为泼尼松 0.5~1 mg/（kg·d）口服，疗程 4~8 周减停；或甲泼尼龙 15~30 mg/（kg·d）冲击治疗 3 天，之后改为泼尼松 2 mg/（kg·d）口服，逐渐减量，疗程 4~8 周，逐渐减停。

5. 免疫调节及抑制治疗

丙种球蛋白不仅可提供特异性的病毒抗体或抗毒素，迅速清除心肌病毒感染，而且可调节免疫反应，阻断自身免疫过程，减轻心肌炎性病变。大剂量丙种球蛋白使用后临床症状会显著改善，心肌酶和心功能明显好转，总量 2 g/kg，根据心功能 2~5 天缓慢静脉滴注。静脉输注大剂量丙种球蛋白，可增加心脏前负荷，治疗中应严密观察心力衰竭是否恶化及过敏反应。其他免疫抑制剂可选用环孢素。免疫调节剂可用胸腺肽、转移因子等。

6. 中药

黄芪、西洋参、丹参、甘草及复方制剂有抗病毒、增强机体免疫功能和保护心肌的作用，可长期口服。

7. 机械循环支持治疗

FM 的典型特征是严重而又快速的血流动力学异常改变，具有潜在致命性，因其可快速进入心源性休克阶段，故机械循环支持是它的一个重要治疗部分。FM 常规治疗无效时需尽早机械循环支持，必要时还需适时更换机械循环支持模式，以帮助患者度过急性期，改善预后。患者有较好的治疗效果和长期预后归功于机械循环支持的早期使用。使用机械循环支持指征为：难治性低血压、心脏指数 < 2 L/（min·m^2）、高心脏充盈压（中心静脉压大于 10~12 mmHg 和肺毛细血管楔压 >15~18 mmHg）和高乳酸血症（>2 mmol/L）。

（1）体外膜肺氧合（extracorporeal membrane oxygenation，ECMO）：ECMO 是一种循环呼吸辅助系统，它使用一路管道将体内血液引流至储血罐，然后由机械泵将血泵入氧合器，经膜肺将血液氧合排出 CO_2 并加温后再通过另一路管道回输体内。ECMO 可以对呼吸或循环衰竭患者进行有效支持，使心肺得到充分休息，为肺功能和心功能恢复创造条件，现已广泛用于小儿。ECMO 使用简便，存在双室支持作用，治疗 FM 并休克时首选，但因其使用时间过久易致出血梗死或继发感染等并发症，故仅适用于短期急性期使用，长期使用则需心室辅助装置。

（2）心室辅助装置：心室辅助装置是将心室内的一部分血液引流到辅助装置中，通过机械动力重新注入主动脉，从而取代一部分心室的泵血功能。其中左心室辅助装置最常用。使用它可治疗心力衰竭，也可作为心功能恢复及心脏移植的过渡。FM 时单纯左心室功能障碍可用左心室辅助装置进行治疗，如同时存在右心室功能障碍则可联用左心室辅助装置和 ECMO 进行治疗。此外，双室辅助支持也是 FM 出现难治性心源性休克的有效治疗方法。

（3）其他机械循环支持模式及不同模式的转换：FM 治疗过程中，有时需根据病情需要适时更换机械循环支持模式。主动脉内球囊反搏是通过动脉系统在左锁骨下动脉远端和肾动脉开口近端的降主动脉内置入一根装有气囊的导管，导管的远端连接反搏仪。在心脏舒张期气囊充气，收缩期气囊排气，从而起到辅助心脏泵的作用，使被抑制或缺血的心肌重新恢复功能。它可用于治疗 FM，早期使用可完全恢复心脏功能。但如果使用主动脉内球囊反搏不足以支持循环，改为经皮心肺支持则可有效治疗 FM。经皮心肺支持是通过经皮穿刺方法建立管路，用氧合器对红细胞进行氧合，替代肺的功能；用离心泵产生循环动力，替代左心室的收缩功能，以帮助患者度过危险期。总之，循环辅助短期可用经皮心肺支持，长期则需使用心室辅助装置。近年来，利用心脏起搏技术进行心脏再同步治疗，不仅可提供房室顺序起搏，而且可显著改善双心室收缩不同步，增加左心室充盈量，加强心肌收缩力，提高左心室射血分数，也可有效治疗心力衰竭。

（4）心律失常的非药物治疗。

1）射频消融用于治疗快速性心律失常，如阵发性室上性心动过速、心房扑动、特发性室性心动过速。

2）心脏起搏器用于治疗缓慢性心律失常，临时起搏一般 <7 天，超过 2 周病情仍不缓解则需考虑安置永久性起搏器。植入永久性起搏器的指征为：症状性心动过缓，反复发生的心动过缓—心动过速综合征，严重房室传导阻滞。

3）埋藏式心脏复律除颤器是治疗恶性室性心律失常，预防心脏性猝死的首选方法。埋藏式心脏复律除颤器植入指征有：非一过性或非可逆性原因所致心室颤动或室性心动过速引起的心搏骤停复苏者，无可靠的治疗手段；反复发作的症状性室性心动过速有猝死危险，抗心律失常药物治疗无效或不可取或不能耐受的患者；有致命性室性心律失常危险的，诸如长 QT 综合征、肥厚型心肌病等家族性或遗传性疾病。

（5）心脏移植：FM 常需机械循环支持，儿童心肌炎并发难治性严重心力衰竭时，心脏移植仍是最后治疗选择，不过它只占儿童心脏移植的一个极小部分。

（张晓蒙）

第三节 心力衰竭

一、概述

心力衰竭为儿科常见急症，严重危害儿童健康。心力衰竭的病理生理概念为有足够回心血量，由于心脏前、后负荷增高或心肌本身病变所引起泵血功能不全，不能满足机体代谢的需要或不能及时将回心血液搏出，而引起神经、内分泌、血流动力学改变而所致的综合征。

心力衰竭是一个综合征，由四部分组成：心功能障碍，运动耐力减低，肺体循环充血，以及后期出现心律失常。心功能障碍是构成心力衰竭的必备条件，其他三部分是心功能不全代偿机制的临床表现。左心室功能一般用超声心动图测定左心室射血分数（LVEF）表示，LVEF≤40%，为左心功能障碍。只有心功能障碍，尚无心力衰竭征象，称为无症状性心力衰竭。在此期间左心室射血分数下降，心排血量降低的同时出现神经内分泌激活和心室重塑的病理生理改变，但处于适应性反应或代偿阶段。从左心功能障碍至出现心力衰竭症状，往往要经过较长的阶段，可长达数年。两者可以是延续过程又可交替出现。无症状性心力衰竭的早期干预，可以延缓心力衰竭的进展，改善预后。

二、分类

1. 按起病急缓分为急性和慢性心力衰竭

（1）急性心力衰竭是由于突然发生心脏结构和功能异常，导致短期内心排血量明显下降，器官灌注不足及受累心室后向的静脉急性瘀血。重症病例可发生急性肺水肿及心源性休克，多见于心脏手术后（低心排血量综合征）、暴发性心肌炎，偶见于川崎病所致的心肌梗死等疾病。

（2）慢性心力衰竭是逐渐发生的心脏结构和功能异常，或由急性心力衰竭演变所致。一般均有代偿性心脏扩大或肥厚，心肌重构是其特征。稳定的慢性心力衰竭患儿在某种因素作用下（如感染、心律失常等）可突然出现病情加重，又称慢性心力衰竭急性失代偿期。

2. 按受累部位，分为左心、右心及全心衰竭

（1）左侧心力衰竭指左心室代偿功能不全，临床以肺循环瘀血及心排血量降低的表现为主。

（2）右侧心力衰竭指右心室代偿功能不全，临床以体循环瘀血表现为主。单纯右侧心力衰竭主要见于肺源性心脏病、肺动脉瓣狭窄及原发或继发性肺动脉高压等。

（3）全心衰竭指左、右心室同时受累，左侧与右侧心力衰竭同时出现。如左侧心力衰竭后肺动脉压力增高，使右心负荷加重，若持续存在，则右心力衰竭相继出现。

3. 因心脏收缩或舒张功能损伤，分为收缩性和舒张性心力衰竭

（1）收缩性心力衰竭是由于心室收缩功能障碍，导致心脏泵血功能低下，并有静脉瘀血表现。临床特点为心室腔扩大、心室收缩期末容量增大及射血分数（EF）降低。

（2）舒张性心力衰竭是由于心室舒张期松弛和充盈障碍，导致心室接受血液能力受损，表现为心室充盈压增高，并有静脉瘀血表现。

4. 按心排血量，分为低心排血量型和高心排血量型心力衰竭

（1）低心排血量型心力衰竭：指心排血量降低，心排血指数（CI）<2.5 L/（min·m^2）。CI 正常范围为 $3\sim5$ L/（min·m^2）。

（2）高心排血量型心力衰竭：是指心排血量在正常或高于正常范围，但心排血量相对减少，不能满足组织代谢需要。

三、病因

心力衰竭在胎儿期即可发生，婴儿期较儿童期多见。既可由心血管本身疾病所致，也可见于全身其他疾病或致病因素导致急性心力衰竭。

1. 先天性心脏病

婴幼儿时期以先天性心脏病导致的急性充血性心力衰竭为多见。

（1）容量负荷过重：大型左向右分流型先天性心脏病，如大型室间隔缺损（VSD）、VSD 伴动脉导管未闭（PDA）或伴房间隔缺损（ASD）、完全性房室通道、完全性肺静脉异位引流等。

（2）压力负荷过重：左心发育不良综合征、主动脉狭窄、主动脉缩窄、重度肺动脉瓣狭窄等。

（3）先天性心脏病手术后低心排血量综合征：因术后心室负荷的改变、心脏畸形残留、

心律失常、感染、术中低温、体外循环及心肌保护措施对心肌的损伤等多种因素均可造成体、肺静脉充血，体循环血流量不能满足器官灌注。

2. 心肌疾病

感染性心肌炎（临床多见于病毒性心肌炎的急性型或暴发型）、扩张性心肌病。

3. 心律失常

室性心动过速、室上性心动过速、三度房室传导阻滞等。

4. 其他心血管疾病

感染性心内膜炎、风湿性心脏瓣膜病变、川崎病（发生冠状动脉瘤并心肌梗死可致心力衰竭）。

5. 继发性原因

严重脓毒症、休克、输液过多过快、电解质不平衡、围生期窒息、急性严重贫血等。

上述先天性心脏病、扩张型心肌病等以慢性心力衰竭为主要表现者，在继发肺炎、严重全身感染等因素作用下可引起急性加剧。

不同年龄段病因见表6-3。

表6-3　心力衰竭病因

年龄分期	病因
婴儿期	1. 先天性心血管畸形：室间隔缺损、完全性大血管转位、主动脉缩窄、动脉导管未闭、心内膜垫缺损
	2. 心肌炎、重症肺炎、心内膜弹力纤维增生症、阵发性室上性心动过速、川崎病
	3. 出生后即发生心力衰竭：左心室发育不良综合征、完全性大动脉转位
儿童期	1. 风湿热：①急性心肌炎或心肌炎；②遗留的瓣膜病
	2. 心肌病
	3. 心肌炎如病毒性心肌炎、白喉性心肌炎常发生急性充血性心力衰竭
	4. 严重贫血
	5. 少见病因：感染性心内膜炎、肺源性心脏病、维生素 B_1 缺乏症、心型糖原累积病及高血压等
	6. 静脉输液量过多或速度过快，尤其是营养不良的婴儿
	7. 急性心包炎、心包积液及慢性缩窄性心包炎均可引起静脉回流受阻，静脉淤积，心室舒张期充盈不足、心搏量下降，发生舒张功能衰竭

此外，心力衰竭诱因包括：①感染，特别是呼吸道感染，左向右分流的先天性心血管畸形常因并发肺炎而诱发心力衰竭，风湿热为引起风湿性心脏病心力衰竭的主要诱因；②过度劳累及情绪激动；③贫血；④心律失常，以阵发性室上性心动过速为常见；⑤钠摄入量过多；⑥停用洋地黄过早或洋地黄过量。

四、病理生理

心力衰竭不仅是一种血流动力学障碍，也是一组神经体液因子参与调节，导致心室重塑的分子生物学改变过程。

1. 调节心功能的主要因素

心脏泵功能是从静脉吸回血液后再射入动脉系统，维持心搏量以供应组织代谢需要。心排血量的调节取决于下列因素。

（1）容量负荷（前负荷）：指回心血量或心室舒张末期容量，通常用舒张末压表示。依照 Starling 定律，在一定范围内心肌收缩力与心肌纤维长度成正比。当心室舒张末容量增加时，心肌纤维拉长，心肌收缩力增强，心排血量增加。但容量超过临界水平，则心排血量反而减低。心室舒张末容量与舒张期充盈时间及心室顺应性有关。在一定充盈压下，充盈时间长则心室舒张末期容量增加，心搏量增多。当心室顺应性下降时，改变舒张期压力与容量的关系，在任何容量下压力均升高，随之左心房压力升高，发生肺静脉充血，并可发生肺水肿。另外，心室舒张障碍，影响心室充盈，使心排血量受限。

（2）压力负荷（后负荷）：即心室开始收缩射血时面临的阻抗。总外周阻力是左心室后负荷的重要决定因素，可用血压表示。在心肌收缩力和前负荷恒定时，后负荷下降，心排血量增加，反之则减少。

（3）心肌收缩力：指心肌本身的收缩力，与心肌分子结构及兴奋-收缩偶联过程有关。受交感神经系统调节。β 受体兴奋时，心肌收缩力增强，心排血量增加。

（4）心率：与心脏传导系统的电生理特性及心脏自主神经调节有关。心排血量等于心率乘以心搏量。心率变化可影响心搏量及心排血量。在一定范围内增快心率可提高心排血量。当心动过速，心率＞150 次/分，心室舒张充盈期短，充盈量不足，心搏量减少，心排血量因而下降。心动过缓，心率＜40 次/分，舒张期充盈已达极限，不能提高心搏量，因而心排血量随之下降。

（5）心室收缩运动的协调性：心室收缩时，心室壁运动协调可维持最大的心搏量。心肌缺血、发生炎症，可致心室壁矛盾运动；心律失常可使房室运动不协调，均可导致心搏量下降。

2. 心力衰竭的神经内分泌系统调节机制

心肌损伤是发生心力衰竭的基本原因。缺血、炎症及血流动力负荷过重等均可引起心肌结构和功能的变化，导致心室泵功能低下，心排血量降低，从而激活心脏、血管及肾等一系列内稳定调节机制。心力衰竭早期这些调节机制相互作用可有利于提高心搏量，使心排血量在静息状态时能维持机体需要。随后转为不利因素，促进心力衰竭发展，出现心功能代偿失调的临床征象。

（1）交感神经系统：心排血量下降反射性兴奋交感神经，大量去甲肾上腺素和肾上腺素由交感神经末梢和肾上腺髓质释放到血循环中，血中儿茶酚胺水平升高，使未受损的心肌收缩力增强，心率加快，外周血管收缩，在心力衰竭早期可部分代偿血流动力学异常，但长期儿茶酚胺持续过度增高，可带来明显不良反应：①心肌代谢增加，氧耗加大；②心肌 β 受体密度下调，心肌收缩力下降；③外周血管收缩，致心脏后负荷过重，室壁应力增加和组织灌注不足；④直接心肌毒性作用，引起心肌坏死；⑤激活肾素—血管紧张素—醛固酮系统（RAAS），进一步加重外周血管收缩及水钠潴留。

（2）内分泌系统：心肌损伤早期迅速激活循环内分泌系统，包括交感神经和 RAAS 系统等，心功能取得代偿，临床可无心力衰竭征象。但上述内稳定调节机制继续进行，并激活心、血管和其他组织的自分泌和旁分泌，前者为局部分泌作用于自身细胞，后者为局部分泌，作用于邻近细胞。心力衰竭不断进展恶化过程，自分泌和旁分泌起着重要作用。

1）RAAS：RAAS 的激活是一个主要的神经体液调节过程。心力衰竭时肾血流灌注降低及交感神经兴奋，刺激肾小球旁器释放肾素，是激活 RAAS 的主要机制，但心力衰竭患者的低钠饮食和应用利尿剂也是RAAS激活的重要因素。血液中肾素使肝分泌的血管紧张素原催化为血管紧张素Ⅰ，后者经血管紧张素转换酶（ACE）水解为血管紧张素Ⅱ（Ang Ⅱ）。Ang Ⅱ有较去甲肾上腺素更强烈的收缩血管作用，并可刺激肾上腺皮质球状带增加醛固酮（Ald）分泌，引起水钠潴留和排钾、排镁。另外，ACE和激肽酶Ⅱ是同一种酶，可催化缓激肽降解、失活，使血浆缓激肽水平降低，前列腺素E合成减少。后者有舒张血管作用，因而加重了血管收缩。现已证实Ang Ⅱ除强烈收缩外周血管外，尚可致心肌坏死和促进动脉粥样硬化；过多Ald促进钾、镁排出，致心律失常阈值下降，并有造成心肌胶原纤维沉积的作用。

除循环内分泌系统外，心脏、血管及脑组织等存在自身的RAAS。当心脏超负荷时，室壁应力增加，激活心肌细胞内的Ang Ⅱ与细胞膜Ang Ⅱ受体结合，通过一系列分子生物学和生物化学过程，致心肌细胞基因表达异常，心肌重塑，促进心力衰竭恶化。

2）心房利钠肽（ANP）：是心房肌合成的内分泌素，具有利钠、排尿、扩张血管和抑制RAAS作用。心力衰竭时促使ANP释放的因素，包括：①心力衰竭引起左、右心房压力升高；②心力衰竭时细胞外液容量扩大，导致心房扩张。临床观察证明，外周血ANP水平与心力衰竭严重程度呈正相关，病情好转，ANP水平迅速下降。心力衰竭时，利钠肽活化可能是一种保护性神经内分泌机制，对过度的RAAS激活有对抗作用，并延缓病情进展，具有利钠排尿的作用。虽然心力衰竭恶化伴有ANP分泌增多，但其作用减弱，认为可能系受体密度下降，分解亢进或肾血流减少之故。

3）生长激素（GH）：GH由垂体后叶分泌，其大部分作用是通过胰岛素样生长因子-1（IGF-1）介导的。后者可在心脏内合成，在心肌内起旁分泌和自分泌作用。此外，其他组织产生的IGF-1也可作用于心肌组织。心肌内的GH受体表达高于其他组织。GH对心功能的直接作用有：①促进心肌组织生长，并调控心脏结构；②增加心肌收缩力；③改善能量转换为机械力的效应；④抑制心肌细胞凋亡。

4）内皮素（ET）：血管内皮分泌血管活性物质，调节血管的收缩和舒张反应。内皮源的收缩血管活性物质有ET等，舒缓因子有一氧化氮（NO）和前列环素（PGI$_2$）。心力衰竭时心肌供氧不足，血管内皮损伤，其分泌血管活性物质及调节血管功能发生异常，主要表现为收缩血管物质分泌增多，而舒张血管的分泌减少。ET有强烈血管收缩作用，收缩阻力血管及冠状动脉，加重后负荷及心肌缺血，并有引起肺动脉高压和促进血管平滑肌、心肌细胞生长和增生的作用。

5）血管加压素（AVP）：心排血量下降，通过心血管压力感受器刺激垂体后叶释放AVP。另外，循环中Ang Ⅱ水平升高，也可促进AVP分泌。AVP有收缩血管及抗利尿作用。

6）细胞因子：心力衰竭患者免疫功能失调。临床观察表明心力衰竭患者血液中TNF-α升高，并与心力衰竭严重程度相关。TNF-α有抑制心肌收缩力和促进心肌细胞凋亡的作用。

3. 心室重塑的调节机制

心室重塑是心力衰竭进展中十分重要的机制，包括心肌重量增加、心室容量增加和心室形状的改变（横径增加呈球形）。心肌重塑的机制与心肌细胞的分子生物学和生物化学的改变以及内分泌、旁分泌及自分泌的调节作用密切相关。当心脏超负荷时，心室应力增加，牵拉心肌细胞膜，激活细胞内的 Ang Ⅱ，后者作为自分泌形式与细胞膜 Ang Ⅱ 受体结合，进而通过细胞内三磷酸肌醇和二酰甘油途径激活蛋白激酶 C，促发转录和合成新的收缩蛋白，并作用于核内，启动原癌基因的转录和表达，进一步促进心肌细胞分裂和增生。上述过程使存活的心肌细胞肥厚，但此类肥厚心肌细胞的收缩蛋白基因表达异常，类似胚胎表型，这种胚胎型异构蛋白易于疲乏，使心肌细胞寿命短，加速心肌细胞衰竭。心肌细胞外基质改变，胶原蛋白沉着和纤维化在心室重塑中起重要作用，导致心室进一步扩大。胶原损伤可发生在心肌坏死之前。心室重塑是一个不良的适应过程，肥厚的心肌细胞和胶原纤维并不是正常的细胞，最终导致心力衰竭恶化。

衰竭的心肌细胞还会出现程控的细胞死亡，称为凋亡，在扩张型心肌病尤为明显，为心力衰竭进展的重要因素。研究表明，CHF 中有很低但是非正常水平的心肌细胞凋亡，持续数月到数年。有资料表明在终末扩张型心肌病患者的凋亡率是 0.08% ~ 0.25%，而对照组的凋亡率是 0.001% ~ 0.002%。凋亡与坏死不同，细胞凋亡不伴有炎症反应。在衰竭的心脏，促进心肌细胞凋亡的因素包括一氧化氮、氧自由基、细胞因子、缺氧及机械应力作用等。心肌细胞凋亡参与心力衰竭的心室重塑。

心室重塑是心力衰竭发生发展的重要环节，由一系列分子和细胞机制导致心肌结构、功能和表型的变化。这些变化包括病理性心肌细胞肥大伴胚胎性基因再表达、心肌细胞凋亡与坏死、细胞外基质过度沉积和降解增加、心肌细胞分子结构的改变等。临床表现为心肌质量、心室容量的增加和心室形状的改变。神经内分泌系统的长期、慢性激活促进心肌重塑，加重心肌损伤和功能恶化，又进一步激活神经内分泌系统，形成恶性循环。因此，治疗心力衰竭的关键是阻断神经内分泌系统，阻断心室重塑。

五、临床表现

1. 不同年龄及原发病的心力衰竭表现

（1）年长儿心力衰竭表现与成人相似，主要是交感神经兴奋、水钠潴留、肺循环及体循环静脉瘀血。

（2）新生儿早期表现常不典型，如嗜睡、淡漠、乏力、拒食或呕吐、体重增加不明显，有时单纯表现烦躁不安、心绞痛现象。这些非特异性症状常被忽视。

（3）婴儿心力衰竭起病较急，发展迅速。心肌炎、心内膜弹力纤维增生症、阵发性室上性心动过速患儿可突然出现烦躁不安、呼吸困难，吸气时胸骨上凹及肋缘下陷，呼吸加快至 60 次/分，甚至达 100 次/分；面色苍白，多汗，肢端冷；脉搏微弱，心率 >190 次/分，奔马律；肺部闻及喘鸣音；肝肿大。

（4）先天性心脏病左向右分流者，起病稍缓，可表现为喂养困难，吮奶时气促、多汗，常因呼吸困难而间断，甚至拒食；体重不增；烦躁，多汗，喜竖抱并伏于成人肩上；呼吸急促，干咳；由于扩张的肺动脉或左心房压迫喉返神经，患儿哭声变弱，声音嘶哑；心前区隆起，心尖搏动强，心动过速；肝肿大，肺部闻及喘鸣音；颈静脉怒张及水肿均不明显，只能通过量体重判断有无水肿存在。

2. 心力衰竭典型临床表现

（1）交感神经兴奋和心脏功能减退的表现。

1）心动过速：婴儿心率 >160 次/分，学龄儿童 >100 次/分，是较早出现的代偿现象。在心搏出量下降的情况下，心动过速在一定范围内可提高心排血量，改善组织缺氧状况。

2）烦躁不安，经常哭闹。

3）食欲下降，厌食。

4）多汗：尤其在头部，由于交感神经兴奋，代偿性增强引起。

5）活动减少。

6）尿少。

7）心脏扩大与肥厚：X线可协助诊断，但对新生儿及婴儿应注意，其肥大胸腺可被误认为心影增大。

8）奔马律：舒张期奔马律的出现是由于心室突然扩张与快速充盈所致，提示患儿严重心功能不良。

9）末梢循环障碍：患儿脉搏无力，血压偏低，脉压变窄，可有奇脉或交替脉，四肢末梢发凉及皮肤发花等，是急性体循环血流量减少的征象。

10）营养不良，发育迟缓：由于长期组织灌注不良，热量摄入不足，患儿表现体重不增，乏力，虚弱，生长发育迟缓。

（2）肺循环瘀血的表现：婴幼儿心力衰竭常有呼吸功能障碍，见于左心力衰竭或肺静脉阻塞病变。肺循环瘀血多发生在体循环瘀血即右心力衰竭之前。

1）呼吸急促：患儿由于肺静脉瘀血，肺毛细血管压力升高，发生肺间质水肿；此时呼吸频率加快，婴儿可高达60～100次/分。心力衰竭严重，产生肺泡及细支气管水肿者，呼吸困难加重，伴有三凹征。

2）喘鸣音：小气道阻力增大产生喘鸣音，是婴儿左心力衰竭的体征。应注意与毛细支气管炎、支气管哮喘及支气管肺炎相鉴别。患儿细支气管周围及其黏膜水肿，呼气受阻，可发生阻塞性肺气肿。

3）湿啰音：患儿肺泡聚积一定量液体出现湿啰音，有时可见血性泡沫痰。婴儿期多听不到湿啰音。

4）发绀：当患儿肺泡积液影响气体交换时，可见发绀。若患儿原已存在 PaO_2 降低的先天性心脏病（如大动脉转位、肺静脉异位回流等），如发生肺静脉瘀血，则可使 PaO_2 进一步下降，青紫加重。

5）呼吸困难：运动后呼吸困难及阵发性夜间呼吸困难，为年长儿左心力衰竭的特征。婴儿表现为喂养困难、哺乳时间延长及愿竖抱等。

6）咳嗽：支气管黏膜充血可引起干咳。如咳嗽明显，或伴有发热，则应考虑有肺部感染。

（3）体循环静脉瘀血的表现：患儿体循环瘀血常发生在左心力衰竭或肺动脉高压的基础上，但也可单独出现，如肺动脉瓣狭窄、缩窄性心包炎等。

1）肝肿大：肝肿大是体静脉瘀血最早、最常见的体征。正常婴幼儿肝可在肋下2 cm处，若超过此限且边缘较钝，应考虑心力衰竭，进行性肿大则更有意义。年长儿可诉肝区疼痛或压痛。长期肝瘀血，可出现轻度黄疸。

2）颈静脉怒张：年长儿右心力衰竭多有颈静脉怒张；婴儿由于颈部短，皮下脂肪多，不易显示。年幼儿手背静脉充盈饱满，也是体静脉瘀血的常见征象。

3）水肿：在成人及年长儿皮下水肿是右心力衰竭的重要体征，但在婴儿则因容量血管床相对较大，故水肿不明显，一般仅有眼睑轻度水肿，但每日测体重均有增加，是体液潴留的客观指标。腹水及全身性水肿仅见于较大儿童或缩窄性心包炎及限制型心肌病患儿。

4）腹痛：因内脏瘀血及肝肿大引起。

3. 心功能分级

目前主要采用美国纽约心脏病学会（NYHA）1928 年提出的分级方案，主要是根据患者自觉的活动能力划分为 4 级。

Ⅰ级：患者患有心脏病但活动量不受限制，平时一般活动不引起疲乏、心悸、呼吸困难或心绞痛。

Ⅱ级：心脏病患者的体力活动受到轻度的限制，休息时无自觉症状，但平时一般活动下可出现疲乏、心悸、呼吸困难或心绞痛。

Ⅲ级：心脏病患者体力活动明显限制，小于平时一般活动即引起上述的症状。

Ⅳ级：心脏病患者不能从事任何体力活动。休息状态下也出现心力衰竭的症状，体力活动后加重。

1994 年，美国心脏病学会（AHA）对 NYHA 的心功能分级方案再次修订时，采用并行的两种分级方案。第一种即上述的四级方案，第二种是客观地评估，即根据客观的检查手段如心电图、负荷试验、X 线、超声心动图等来评估心脏病变的严重程度，分为 A、B、C、D 4 级。

A 级：无心血管病的客观证据。

B 级：有轻度心血管病的客观证据。

C 级：有中度心血管病的客观证据。

D 级：有重度心血管病的客观证据。

上述心功能分级用于成人及儿童。

婴儿心力衰竭大多数因较大的左向右分流导致肺循环血量增多而充血，不同于成人以心泵功能障碍为主。进行心功能分级应准确描述其喂养史，呼吸频率，呼吸形式如鼻翼扇动、三凹征及呻吟样呼吸，心率，末梢灌注情况，舒张期奔马律及肝肿大的程度。对婴儿心功能评价按以下分级。

0 级：无心力衰竭表现。

Ⅰ级：轻度心力衰竭。每次哺乳量 <105 mL，或哺乳时间需 30 分钟以上，呼吸困难，心率 >150 次/分，可有奔马律，肝肿大，位于肋下 2 cm。

Ⅱ级：中度心力衰竭。每次哺乳量 <90 mL，或哺乳时间需 40 分钟以上，呼吸 >60 次/分，呼吸形式异常，心率 >160 次/分，肝肿大，位于肋下 2~3 cm，有奔马律。

Ⅲ级：重度心力衰竭。每次哺乳 <75 mL，或哺乳时间需 40 分钟以上，呼吸 >60 次/分，呼吸形式异常，心率 >170 次/分，有奔马律，肝肿大，位于肋下 3 cm 以上，并有末梢灌注不良。

小儿也可参考表 6-4。

表 6-4　改良 Ross 心力衰竭分级计分法

症状和体征	计分		
	0	1	2
病史			
出汗	仅在头部	头部及躯干部（活动时）	头部及躯干部（安静时）
呼吸过快	偶尔	较多	常有
体格检查			
呼吸	正常	吸气凹陷	呼吸困难
呼吸次数（次/分）			
0～1 岁	<50	50～60	>60
1～6 岁	<35	35～45	>45
7～10 岁	<25	25～35	>35
11～14 岁	<18	18～28	>28
心率（次/分）			
0～1 岁	<160	160～170	>170
1～6 岁	<105	105～115	>115
7～10 岁	<90	90～100	>100
11～14 岁	<80	80～90	>90
肝肿大（肋缘下）	<2 cm	2～3 cm	>3 cm

注：0～2 分，无心力衰竭；3～6 分，轻度心力衰竭；7～9 分，中度心力衰竭；10～12 分，重度心力衰竭。

六、辅助检查及心功能监测

1. 辅助检查

（1）脑利钠肽（BNP）和氨基末端脑利钠肽前体（NT-proBNP）：主要由心室肌细胞分泌。心室扩大、心室壁应力增高是刺激脑利钠肽分泌增多的主要因素，并与心力衰竭严重程度相关。2008 年最新版的欧洲心力衰竭指南根据近几年不断发表的循证医学结果，将 BNP 和 NT-proBNP 作为诊断心力衰竭的首选指标。血浆脑利钠肽在出生后最初几天较出生时高，三四天后下降，稳定在正常水平。血浆脑利钠肽升高也可见于左心室肥厚、肾功能不全及川崎病急性期等疾病。先天性心脏病并心力衰竭时血浆 BNP 和 NT-proBNP 较左心室收缩功能指标更能反映心力衰竭程度。BNP 和 NT-proBNP 能快速检测，对诊断很有价值。研究发现，BNP 和 NT-proBNP 可区别儿童呼吸窘迫是由心脏疾病或心力衰竭所致还是由肺部疾病引起。

（2）血气及 pH：患儿不同血流动力学改变可有相应的血气及 pH 变化。容量负荷过重，严重肺静脉充血，由于肺内右向左分流及通气—灌注功能障碍，使 PaO_2 轻度下降。病情严重者，有肺泡水肿，出现呼吸性酸中毒；病情较轻者，只有肺间质水肿，代偿性呼吸增快则发生呼吸性碱中毒。体循环血量严重降低者，组织灌注不良，酸性代谢产物尤其乳酸积蓄，导致代谢性酸中毒。动脉血氧张力严重减低，如肺血流梗阻、大动脉转位畸形等，无氧代谢增加，虽然体循环血量不少，但氧释放到组织不足，也可导致代谢性酸中毒。

（3）电解质：婴儿心力衰竭常出现低钠血症，血钠低于 125 mmol/L，反映水潴留。低氯血症见于用袢利尿剂后。酸中毒时血钾水平可升高。用强效利尿剂可致低钾血症。新生儿低血糖或低血钙均可引起心力衰竭。

（4）血常规：严重贫血可导致心力衰竭。

（5）尿常规：可有轻度蛋白尿及镜下血尿。

（6）心肌酶：心肌炎及心肌缺血者，肌酸磷酸激酶（CPK）及其同工酶（CK-MB）可升高。

（7）肾功能：心力衰竭可引发肾功能不全。

（8）胸部 X 线片：有助于确定心脏增大及肺充血。通常心胸比例超过 0.5，提示心脏增大。正常新生儿及婴儿心胸比例可达 0.55。急性心力衰竭及舒张性心力衰竭时，不一定有心脏增大表现。肺静脉充血、肺间质及肺泡水肿，提示严重左心室功能不全。

（9）心电图：对心律失常及心肌缺血引起的心力衰竭有诊断及指导治疗意义。

（10）超声心动图：因超声心动图简便、快捷、可床旁检查且患儿易耐受等特点，在急性心力衰竭时被广泛应用。可观察心脏大小、心内结构、大血管位置、血流方向和速度、心包积液及心功能测定。

左心室收缩功能指标有以下 3 项。

1）射血分数（ejection fraction，EF）：为心脏每次收缩时射出血量与心室舒张末期容量之比。其计算公式为：

$$射血分数 =（心室舒张末期容量 - 心室收缩末期容量）/心室舒张末期容量$$
$$=心搏量/心室舒张末期容量$$

反映心室泵功能。心室收缩力愈强，则心搏量愈大，心室舒张末期残余血量愈小，即射血分数增高。正常值为 0.59~0.75（0.67±0.08）。如低于 0.5，提示心功能不全。在急性心肌病变并发急性心力衰竭时 EF 多有可能减低。除心肌收缩力的减低可导致 EF 降低外，心室前、后负荷的改变也可导致 EF 降低。测量左心室舒张末期容量指数及左心室收缩末期室壁应力，可分别反映左心室前、后负荷的状况。婴幼儿心力衰竭以先天性心脏病为多见，大多数 EF 在正常范围，这是其心力衰竭与心脏负荷过度有关，而不是心肌收缩力减低引起。

2）缩短分数（shortening fraction，SF）：为心室收缩时内径缩短数值与舒张末期内径之比。其计算公式为：

$$缩短分数 =（心室舒张末期内径 - 心室收缩末期内径）/心室舒张末期内径$$

它反映心肌纤维收缩期缩短的能力、心肌收缩的强弱。正常值为 0.35±0.03，低于 0.3 提示心功能不全。

3）舒张功能测定应用多普勒超声心动图，检测经二尖瓣和三尖瓣血流频谱，可清晰显示心室舒张充盈。E 峰为快速充盈血流速度，A 峰为心房收缩期血流速度。正常 E/A > 10 舒张功能障碍，A 峰代偿性升高，E/A < 10 则 EF，SF 正常，E/A < 1 则为舒张功能障碍。

（11）其他检查：核素心室造影及心肌灌注显像有助于评估心室功能和心肌缺血状况。有些隐匿的心功能不全需要借助多巴酚丁胺负荷超声心动图协助诊断。磁共振显像也可用于评估心功能。有创性血流动力学检查主要用于经过无创性检查而诊断仍然不能明确的病例。

2. 心功能监测

对严重心力衰竭患儿应监测心功能，包括生命体征和介入性血流动力学监测。

（1）心率及心律：心电图示波连续监测心率快慢及心律失常的类型。

（2）呼吸频率：必要时监测呼吸情况（表6-5）。

表 6-5　各年龄小儿呼吸、脉搏次数

年龄	呼吸（次/分）	呼吸：脉搏	脉搏（次/分）
新生儿	40～45	1：3	120～140
~1 岁	30～40	1：（3～4）	110～130
~3 岁	25～30	1：（3～4）	100～120
~7 岁	20～25	1：4	80～100
~14 岁	18～20	1：4	70～90

（3）血压：反映左心室后负荷。心力衰竭时，心排血量减少，血压降低，组织灌注不良。用袖带间接测定血压不能直接反映动脉压。桡动脉插管直接监测血压，并记录平均动脉压，应维持在 60～80 mmHg（7.98～10.64 kPa）。小儿年龄越小血压越低，不同年龄小儿血压正常值可用公式推算：收缩压（mmHg）＝80＋（年龄×2）；舒张压（mmHg）＝收缩压的 2/3。

（4）体温：应检测肛温，因严重心力衰竭患儿末梢血管收缩，腋下温度不准确。肛温38.5 ℃提示有感染可能。

（5）动脉血氧饱和度：应用脉搏血氧计连续监测动脉血氧饱和度，以便早期发现低氧血症，及时治疗。

（6）中心静脉压：即将导管插至腔静脉接近右心房处测量压力。中心静脉压直接与右心房压相关联。如右心室生理及解剖均正常，则可反映右心室舒张末期压力。临床通常以中心静脉压作为右心室前负荷的指标，提示回心血量及右心功能。正常值为 6～12 cmH₂O（0.59～1.18 kPa）。如超过 12 cmH₂O（1.18 kPa），表明血容量增多，右心力衰竭或输液量过多、输液速度过快；低于 6 cmH₂O（0.59 kPa）提示血容量不足。因此，中心静脉压可作为指导输液治疗的参考。右心室舒张末期容量能更好地反映前负荷，除与舒张末期压力有一定关系外，心室顺应性也是决定因素之一。心室顺应性下降时，舒张末期容量减少，而压力上升。

（7）肺毛细血管楔压：采用漂浮导管测定。插管经右心室进入肺动脉，至其末端，将导管前端气囊充气，即可测定肺毛细血管楔压。它可间接反映肺静脉压、左心房压及左心室舒张末期压力，用于评价左心室前负荷及左心室功能。正常值为 8～12 mmHg（1.04～1.56 kPa）。如上升到 20 mmHg（2.6 kPa）以上，提示肺瘀血、肺水肿或左心力衰竭。检测肺毛细血管楔压，对指导扩容、防止肺水肿、使用扩血管及利尿药有参考意义。左心室舒张末期压力与容量相关，但受心室顺应性影响。

（8）心排血量：正常小儿心脏指数（Cardiac Index，CI）为 3.5～5.5 L/（min·m²）。

七、诊断和鉴别诊断

1. 诊断

1985 年在全国小儿心力衰竭座谈会讨论和制定了临床诊断标准。

（1）具备以下 4 项考虑心力衰竭。①呼吸急促，婴儿 >60 次/分；幼儿 >50 次/分；儿童 >40 次/分。②心动过速，婴儿 >160 次/分；幼儿 >140 次/分；儿童 >120 次/分。③心脏扩大，体检、X 线或超声心动图表现。④烦躁、哺喂困难，体重增加，尿少，水肿，多汗，青紫，呛咳，阵发性呼吸困难（2 项以上）。

（2）确诊条件：具备以上 4 项，加以下 1 项或以上 2 项加以下 2 项，即可确诊心力衰竭。①肝肿大，婴幼儿在肋下 ≥3 cm；儿童 >1 cm；进行性肝肿大或伴触痛者更有意义。②肺水肿。③奔马律。

2. 鉴别诊断

年长儿童有典型心力衰竭的症状和体征，一般无诊断困难。婴儿心力衰竭应与毛细支气管炎、支气管肺炎相鉴别。婴儿心力衰竭时，心脏病理性杂音可以不明显，尤其新生儿可无杂音。加上心动过速，肺部有干啰音和喘鸣音，常影响心脏听诊效果。轻度发绀、呼吸急促、心动过速、肝肿大是心力衰竭和肺部感染的共性体征；肺炎合并阻塞性肺气肿使横膈下降，可出现肝下移，造成肝增大假象。有时吸氧有助于对肺源性或心源性发绀的鉴别诊断；吸氧后肺源性发绀可减轻或消失，血氧分压升高，氧饱和度正常，而心源性者则改善不明显。肺部满布湿啰音、X 线胸片表现肺部有片状阴影者，支持肺部炎症改变。心脏增大、杂音明显、有肺瘀血的 X 线改变，则为心力衰竭。必要时进行心脏超声检查。心力衰竭确诊后应进一步明确病因。

八、治疗

1. 一般治疗

（1）休息：减少心脏做功，烦躁、过度刺激、过冷或过热的环境均可造成患儿能量消耗增加和心脏做功增加，使心力衰竭症状加剧。所以适当镇静、调节好环境温度、治疗或护理尽量集中以避免不必要的干扰或刺激等十分重要。镇静可选用常规剂量地西泮或苯巴比妥钠，若严重烦躁可用吗啡每次 0.1 ~ 0.2 mg/kg 静脉滴注。

（2）饮食控制：应吃含丰富维生素、易消化的食物，给予低盐饮食。严重心力衰竭时应限制出入量，保持大便通畅。急性心力衰竭时因患儿呼吸增快或极其虚弱通常经口摄入困难，为保证代谢需求和能量消耗的补充，可经鼻胃管喂养。病情稳定后婴幼儿热量摄取 376.38 ~ 418.2 kJ/（kg·d）［90 ~ 100 kcal/（kg·d）］。

（3）供氧：尤其是严重心力衰竭有肺水肿者。急性心力衰竭时体循环动脉氧分压通常降低，导致组织无法得到足够的氧供，所以急性心力衰竭时均需供氧以满足组织代谢需要。一般可采用面罩或头罩吸氧，若缺氧无法改善则使用呼吸机辅助通气供氧。新生儿时期需特别注意：有些特殊类型的先天性心脏病（如室间隔完整的大动脉转位、主动脉弓离断、肺动脉闭锁等）需依赖动脉导管开放才能生存时，不能吸入高体积分数氧，早产儿高体积分数氧（>500 mL/L）长时间吸入可导致慢性肺疾病或视网膜病变发生。

（4）体位：年长儿宜取半卧位，小婴儿可抱起，使下肢下垂，减少静脉回流。

（5）维持水电解质平衡：心力衰竭时易并发肾功能不全。进食差易发生水电解质紊乱及酸碱失衡。长期低盐饮食和使用利尿剂更易发生低钾血症、低钠血症。一方面限制水和盐的摄取以避免加重心脏负担，补液为 50 ~ 60 mL/（kg·d），Na^+ 2 ~ 3 mmol/kg。另一方面需要监测出入量和血电解质以避免利尿剂应用时出现水电解质失衡，根据监测结果及时调整和纠正。

2. 病因及合并症的治疗

病因对心力衰竭治疗很重要，如有大量左向右分流的先天性心脏病，易合并肺炎、心力衰竭，药物治疗不易奏效。上述患儿宜控制感染后，尽快治疗先天性心脏病。高血压和肺动脉高压所导致的心力衰竭，亦须及时治疗病因。此外，心力衰竭患儿可合并心律失常、心源性休克、水电解质紊乱等，均须及时纠正。

3. 急性心力衰竭的药物治疗

（1）正性肌力药：指增加心肌收缩力的药物，用于急性心力衰竭治疗的有四大类。洋地黄制剂、β肾上腺素能受体激动剂、磷酸二酯酶抑制剂、钙增敏剂。正性肌力药物是200多年来治疗急性心力衰竭的主要药物，挽救了很多生命。近年来，有些学者对急性心力衰竭用地高辛持不同意见。

1）洋地黄制剂：可增强心肌收缩力、心排血量；降低心室舒张末期压力，改善组织灌注及静脉瘀血；作用于心脏传导系统可以减慢心率；兴奋迷走神经，对抗心力衰竭时的神经内分泌紊乱。①地高辛：口服负荷量（洋地黄化量）未成熟儿 $10 \sim 20\ \mu g/kg$，足月新生儿 $20 \sim 30\ \mu g/kg$，≤ 2 岁婴幼儿 $30 \sim 40\ \mu g/kg$，年长儿 $25 \sim 30\ \mu g/kg$。静脉注射用量为上述量的3/4。有心肌病变（如心肌炎）者，剂量宜适当减少。首次剂量为负荷量的1/2，余量再分2次，每次间隔 $6 \sim 8$ 小时。最后一次负荷量用后12小时，开始给予维持量，每次为负荷量的$1/10 \sim 1/8$，每天2次，间隔12小时。急性心肌炎时洋地黄用量适当减少以防中毒。②毛花苷C：急性心力衰竭也可静脉注射毛花苷C，负荷量为：新生儿 $20\ \mu g/kg$，<2 岁$30\ \mu g/kg$，>2 岁 $40\ \mu g/kg$。首次用负荷量的$1/3 \sim 1/2$，余量分 $2 \sim 3$ 次，每次间隔 $6 \sim 8$ 小时。

近年来，由于洋地黄制剂用量减少，胃肠道反应如恶心、呕吐、厌食、腹泻很少见。洋地黄常见毒性反应为心律失常，如早搏、阵发性室上性心动过速、房扑、房颤、阵发性室性心动过速、房室传导阻滞等。洋地黄中毒的处理包括：①立即停用洋地黄制剂及排钾利尿剂；②对有低钾血症伴快速性心律失常而无二度或二度以上房室传导阻滞者，应补充钾盐；③根据不同类型心律失常或传导阻滞，使用相应的药物治疗；④叮用 F（ab）地高辛特异性抗体片断治疗。洋地黄制剂不适用于原发性心室舒张功能障碍，如肥厚型心肌病、限制型心肌病、高血压、主动脉瓣狭窄等。

2）β肾上腺素受体激动剂：主要适用于心力衰竭患儿对洋地黄制剂疗效不显著或有毒性反应，低排血量性急性心力衰竭、心脏术后低心排血量综合征及休克患儿。此类药物为环磷酸腺苷（cAMP）依赖性正性肌力药，兼有外周血管扩张作用。①多巴胺：常用剂量为 $5 \sim 10\ \mu g/(kg \cdot min)$，由输液泵调控（不应与碱性液体同时输入）。多巴胺小剂量［$2 \sim 5\ \mu g/(kg \cdot min)$］有血管扩张作用，大剂量［$10 \sim 20\ \mu g/(kg \cdot min)$］则有肾上腺素能作用，升高血压。②多巴酚丁胺：剂量为 $5 \sim 20\ \mu g/(kg \cdot min)$，应尽量采用最小有效量，多巴酚丁胺对血压、外周血管阻力影响小。对特发性肥厚性主动脉瓣下狭窄（IHSS）、房颤、房扑患儿禁忌使用。

3）磷酸二酯酶抑制剂：属 cAMP 依赖性正性肌力药，通过减少 cAMP 降解，提高细胞内 cAMP 水平，增加 Ca^{2+} 内流产生正性肌力作用，使心排血量及每搏量增加，心室充盈压及体肺循环阻力降低，但并不增加心肌氧耗量和心率，兼有外周血管舒张作用。主要用于严重或难治性充血性心力衰竭、低心排血量综合征及心肺复苏后左心收缩功能不全者。短期应用有良好的血流动力学效应，对心脏病手术后的心力衰竭患儿效果显著，但长期应用不仅不能改善临床情况，反而增加病死率。常用制剂有氨力农和米力农。虽然这两种药物口服均有良好生物利用度，但长期服用，不良反应发生率较高，疗效不佳。因此，目前均周静脉注射。氨力农首剂静注 0.75~1 mg/kg，必要时可再重复 1 次，然后按 5~10 μg/（kg·min）持续静脉滴注。不良反应为心律失常、血小板减少。米力农药效是氨力农的 10 倍，静脉注射首次剂量为 50 μg/kg，10 分钟内给予，以后持续静脉滴注，剂量为 0.25~0.75 μg/(kg·min)。

4）心先安（环磷酸腺苷葡甲胺，CA）：人工合成的环磷酸腺苷的衍生物，可提高心肌细胞内 Ca^{2+} 浓度，改善心肌泵血功能，并能扩张外周血管，减轻心脏后负荷。剂量为 2~4 mg/kg，溶于葡萄糖 10 mL，缓慢静推，每天 1 次，共用 5~7 天。注射后 10~20 分钟起效，1~2 小时达高峰，6~8 小时消失。

5）左西孟旦：新一代抗心力衰竭药物，钙增敏剂，通过与心肌肌钙蛋白 C 结合增加心脏钙蛋白 C 对钙离子的敏感性，增强心肌收缩力、心排血量，扩张血管，降低前后负荷。在改善心泵功能时不增加心肌氧耗和心率。主要用于各种急性心力衰竭及心源性休克、脓毒症休克时左心功能不全和先天性心脏病围术期心力衰竭的治疗。负荷量 12 μg/kg 静脉滴注（>10 分钟），以后 0.05~0.20 μg/（kg·min），一般用 6~24 小时。

（2）减轻容量负荷（前负荷）的药物：主要是利尿剂。①作用亨利（Henle）袢的利尿剂如呋塞米（速尿）。②作用远曲小管皮质稀释段的噻嗪类，如氢氯噻嗪（双氢克尿噻）。③作用于远曲小管远端，如螺内酯（安体舒通），近年来发现它还有抗醛固酮作用，因而对治疗心力衰竭尤为适用。目前急性心力衰竭时常用静脉注射呋塞米（每次 1~2 mg/kg，每 6~12 小时 1 次）或布美他尼（每次 0.01~0.1 mg/kg，每 8~12 小时 1 次），以小剂量开始，病情稳定后改口服维持。同时加用保钾利尿剂（如螺内酯或氨苯蝶啶）以避免造成低钾血症。利尿剂通常从小剂量开始，逐渐增加到尿量增多。呋塞米剂量与效应呈线性关系，故疗效不佳时可增加剂量。而氢氯噻嗪用到每天 3 mg/kg 就已达最大效应，再增加剂量也难以提高疗效。常用利尿剂的用法与剂量见表 6-6。

表 6-6　常用利尿剂的用法与剂量

药物	用法	剂量
呋塞米（速尿）	静注	每次 1~2 mg/kg
	肌注	每日 2~3 mg/kg
	口服	每次 2~4 mg/kg，每日 1~3 次
他尼酸（利尿酸钠）	静注	每次 0.5~1.0 mg/kg，每日 1 次
	肌注	每日 2~3 mg/kg
	口服	每日 1~3 mg/kg，每日 1 次
布美他尼	静注或肌注	每次 0.015~0.100 mg/kg，每日 1 次
	静滴	0.001~0.025 mg/（kg·h）
氢氯噻嗪（双氢克尿噻）	口服	每次 0.5~1.5 mg/kg，每日 2 次
螺内酯（安体舒通）	口服	每次 1~2 mg/kg，每日 2 次
氨苯蝶啶	口服	每次 1.0~1.5 mg/kg，每日 2 次
阿米洛利（amiloride）	口服	每次 0.05~0.10 mg/kg，每日 2 次

利尿剂的不良作用有：①水电解质丢失，造成脱水和低钾血症、低钠血症、低镁血症，甚至诱发心律失常；②神经激素过度激活，特别是 RAAS，因此，应同时使用血管紧张素转换酶抑制剂（ACEI）。③低血压和氮质血症。

（3）降低后负荷的药物。

1）ACEI：抑制转换酶可降低 RAAS 的活性，使小动脉、静脉扩张，降低体循环阻力，增加冠状动脉血流与心肌供氧。ACEI 能抑制缓激肽降解达到降低后负荷作用。对大型 VSD 伴肺动脉高压者 ACEI 能减低左向右分流，改善心功能。临床用于扩张型心肌病、左向右分流型先天性心脏病（如 VSD 并肺高压）、二尖瓣或主动脉瓣反流等所致的心力衰竭。儿童常用制剂卡托普利和依那普利。卡托普利 0.3~1.5 mg/（kg·d），每 8 小时 1 次，口服。依那普利 0.1~0.5 mg/（kg·d），每天 1~2 次，口服。ACEI 常与利尿剂、地高辛联合应用。

2）血管扩张剂：主要用于心室充盈压增高者，可使心排血量增加，而对左心室充盈压降低或正常者不宜使用。选用血管扩张剂，应根据患儿血流动力学变化而定。①对肺瘀血严重，肺毛细血管楔压明显增高（>32 mmHg，1 mmHg = 0.133 kPa），心排血量轻至中度下降者，宜选用静脉扩张药。②对心排血量明显降低，全身血管阻力增加，而肺毛细血管楔压在正常或略升高时，宜选用小动脉扩张药。③心排血量明显降低，全身血管阻力增加，肺毛细血管楔压升高时，宜选用均衡扩张小动脉和静脉药物。急性心力衰竭时常用静脉注射的硝酸甘油或硝普钠。常用血管扩张剂见表 6-7。

表 6-7　常用血管扩张剂的用法与剂量

药物	作用部位	用法	剂量	疗效持续时间
酚妥拉明	小动脉	静推	每次 0.1~0.3 mg/kg	5~10 分钟
		静滴	2.5~15 μg/（kg·min）	
肼屈嗪	小动脉	静滴	1~5 μg/（kg·min）	3~5 小时
硝普钠	均衡扩张小动脉、小静脉	静滴	0.5~8 μg/（kg·min）	10 分钟
哌唑嗪	均衡扩张小动脉、小静脉	口服	20~50 mg/kg	6~8 小时
硝酸甘油	小静脉、小动脉	静滴	1~5 μg/（kg·min）	短暂
		口服	每次 0.5 mg	30~40 分钟
硝酸异山梨酯	小静脉、小动脉	静输	0.5~20 μg/（kg·min）	短暂

应用血管扩张剂时，需密切观察动脉血压、心排血量，有条件应监测肺毛细血管楔压。剂量一般从小剂量开始，疗效不明显时再逐渐增加剂量。

（4）心肌能量代谢赋活药：心力衰竭时均伴有明显的心肌能量代谢异常，因此，应用药物改善心肌能量代谢，对心力衰竭治疗有一定辅助作用。

1）磷酸肌酸（CP）：静脉滴注，每天 1~2 g。

2）果糖二磷酸钠（FDP）：剂量为 100~200 mg/（kg·d），每日 1 次静脉滴注，速度约为 10 mL/min（75 mg/mL）。FDP 静脉滴注时对血管刺激性较大，小婴儿静脉细，常可因疼痛而引起哭闹，加重心脏负担，因此宜使用口服制剂。

3）泛醌：口服剂量每次 10 mg，每天 1~2 次。

（5）内西利他：该药为人基因重组的脑利钠肽（BNP），心力衰竭时 BNP 代偿性增加，用 BNP 可治疗心力衰竭。BNP 疗效发生机制为当患者心脏容量负荷和压力负荷过重时，该药可改善血流动力学、扩张血管、利尿、利钠、调节血容量，因此，其作用机制是多方面的，不能简单归入哪一类药物。内西利他见效迅速、疗效好，尤其适用于中重度心力衰竭。负荷量为 2 mg/kg，1 分钟以上静脉注射（也可不用负荷量），维持量为 0.005 ~ 0.030 mg/（kg·min）静脉滴注。该药不良反应有低血压、头痛、恶心、心律失常，尤其是与 ACEI 同时使用时，更易导致低血压。

4. 急性心力衰竭性肺水肿的处理

急性左心力衰竭多以肺水肿为主要表现。治疗方法是在急性心力衰竭治疗方法的基础上注意以下事项。

（1）供氧与通气支持：一般采用鼻导管或面罩法。有明显动脉二氧化碳分压（$PaCO_2$）升高及氧分压（PaO_2）下降者，可选用机械辅助呼吸。

（2）镇静：心力衰竭伴肺水肿的患儿常因缺氧而恐慌、烦躁，应使用镇静剂（如地西泮、苯巴比妥钠）。烦躁严重者可使用吗啡，不仅可减轻烦躁，并能扩张静脉、减轻前负荷，每次剂量为 0.1 ~ 0.2 mg/kg，静脉注射或肌内注射。新生儿或有呼吸功能不全者慎用。

（3）利尿剂：静脉注射强力快速利尿剂，如呋塞米、布美他尼等。药物选择和用法见急性心力衰竭的治疗。

（4）洋地黄制剂：应静注快速洋地黄制剂，如地高辛或毛花苷 C。药物选择和用法见急性心力衰竭的治疗。

（5）血管扩张剂：首选静脉血管扩张剂，静脉滴注硝酸甘油或硝普钠。

（6）肾上腺皮质激素：可改善心肌代谢，降低周围血管张力，解除支气管痉挛。常用静脉滴注地塞米松。

5. 非药物治疗

（1）心室辅助装置（VAD）：主要用于心力衰竭末期，药物不能控制的心力衰竭，作为心脏移植等待时期的治疗方法。VAD 有单纯左心室辅助及双心室辅助装置。对难治性心力衰竭、心功能 NYHA Ⅳ 级时，使用上述 VAD 可延长生命，改善生活质量。价格较低，并发症较少，需长期服抗凝剂，其缺点是支持时间较短。应用 VAD 可发生继发感染，神经系统、消化系统及血液系统的并发症。也可发生肾灌注不足，常导致肾功能不全，可用小剂量多巴胺以维持肾血流灌注。如合并水电解质紊乱，如高血钙、低血钙、高血钾等，必须及时纠正。

（2）体外膜氧合器（ECMO）：应用指征基本与 VAD 相似，适用于除心功能不全外，还有因肺部疾病显著缺氧者。ECMO 操作较复杂，常见的并发症与 VAD 相似。ECMO 自 1989 年应用于儿科病例至今文献报道已超过 4000 例。Cartrera 等报道了 17 例新生儿应用 ECMO，应用 ECMO 时间平均为 160 小时（1 ~ 516 小时），存活率为 59%。

（3）主动脉内球囊反搏（IABP）：对于心脏手术后或心肌炎、心肌病等并发心力衰竭者，药物不能控制时可选用。IABP 在小婴儿由于主动脉顺应性好而疗效较差。

（4）心脏移植：复杂先天性心脏病、心肌病等各种心脏病所致难治性心力衰竭的终末期，可做心脏移植。严重肺动脉高压或肺部疾病而导致心力衰竭不能控制时，须作心肺同时移植。失败的主要原因是排异反应。

6. 心力衰竭合并心律失常的处理

心力衰竭与心律失常之间的关系较复杂，可由一个病因（如心肌炎、心肌病）同时引起心力衰竭与心律失常，也可由心力衰竭引起心律失常或心律失常引起心力衰竭。心力衰竭猝死患儿半数伴有心室颤动、室性心动过速、三度房室传导阻滞和电机械分离等。

心力衰竭合并心律失常的药物治疗原则如下。

（1）非持续性心律失常可不用抗心律失常药。

（2）持续性室性心动过速、心室颤动、室上性心动过速，应使用抗心律失常药。

（3）Ⅰ类和Ⅱ类抗心律失常药减弱心功能，不宜使用。

（4）Ⅲ类抗心律失常药中的胺碘酮不影响心功能，可以使用，负荷量为 $5 \sim 7$ mg/kg，1小时内静脉滴注，维持量为 $5 \sim 15$ μg/（kg·min）。

（5）三度房室传导阻滞需安装起搏器。

（6）寻找原因，如血压过低、心肌缺血、低钾血症或低镁血症等，应及时纠正。

7. 原发病治疗

对于严重的先天性心脏病并心力衰竭（如左心发育不良综合征）患儿，应及早手术甚至急诊手术。大型左向右分流型先天性心脏病常有慢性心力衰竭，当继发肺部感染时，易导致急性失代偿，在积极控制感染、药物抗心力衰竭治疗症状改善后，争取尽早手术根治或姑息手术。感染性心内膜炎导致难治性心力衰竭时手术治疗有较好的预后。对于终末期心肌病或其他原因造成的严重心力衰竭药物治疗无效，心脏移植或心肺移植是唯一的治疗方法。

（刘 燕）

第四节 法洛四联症缺氧发作

一、概述

法洛四联症（TOF）的主要病理变化有下列4种。①肺动脉狭窄：最多见的是右心室漏斗部狭窄，其次是瓣膜合并漏斗部狭窄；在狭窄之间可形成第三心室；单纯瓣膜狭窄少见。肺动脉狭窄是此症的主要畸形，对患儿病理生理及临床表现有重要影响。②主动脉右置：主动脉起自左心室，但横跨室间隔，同时接受来自左及右心室的血液。③膜部室间隔缺损。④右心室肥厚。此外，25%病例可合并右位主动脉弓，约20%病例可有左侧上腔静脉畸形。20%~70%可伴有缺氧发作，也为其主要死因之一。法洛四联症小儿通常全身缺氧明显，尤其是脑缺氧可影响小儿生长、智力发育，故要加以预防。

二、病理生理

胎儿时期对于胎心的负担不大，出生时心脏大小正常，出生后卵圆孔正常闭合，由于生理上的需要，动脉导管可能开放一个时期，使较多的血液进入肺内氧合，因而青紫可不明显或较轻。动脉导管闭合后，在室间隔缺损的部位，左心室血液的全部和右心室血液的一部分同时进入主动脉，主动脉内血量增多，故较正常时增大。主动脉内的血液经过全身到右心房、右心室，由于肺动脉狭窄，右心室必须增加工作才能将血液输入狭窄的肺动脉，右心室内压力增高使右心室肥厚。室间隔缺损部位的血流决定于肺动脉狭窄程度及右心室压力高低，如肺动脉严重狭窄，右心室压力超过左心室，则有右向左分流，同时由于肺内血循环量减少，氧合血量不足，加以主动脉内有混合血，故形成青紫。

缺氧发作的基本原因是流经肺动脉的血量骤然下降，心室水平右向左分流增加，体循环动脉血氧饱和度下降而致中枢神经系统及周围重要脏器急性缺氧、代谢性酸中毒。缺氧发作的机制包括右心室流出道（漏斗部）肌肉痉挛、体循环血管阻力下降和呼吸中枢敏感性的改变等。多数学者认为右心室漏斗部肌肉痉挛使原已狭窄的右心室流出道更加狭小，甚至阻塞是引发法洛四联症患儿缺氧发作的最主要机制。

三、临床表现

常因某种因素诱发，如发热、感染、酸中毒及缺铁性贫血等。一些能使全身或局部的儿茶酚胺释放增多的因素也被认为与法洛四联症的缺氧发作密切相关，如晨起活动、啼哭、喂奶及排便后等。患儿发作时表现为呼吸急促、烦躁不安、发绀加重、意识丧失或抽搐，重者可突然死亡。发作持续数分钟或几小时，发作后通常伴全身软弱及睡眠。缺氧发作一般从生后 2~6 个月开始，1.5~2 岁有自然缓解倾向，2 岁后减少。

心脏大小多正常。有时由于右心室肥大而致左胸壁隆起，心前区搏动弱，胸骨左缘第 2、第 3、第 4 肋间可听到粗糙的喷射性收缩期杂音，有时伴有收缩期震颤。若为肺动脉瓣狭窄，杂音的位置较高；若为漏斗部狭窄，则位置较低。杂音的响度与肺动脉狭窄程度有关，如肺动脉极度狭窄，杂音极轻或消失。动脉导管未闭时，胸骨左缘第 2 肋间可听到轻度的连续性杂音。年长儿支气管动脉的侧支循环丰富，胸骨左、右缘及背部有时也可听到轻度的连续性杂音。第一心音往往正常，肺动脉第二心音减弱，但因主动脉第二心音很强，且主动脉位置较前，易传至胸骨左侧，往往误认为肺动脉第二心音，此时第二心音有单一感。主动脉扩张显著者，胸骨左缘第 3、第 4 肋间和心尖区可能听到收缩早期喷射音。缺氧发作时心脏听诊位于胸骨左缘第 2~3 肋间的喷射性收缩性杂音可暂时减轻或消失。

四、鉴别诊断

轻型法洛四联症，由于肺动脉狭窄不重，肺动脉血流量减少不多，右心室压力低于左心室，故在心室水平的分流方向为左向右，临床上可不出现青紫。此时需与单纯室间隔缺损相鉴别。无青紫型法洛四联症常需经心导管检查或心血管造影后始能确定诊断。

严重的法洛四联症，肺动脉可完全闭锁，在动脉导管关闭后症状极为严重，待侧支循环形成后可有所减轻。患儿青紫极重，杵状指、杵状趾发生早，心前区杂音极轻或听不到，常因缺氧发作而早期死亡。

肺动脉瓣狭窄合并房间隔缺损有右向左分流时，也称"法洛三联症"。肺动脉瓣严重狭窄，右心室压力增高，然后右心房压力也增高。分流方向为自右心房经房间隔缺损至左心房，故出现青紫。以下 6 点可与法洛四联症鉴别：①出现青紫较晚，杵状指、杵状趾较轻；②胸骨左缘第 2 肋间的喷射性收缩期杂音较长而响亮，常可听到收缩早期喷射音，肺动脉瓣区第二心音分裂明显；③X 线检查右心室、右心房增大显著，肺动脉段凸出；④心电图示右心室肥厚，常伴有劳损；⑤二维超声可示肺动脉瓣叶增厚、回声增强、开放活动受限，狭窄处可示高速蓝五彩的湍流信号，房间隔缺损处有右向左的分流频谱；⑥心导管检查及选择性造影，可见肺动脉瓣狭窄及心房水平有分流。

五、抢救方法

1. 预防

平时除注意预防感染外，应摄入足够水分，如遇高热、呕吐、腹泻等情况，更需注意及时补液，防止血液过于浓缩而发生脑栓塞等并发症。贫血者应补充铁剂。婴幼儿则需特别注意合理护理，以免引起阵发性脑缺氧发作。

2. 吸氧

虽发作时肺血流量减少，不易达到肺内氧交换作用，但仍有一定作用改善缺氧症状。

3. 胸膝位

可增加小动脉的阻力，使体循环的阻力增高，从而减少右向左的分流，又可促进静脉血回流，增加血液氧合，使缺氧改善。

4. 纠正代谢性酸中毒

因为酸中毒可进一步刺激右心室流出道肌痉挛，形成恶性循环。5%碳酸氢钠溶液1.5～5 mL/kg，静脉注射。复查血气后，如需要再次静脉滴注。

5. 药物

（1）β_2受体阻滞剂：作用机制可减轻右心室流出道肌肉挛缩，周围血管阻力下降，减慢心率，以改善右心室充盈。常用普萘洛尔（心得安）0.05～0.1 mg/kg，静脉注射。经常有缺氧发作者可口服普萘洛尔，1～3 mg/（kg·d）。

（2）α受体阻滞剂：作用机制是增加体循环阻力。去氧肾上腺素，每次0.05 mg/kg，静脉注射。

（3）吗啡：作用机制是镇静呼吸中枢，缓解右心室流出道痉挛。皮下注射0.1～0.2 mg/kg。

6. 机械通气

若发作持续严重，可用CPAP辅助呼吸或在充分镇静后给予气管插管呼吸机辅助呼吸。

7. 手术

法洛四联症病情严重的患儿，如经常有缺氧发作的应在婴儿期（1岁以内）手术。尽早进行法洛四联症的治疗手术可有利于减轻患儿心脏负担，改善法洛四联症患儿缺氧状况，有利于患儿的生长发育。

（刘　燕）

第七章

消化系统疾病

第一节　急性消化道出血

一、概述

急性消化道出血在小儿并不少见，各年龄段儿童均可见到，病因多且略有不同。常表现为呕血或便血，或两者并存。临床表现轻重不一，有的仅表现为大便隐血阳性，有的则出血量大、速度快，其中大出血指数小时内失血量超过循环血量的 20% 以上，并可出现致命性失血性休克。

消化道是指从食管到肛门的管道，包括胃、十二指肠、空肠、回肠、盲肠、结肠及直肠。上消化道出血（UGH）指十二指肠屈氏韧带以上的食管、胃、十二指肠、上段空肠以及胰腺和胆道的出血，主要表现为呕血和（或）排柏油样大便；下消化道出血（LGH）是指屈氏韧带以下的肠道出血，包括小肠、结肠和直肠，主要表现为便血，色鲜红、黯红或果酱样，可混有黏液、脓液，急性大量出血时也可有呕血。

二、病因

急性消化道出血原因繁杂，除消化道本身的疾病外，也可能是全身疾病的局部表现，一般消化道局部原因占 50%，全身性疾病占 10%~20%，另 30% 原因不明。

1. 炎症和溃疡病

食管炎、急性胃黏膜病变、慢性胃炎、十二指肠炎、食管溃疡、胃溃疡、十二指肠溃疡、急性胃肠炎、消化道息肉等。

2. 机械因素

胃食管反流、消化道憩室、食管裂孔疝、食管贲门黏膜撕裂症、胃扭转、胃黏膜脱垂、肠梗阻、肠套叠、肛裂、直肠黏膜脱垂等。

3. 血管因素

食管或胃底静脉曲张、血管瘤、血管发育不良、血管扩张症等。

4. 肝胆系统疾病

肝内外胆道感染、胆道结石或肿瘤、肝损伤等。

5. 全身性疾病

（1）感染性疾病：流行性出血热、败血症、痢疾、肠结核、重症肝炎等。

（2）血液系统疾病：白血病、血小板减少性紫癜、血友病、维生素 K 缺乏等。

（3）尿毒症。

（4）结缔组织病：系统性红斑狼疮、结缔性多动脉炎、白塞病等。

（5）血管性疾病：过敏性紫癜、遗传性出血性毛细血管扩张症。

（6）应激性溃疡：是发生在应激状态下的胃黏膜急性糜烂和浅表溃疡。

三、临床表现

消化道出血的症状与病变的部位、性质、失血量、出血速度以及患者出血前的全身状况有关。常表现为呕血和便血。呕血是指呕吐出鲜血或咖啡残渣样变性物质，必须排除口腔、鼻、咽喉等部位的出血以及咯血（呕血和咯血的区别见表7-1）。

表 7-1　呕血和咯血的区别

项目	呕血	咯血
病史	多有胃炎、胃溃疡或肝胆系统病史	多有心肺疾病史、结核接触史等
出血方式	呕出	咳出
血液颜色	黯红，无泡沫	鲜红，有泡沫
内容物	食物及胃液	痰液
出血前症状	上腹部不适感	咽喉部痒感
血液反应	酸性反应	碱性反应
大便检查	柏油样或棕色大便	无吞咽血液时无改变

当下消化道的出血量较多或肠内压力高于胃内压力时，血液也可反流入胃和食管引起呕血；反之上消化道出血量超过 3 mL 时，也可有黑便。黑便时可无呕血，而呕血时常有黑便。

大量失血者可表现以下症状。

1. 失血性周围循环衰竭

临床上可出现头昏、心悸、恶心、口渴、皮肤灰白、湿冷，毛细血管充盈时间延长，进一步可出现烦躁不安，反应迟钝、意识模糊。

2. 氮质血症

分为肠源性、肾前性和肾性氮质血症。

（1）肠源性氮质血症：指在大量上消化道出血后，血液蛋白的分解产物在肠道被吸收，以致血中氮升高。一般 24 ~ 48 小时达高峰，3 ~ 4 天恢复正常。

（2）肾前性氮质血症：在纠正低血压、休克后，尿素氮可迅速降至正常。

（3）肾性氮质血症：由于休克造成肾小管坏死（急性肾衰竭），或失血加重原有肾病的肾损害，临床上可出现尿少或无尿。

3. 发热

多数患者在 24 小时内常出现低热。发热的原因可能由于血容量减少、贫血、周围循环衰竭、血液分解蛋白的吸收等因素导致体温调节中枢的功能障碍。要注意排除并发感染的问题。

四、辅助检查

1. 实验室检查

包括血常规、凝血功能等，以排除有无血液系统疾病，可同时完善血型、血交叉试验。急性出血的早期，红细胞和血红蛋白可能无变化。大便化验可明确是否有红细胞或隐血，可多次复查，判断病情变化。

2. 急诊内镜检查

是消化道出血定性、定位的首选方法。一般主张在出血 24～48 小时进行，可以及时明确出血部位及病因，诊断阳性率可高达 90%。尤其是急性浅表性病变，诊断准确率高于其他检查方法。必要时采取内镜下止血措施，喷洒止血药、激光等，对有些病变可在内镜下治疗，如经内镜静脉套扎或硬化剂治疗等。

3. 纤维结肠镜检查

能确定结肠以下的病变部位、性质和出血情况。较钡灌肠准确率高，且有其特异性，可同时对结肠病变取活检，用电凝、激光、热凝出血点以止血。

4. 放射性同位素扫描检查

用于诊断胃黏膜异位先天性病变（如梅克尔憩室、肠重复畸形）。常用核素为 ^{99m}Tc。^{99m}Tc 对胃黏膜有较高的亲和力，静脉注射后用 γ 照相机或单光子发散计算机断层显像扫描，显示在胃和膀胱正常显影的同时，肠区特别是回盲部出现放射性浓集影像，位置、形状、浓度在 1 小时内无明显变化，可确定为异位胃黏膜，肠区浓影为梅克尔憩室，呈索条状考虑为肠重复畸形。

5. 选择性动脉造影检查

对于反复消化道出血而内镜检查和胃肠道钡剂造影未获确诊或各种原因不能接受急诊内镜检查者，可做选择性动脉血管造影。常用选择性腹腔动脉、肠系膜上动脉和肠系膜下动脉。当出血量在 0.5 mL/min 以上时，可显示造影剂外渗，从而确定出血的部位，对于血管畸形、动脉瘤及一些血管性肿瘤，即使在出血间歇期也可发现血管形态异常而明确诊断。同时可采用介入性治疗达到立即控制出血的目的。

6. 钡餐造影和钡灌肠 X 线检查

一般主张出血停止后 10～14 天进行，准确率约 50%。钡餐透视有助于检查胃、十二指肠及小肠疾患，如消化道溃疡、肿瘤、肠狭窄等，缺点是不能发现急性微小或浅表病变，如浅表性溃疡、糜烂性出血性胃炎等，而且不能进行活检检查。钡灌肠可对直肠、乙状结肠息肉、溃疡性结肠炎、肿瘤、肠套叠等做出诊断，并能观察结肠位置，协助诊断肠旋转不良。可作为内镜检查后的补充检查手段。

五、诊断

1. 病史、体格检查及鉴别

首先应排除全身性疾病如严重感染、中毒、血液病、过敏性紫癜等，呕血与黑粪也应与鼻出血、拔牙等咽下的血液或进食禽畜血、服药（铁、铋、骨碳）鉴别。有长期规律性上腹痛病史，提示消化性溃疡出血的可能；曾服用阿司匹林或其他非甾体类抗炎药者，考虑胃黏膜病变出血的可能。上消化道出血患儿如过去有病毒性肝炎、血吸虫病史，面色灰黯、黄疽、蜘蛛痣、肝掌、腹壁和脐静脉曲张与腹水、脾肿大，应考虑食管胃底静脉曲张破裂出血的可能。

2. 判断出血量

根据生命体征变化来评估。①出血量 <10% 血容量（儿童血容量为 70~80 mL/kg），无明显症状与体征。②出血量达血容量的 10%~20%，则脉搏加快，肢端偏凉，血压正常或降低，脉压降低。③出血量达血容量的 20%~25%，口渴，脉搏明显加速，肢端凉，尿少，血压降低，脉压降低，预示将发生失血性休克。若患儿从仰卧坐起后脉搏增加大于 20 次/分，或舒张压减少大于 11.25 mmHg，表明血容量减少 20%。④出血量达血容量的 25%~40%，口渴、烦躁，面色灰，肢体发绀，皮肤花纹，脉细速，明显尿少，血压下降；一般通过按压软组织和甲床观察血管再充盈时间，压迫 5 秒放手后，恢复到正常 >5 秒，表示末梢血灌注不良。⑤出血量超过血容量的 40%，机体失代偿进入休克晚期，患儿由嗜睡到神志不清、昏厥，血压测不到，无尿。1000 mL 胃液中混有 1 mL 血即可呕吐咖啡样物。消化道出血达 5 mL/d 可出现便隐血阳性。消化道出血 40~60 mL 可出现柏油样便。出血量一次超过全血量的 1/5 可出现休克或明显贫血。

3. 判断出血部位

对于大出血患儿来说，判断出血部位很关键，可根据大便颜色进行初步判断。①鲜红色血便：提示直肠、远端结肠、肛门附近出血，常为便后滴鲜血，或便条附着血液。②黯红色血便：提示近端结肠或小肠病变。③柏油样便：若伴呕吐血，是十二指肠以上消化道较大量出血，十二指肠以下消化道出血（尤其小肠），可见柏油便但不伴或极少呕血。④果酱样便：提示阿米巴病，肠套叠。

大便颜色除与出血部位有关，还与血液在肠道内停留的时间和出血量的多少有关，如出血量多，肠道运送快，从直肠排出的鲜红血便也可来自上消化道。大便隐血则出血可能来自消化道任何部位。

4. 判断出血病因

可根据出血程度、年龄、症状等进行初步判断，再结合特殊检查确诊。各年龄段常见病因：①新生儿，咽下综合征、应激性溃疡、新生儿自然出血症、血小板减少、牛奶不耐受；②婴儿，反流性食管炎、应激性溃疡、胃炎、出血性溃疡、食管贲门黏膜撕裂症；③1 岁以上儿童，溃疡病、炎症、胃黏膜病变、反流性食管炎、食管贲门黏膜撕裂症；④青少年，溃疡病、炎症、食管胃底静脉曲张等。

5. 判断是否持续出血

（1）反复呕血或便血，排便次数增多或大便转为黯红色。

（2）进行性贫血，有头晕、心悸、气急，血红蛋白和红细胞进行性减少。

（3）经足量补充血容量后，休克不见好转或继续恶化。

（4）一般消化性溃疡出血后腹痛自行缓解，若疼痛不减轻，甚至加重，有再出血可能。

6. 注意便血的并发症状与体征

（1）便血有剧烈腹痛：肠套叠、肠旋转不良、出血性坏死性小肠炎、肠系膜栓塞、消化道溃疡、过敏性紫癜。

（2）无痛性血便：肠道息肉、回肠远端憩室病等。

（3）便血伴腹部包块：肠套叠、肠重复畸形、消化道肿瘤。

（4）便血伴皮肤其他处出血点或紫癜：常见于过敏性紫癜腹型。

（5）便血伴发热，中毒症状：败血症、DIC 等。

（6）便血、呕血伴肝脾肿大，腹壁静脉曲张：肝硬化。

六、治疗

治疗原则：迅速稳定生命体征，明确出血原因及部位，正确对因治疗。

1. 一般治疗

（1）卧床，安静平卧，下肢抬高。避免躁动不安，使出血加剧，必要时给镇静剂。

（2）保持呼吸道通畅，避免误吸，必要时吸氧。

（3）观察生命体征及全身情况：脉搏、血压、呼吸、体温，记录呕血、便血量及尿量，随时观察患儿的精神状态，皮肤、甲床色泽。

（4）控制饮食：消化性溃疡除剧烈呕吐或严重出血外一般不必禁食，以免因饥饿增加胃肠蠕动而加重出血或引起疼痛，可给小量流食，呕血停止后进温凉流食，逐渐改为半流食、软食，同时给抗酸剂、解痉剂。如食管静脉曲张出血，应在停止出血至少 24 小时后试进流食少量，食管胃底静脉曲张破裂应禁食 2 ~ 3 天。

2. 积极补充血容量

活动性大出血时，应迅速建立补液通道，根据出血量的评估进行输液输血。急救时可予生理盐水或 5% 葡萄糖生理盐水 20 mL/kg 于 0.5 小时快速输入。宜选用适量胶体液，如成分血、血浆或中分子右旋糖酐，每次 15 ~ 20 mL/kg。输血指征：失血量超过全身血容量的 20%，即将发生失血性休克者，或血红蛋白 <70 g/L、血压下降、脉快。最好根据中心静脉压（CVP）调整输血输液速度和量。CVP 能反映血容量和右心功能，< 5 cmH_2O 可加速补液；> 10 cmH_2O 表示输液量过多，可引起急性肺水肿。

3. 明确病因，快速止血

（1）纠正凝血功能障碍，进行成分输血，输注红细胞、血小板、血浆或凝血因子等；不同的原因选用不同的止血药，如酚磺乙胺（止血敏）、巴曲酶（立止血）、维生素 K 等。

（2）局部止血：去甲肾上腺素 4 ~ 8 mg 加入 100 mL 生理盐水内，分次口服或胃管滴入。或云南白药直接胃管内注入。

（3）抑酸药物的应用：抑酸药能提高胃内 pH，既可促进血小板聚集和纤维蛋白凝块的形成，避免血凝块过早溶解，有利于止血和预防再出血，又可治疗消化性溃疡。临床常用的抑酸剂包括质子泵抑制剂（PPI）和 H_2 受体拮抗剂（H_2 RA），常用的 PPI 针剂有奥美拉唑等，常用的 H_2RA 针剂包括雷尼替丁、法莫替丁等。临床资料表明，PPI 的止血效果显著优 H_2 RA。

（4）门静脉高压症时可用垂体加压素每次 10 ~ 20 U，加 5% 葡萄糖注射液 150 ~ 250 mL 于 20 分钟内缓慢静脉滴注，但每日不超过 3 次。

（5）内镜下止血：常用的内镜止血方法包括药物局部注射、热凝止血和机械止血 3 种。药物注射可选用 1 : 10000 肾上腺素盐水、高渗钠—肾上腺素溶液等，其优点为方法简便易行；热凝止血包括高频电凝、氩离子凝固术、热探头、微波等方法，止血效果可靠，但需要一定的设备与技术经验；机械止血主要采用各种止血夹，尤其适用于活动性出血，但对某些部位的病灶难以操作。

（6）选择性动脉内滴注加压素：通过插管滴注垂体加压素，一般用量：0.1～0.2 U/（kg·min）对静脉曲张破裂出血有效。对胃黏膜损害、溃疡、食管贲门黏膜撕裂等引起的出血也有止血作用。

（7）三腔气囊管压迫止血：食管胃底静脉曲张破裂出血时，防止血液反流入气道而致窒息。止血24小时后放出囊内空气，继续观察24小时，如不再出血，可拔管。本法的不良反应多，可发生食管炎、吸入性肺炎、食管或胃黏膜坏死等。

4. 手术治疗

（1）经以上保守治疗仍出血不止或短时间内反复大量出血、威胁患儿生命。

（2）出血后迅速出现休克或反复呕血者。

（3）经6～8小时输血观察，血压仍不稳定或止血后再次出血。

（4）既往有反复大出血，特别是近期又反复出血者。

（5）胃、十二指肠有较大动脉出血不易止血者。

七、预后

消化道出血的预后取决于原发疾病的性质及就诊时的时机。恶性疾病，如白血病、消化道恶性肿瘤等预后较良性病变为差。良性病变中急性大出血，如病因明确，出血定位准确，可采取非手术治疗及手术治疗，成功率也因不同疾病而异。

（芦仁双）

第二节 急性出血坏死性肠炎

一、概述

急性出血坏死性肠炎（AHNE），又称为急性出血坏死性小肠炎、急性坏死性肠炎、节段性出血坏死性肠炎等，是一种好发于小肠的急性出血坏死性炎症，病变主要累及空肠和回肠，偶尔也可累及十二指肠和结肠，甚至累及全消化道。起病急骤，病情变化快，临床上以腹痛、腹泻、便血、呕吐、腹胀、发热为主要表现，严重者可有休克、肠麻痹等中毒症状和肠穿孔等并发症，病死率可达20%～27%。

AHNE全年均可发病，夏秋季高发，以儿童和青少年居多，男性多于女性，农村多于城市。在20世纪，国外有两次本病的暴发流行，除此之外多为散发。

二、病因及发病机制

病因及发病机制尚未完全清楚，可能与以下因素有关。

1. 感染

（1）C形产气荚膜杆菌感染：国外报道AHNE病原体多为C形产气荚膜杆菌，该菌产生的β毒素能引起肠黏膜组织坏死，导致坏死性肠炎。β毒素是一种蛋白质，可被肠内胰蛋白酶分解而失去致病作用，因此，胰蛋白酶在防止本病发病中有重要作用。

（2）非特异性感染：国内目前大便培养病原菌多样，尚未发现特殊病原。

2. 缺氧

本病在窒息患儿发病率高，窒息时肠道缺氧严重，其他如休克、呼吸窘迫综合征也可同时发生肠壁微循环障碍，从而导致出血坏死性肠炎。

3. 饮食因素

患儿可能存在双糖酶缺乏，乳糖、蔗糖等不能被消化，吸收入肠壁后发酵，导致肠壁囊样气肿。此外，也有学者认为饮食中摄入较多胰蛋白酶抑制物，使胰蛋白酶活性降低，增加疾病易感性。

4. 变态反应

变态反应学说认为本病为一种变态反应结果，先有机体免疫学改变，后继发细菌感染。其理论基础为：①本病早期即有肠壁末梢小动脉纤维素性坏死并有较多嗜酸性粒细胞浸润，很可能是由于患者对某些物质过敏而引起的变态反应所致；②近年来研究发现，在肠道内胰蛋白酶处于低水平基础上继发产 β 毒素的 C 形产气荚膜杆菌感染，大量 β 毒素不能被及时清除而发病。

三、病理变化

急性坏死性小肠炎的典型病理变化为坏死性炎症改变。自黏膜下层开始，随病变的扩大，可向肌层及黏膜层发展，使多处肠壁全层充血水肿甚至溃疡穿孔引起腹膜炎。病变多见于空肠下段和回肠上段，严重者全部小肠均可受累。一般呈散在性、节段性排列，有的为 1~2 段或 2 段以上，每段长短不一，最短 10 cm 左右，长者可达 100 cm，分界清楚。受损肠壁增厚，质脆而失去弹性，扩张。重者浆膜面粗糙有纤维素附着，肠腔内充满果酱样血便。显微镜下可见病变肠壁各层均有炎症细胞浸润，以淋巴细胞、嗜酸性粒细胞、单核细胞、浆细胞为主。黏膜可发生坏死或脱落，黏膜下层有大片出血坏死和水肿，毛细血管扩张充血。腹腔内可有混浊、脓性或血性渗液。病变恢复后不遗留慢性肉芽肿性改变，引起腹腔内粘连者少见。

四、临床表现

1. 病史

起病急，发病前多有不洁饮食史。受冷、劳累，肠道蛔虫感染及营养不良为诱发因素。

2. 腹痛

起病急骤，突然出现腹痛，也常可为最先症状，多在脐周。病初常表现为逐渐加剧的脐周或中上腹阵发性绞痛，其后逐渐转为全腹持续性痛并有阵发性加剧。

3. 腹泻、便血

腹痛发生后即可有腹泻。粪便初为糊状而带粪质，其后渐为黄水样，继之即呈白水状或呈赤豆汤和果酱样，甚至可呈鲜血状或黯红色血块，大便少而且恶臭。无里急后重。出血量多少不定，轻者可仅有腹泻，或仅为粪便隐血阳性而无便血；严重者一天出血量可达数百毫升。腹泻和便血时间短者仅 1~2 天，长者可达 1 个月余，且可呈间歇发作，或反复多次发作。腹泻严重者可出现脱水和代谢性酸中毒等。

4. 恶心、呕吐

常与腹痛、腹泻同时发生。呕吐物可为黄水样、咖啡样或血水样，也可呕吐胆汁。

5. 全身症状

起病后即可出现全身不适，无力和发热等全身症状。体温一般在 38 ~ 39 ℃，少数可达 41 ~ 42 ℃，但发热多于 4 ~ 7 天渐退，而持续 2 周以上者少见。

6. 腹部体征

无明显特异体征。可有腹部膨隆及肠型，脐周和上腹部可有明显压痛。早期肠鸣音可亢进，而后可减弱或消失。腹膜炎时可有腹肌紧张、压痛及反跳痛。

7. 临床分型

根据临床表现可分 5 型。①胃肠炎型：主要见于疾病早期，可有腹痛、水样便、低热，部分伴恶心、呕吐。②肠梗阻型：因肠管肌层受严重侵害而肿胀，肠管僵直、丧失蠕动所致，表现为腹胀、腹痛、呕吐频繁，排便、排气停止，肠鸣音消失。③肠出血型：以肠黏膜渗出性病变为主，表现为腹痛，便血、大量血水样或黯红色血便，伴明显的贫血和脱水。④腹膜炎型：因浆膜层有大量炎症细胞浸润与渗出，腹腔内有大量炎性渗液。一般表现为明显腹痛，恶心、呕吐，腹胀，腹部压痛、反跳痛，若受累肠壁坏死或穿孔，则腹腔内可有血性渗出液。⑤中毒休克型：因大量肠毒素吸收入血所致。常在起病后 1 ~ 5 日发生，全身中毒症状较严重，早期即出现面色苍白、精神萎靡、神志淡漠、无力、四肢厥冷、脉搏微弱、血压低、嗜睡、谵妄、休克等表现。而休克又加重了肠道的缺血、缺氧，微循环障碍，使肠组织进一步坏死，形成恶性循环。

上述分型在病程中可以某一型为主要临床表现，也可交替或重叠出现。

五、辅助检查

1. 实验室检查

（1）血常规：白细胞增多，以中性粒细胞增多为主，常见核左移及中毒颗粒，可有红细胞、血红蛋白及血小板降低。

（2）大便常规：外观呈黯红色或鲜红色，或隐血试验强阳性，镜下见大量红细胞，可有少量或中等量脓细胞，偶见脱落的肠系膜。

（3）大便培养：部分患者可有大肠埃希菌、副大肠埃希菌、葡萄球菌等致病菌。厌氧菌培养偶见产气荚膜杆菌。大便培养需时较长，一般要 7 ~ 10 日，不能及时为临床提供细菌学诊断根据。

（4）血培养：阳性率低，多为革兰阴性杆菌。腹水中可培养出大肠埃希菌。

（5）血生化：可有不同程度的电解质紊乱，红细胞沉降率多增快。

（6）凝血功能：重者常有凝血功能异常，甚至合并 DIC 表现。

（7）其他：尿检查可见红细胞、白细胞增多，尿淀粉酶增高。腹水淀粉酶也可明显升高。

2. X 线检查

腹部 X 线平片可见局限性小肠积气及液平面，中晚期则可见肠麻痹或轻中度肠扩张，成节段性，肠间隙增宽大于 5 mm，充气肠管端逐渐变尖成棱角征，部分有肠壁间气体或有肠痉挛、狭窄和肠壁囊样积气，肠穿孔者可见气腹征象。一般急性期时禁行钡剂造影及钡剂灌肠检查，以免诱发肠穿孔。有文献总结此病 X 线特征：肠腔扩大，但大小不一，肠壁增厚，但厚薄不一，皱襞变粗，但粗细不一。

3. 腹部超声检查

早期病例，超声检查无特异表现，可见小肠壁增厚、水肿、肠系膜淋巴结肿大；随病情进展，可见腹腔内及肠曲内有游离液体，肠腔内有多量积液积气。可作为 X 线的辅助支持，可多次追踪复查，以利诊断和选择手术时机。

4. 其他检查

腹腔穿刺可发现血性或脓性液体。常规肛诊了解血便情况。

六、诊断与鉴别诊断

诊断依据：儿童或青少年有不洁饮食、暴食或饮食突然改变的病史，突发腹痛、腹泻、便血及呕吐，伴有中度发热，或突然腹痛后出现休克症状或出现麻痹性肠梗阻，应考虑本病的可能。排出果酱样或鲜红色、黯红色血便，混有灰白色坏死黏膜，有明显血腥味是本病特点。腹部 X 线平片有肠扩张、液平面等有助于诊断。

注意与以下疾病相鉴别。

1. 中毒性细菌性痢疾

流行于夏季。突然发热、腹痛、腹泻及脓血黏液便，常有里急后重。腹痛位于左下腹，中毒时可有高热、惊厥、神志模糊。大便涂片和细菌培养痢疾杆菌有助于确诊。

2. 腹型过敏性紫癜

临床特点除紫癜外，常有皮疹、血管神经性水肿、关节炎、腹痛及肾炎等症状，一般无腹泻。

3. 急性克罗恩病

青壮年多发。亚急性起病，高热、寒战，右下腹痛，腹泻，常呈黏液脓血便，约 1/4 病例可出现右下腹或脐周腹块，很少出现休克，可有肠外表现（如关节炎、虹膜炎等）。诊断依靠胃肠钡餐、钡剂灌肠和内镜检查。

4. 绞窄性肠梗阻

临床上突然出现腹胀、腹痛，有时伴恶心、呕吐及发热。肛门停止排气、排便，病情进行性加剧，便血少见。肠鸣音亢进，有气过水声。腹部 X 线平片见有高张力肠积气的液平面及结肠无气，与出血坏死性肠炎不同。

5. 肠套叠

婴幼儿多见。以 4~10 个月婴儿多见，2 岁以后随年龄增长发病逐年减少。主要表现为腹痛、血便及腹部肿物。腹部超声可确诊。

6. 其他疾病

如与阿米巴肠病、肠息肉病、梅克尔憩室炎等疾病鉴别。

七、治疗

治疗原则：以非手术治疗为主，配合病因治疗及全身支持治疗，早期联合使用抗生素，纠正水电解质平衡紊乱，积极防治中毒性休克及其他并发症。

1. 饮食管理

（1）禁食：治疗本病的重点。疑诊时即应禁食，腹胀者应尽早行胃肠减压。通常轻症者禁食 1 周左右，重症者可禁食 2~3 周。至腹部体征基本消失，无便血或大便隐血转阴才可试进饮食。恢复饮食宜慎重，从少量逐渐增加，从流食、半流食逐渐过渡到少渣食物、正常饮食。在恢复饮食过程中，如又出现腹胀和呕吐，即应重新禁食，直至症状消失。

（2）营养支持：禁食期间给予全胃肠外营养，除可提供充足的营养外，尚可使肠道得到完全的休息。治疗期间可多次少量输血，有利于改善全身症状，缩短病程。

（3）去双糖饮食：有报道表明婴儿坏死性肠炎与双糖酶缺乏，对乳糖及蔗糖不能消化利用有关，采用去乳糖牛奶粉或去乳糖豆奶粉，边远贫困地区可采用豆浆喂养（如 100 mL 豆浆加 5~10 g 葡萄糖），可显著提高疗效。

2. 纠正水电解质紊乱

（1）补液：禁食期间静脉补充生理需要量、累计损失量及继续丢失量。

（2）纠正酸中毒：急性出血性坏死性肠炎患儿都有不同程度的代谢性酸中毒，应及时纠正。轻度的酸中毒经过补液、纠正脱水后，一般都可以得到纠正，不必再给予碱性液体，若补液后酸中毒仍未纠正，可根据 BE 及二氧化碳结合力数值计算，以 1.4% 碳酸氢钠补充。

（3）补钾：禁食期间每天补充氯化钾 200~300 mg/kg，并根据血钾水平调整。

3. 抗感染治疗

抗菌药物主要选择针对革兰阴性杆菌和厌氧菌，并选用针对肠道细菌敏感的广谱抗生素，如氨苄西林、第三代头孢菌素、甲硝唑等。

4. 抗休克治疗

早期发现及时抢救。严重坏死性肠炎常合并中毒性休克，并常是致死的主要原因。具体措施同感染性休克的处理，开始应迅速补充血容量，改善组织缺氧、纠正酸中毒，应用血管活性药物，采用低分子右旋糖酐，山莨菪碱（654-2）注射液等，防治重要脏器功能衰竭。

5. 应用肾上腺皮质激素

有学者认为对重症及休克患儿应早期应用，以减轻中毒症状。可用氢化可的松 4~8 mg/（kg·d）或地塞米松 0.25~0.5 mg/（kg·d），静脉滴入，一般应用 3~5 天即停。但因其可能加重肠出血和促发肠穿孔，需谨慎。

6. 静脉用免疫球蛋白（IVIG）

重症及休克患儿应尽早应用 IVIG。IVIG 含有多种抗原的特异性 IgG 抗体，可直接中和毒素，抑制细胞因子与炎性介质的分泌与产生，并能够调节 T、B 淋巴细胞免疫功能，提高机体抗感染能力，最终改善临床症状，缩短病程。剂量与用法：0.3~0.4 g/（kg·d），连用 5 天；或者 1 g/（kg·d），连用 2 天。

7. 对症治疗

高热时可给予解热药或物理降温，甚至亚冬眠疗法；烦躁者给予镇静药；出血者可给予维生素 K、巴曲酶等。可间歇适量给氧，纠正低氧血症。呕吐、腹胀严重时可予胃肠减压。

肠麻痹者如经禁食、胃肠减压、肛管排气等治疗仍无好转，可静脉滴注酚妥拉明，本品为 α 受体阻滞剂，可改善全身及肠道微循环，减轻肠壁瘀血、水肿等中毒症状，使肠蠕动恢复或增强。每次 0.5~1.0 mg/kg，静脉滴注，每 2~4 小时一次。

轻度腹痛时可用山莨菪碱（654-2）每次 0.1~0.3 mg/kg，肌内注射或阿托品 0.01 mg/kg 皮下注射，必要时每 4~6 小时重复 1 次。腹痛严重者可采用山莨菪碱 2~3 mg/kg 于 6~8 小时内静滴。

有 DIC 倾向者须行抗凝血治疗，可参见弥散性血管内凝血章节。

8. 手术治疗

约 75% 的患者经过正确的内科治疗可获痊愈。小部分患者需手术治疗。手术治疗可抢救部分危重患者。一般认为，出现下列情况可考虑手术治疗：①肠穿孔；②严重肠坏死，腹腔内有脓性或血性渗液；③反复大量肠出血，并发出血性休克；④肠梗阻、肠麻痹；⑤不能排除其他急需手术治疗的急腹症。

八、预后

如能及时诊断，及时采取治疗措施，可防止病情进展，降低病死率。本病痊愈后一般不会转为慢性疾病。

（芦仁双）

第三节　肝衰竭

一、概述

肝衰竭是多种因素引起的严重肝损害，导致其合成、解毒、排泄和生物转化等功能发生严重障碍或失代偿，出现以凝血功能障碍和黄疸、肝性脑病、腹水等为主要表现的一组临床症候群。肝衰竭常可伴发生多器官衰竭、脑水肿、继发感染、出血、肾衰竭、血流动力学以及各种代谢紊乱等并发症，虽少见却极为危重。

肝衰竭可被分为 4 类：急性肝衰竭（ALF）、亚急性肝衰竭（SALF）、慢加急性肝衰竭（ACLF）和慢性肝衰竭（CLF）。ALF 的特征是起病急，发病 2 周内出现以 Ⅱ 度以上肝性脑病为特征的肝衰竭症候群；SALF 起病较急，发病 15 天至 26 周内出现肝衰竭症候群；ACLF 是在慢性肝病基础上，出现的急性肝功能失代偿；CLF 是在肝硬化基础上，肝功能进行性减退导致的以腹水或门静脉高压、凝血功能障碍和肝性脑病等为主要表现的慢性肝功能失代偿。

二、病因

儿童肝衰竭病因与年龄有较大的关系，约 1/3 病因不明。西方国家如英美等多由非甾体类抗炎药物引起，以对乙酰氨基酚多见，印度则以戊型肝炎病毒（HEV）最多；位居第二的为乙型肝炎病毒（HBV）。

1. 感染

（1）病毒：有文献报道婴幼儿以巨细胞病毒（CMV）感染为主，年长儿以 HBV、甲型肝炎病毒（HAV）感染为主，其他如 EB 病毒、人类疱疹病毒等也可引起。

（2）细菌：以金黄色葡萄球菌、肺炎链球菌、大肠埃希菌等所致的败血症、肺炎、腹腔感染、肝脓肿较常见，可以肝衰竭为首发表现。

2. 中毒

（1）药物：包括异烟肼、利福平、对乙酰氨基酚、磺胺药、四环素和丙戊酸钠等。

（2）食物：毒蕈、棉籽油等。

（3）化学物质：磷、砷、苯胺、四氯化碳等。

3. 遗传性代谢缺陷

肝豆状核变性（Wilson 病）、半乳糖血症、果糖不耐受症、酪氨酸血症和糖原累积症Ⅳ型等也可以发生肝衰竭。

4. 其他

（1）严重创伤、大手术、大面积烧伤、败血症、缺血缺氧性损害、各种原因的休克等。

（2）胆汁淤积性肝病合并肝硬化，如先天性肝外胆道闭锁等。

（3）其他侵犯肝的疾病：如郎格汉斯细胞组织细胞增生症等。

（4）自身免疫性肝炎。

三、发病机制

肝衰竭的发生是多种因素协同作用的结果。肝坏死是导致肝衰竭的根本原因。近年来随着人们对细胞凋亡的研究和认识的逐渐深化，对肝坏死的研究和认识不断深化。

1. 病毒因素

肝炎病毒所致肝坏死比例较大，可达30%。其中 HBV、丙型肝炎病毒（HCV）较多，HAV、HEV 较少。

2. 炎症介质

主要包括单核巨噬细胞，单核因子，内毒素（endotoxin，ET）和白细胞三烯（白三烯，leukotriene，LT）等，在肝坏死的发生中具有重要的作用。

3. 免疫反应

在肝衰竭的发病机制中，研究最多且最令人关注的是导致肝坏死的免疫学改变。在 HBV、HAV、HDV 导致肝坏死的免疫学研究比较深入。以 HBV 为例，主要有以下几项。

（1）细胞溶解性 T 细胞（cytolytic T lymphocyte，CTL）介导的细胞毒效应。

（2）细胞因子：细胞因子即是免疫反应的产物，又能促进免疫损害，是对靶细胞分泌的淋巴毒素。它们形成细胞因子的连锁反应，导致免疫损害的持续扩增，与肝坏死相关的主要细胞因子有：肿瘤坏死因子（TNF），白细胞介素 1（IL-1），IL-6，IL-8，血小板激活因子（PAF），转化生长因子 β_1（TGF-β_1）等。

4. 其他因素

（1）药物、毒物：药物和毒物所致肝坏死的共同特征是有使用药物、接触毒物史，且这些物质已明确其肝毒性作用。

（2）代谢异常：主要为 Wilson 病和 Reye 综合征。

（3）缺血：典型者为休克肝。

四、病理

组织病理学检查在肝衰竭的诊断、分类及预后判定上具有重要价值，但由于肝衰竭患者的凝血功能严重降低，实施肝穿刺具有一定的风险，在临床工作中应特别注意。肝衰竭时（CLF 除外），肝组织学可观察到广泛的肝细胞坏死，坏死的部位和范围因病因和病程不同而异。按照坏死的范围，可分为大块坏死（坏死范围超过肝实质的2/3），亚大块坏死（占肝实质的1/2~2/3），融合性坏死（相邻成片的肝细胞坏死）及桥接坏死（较广泛的融合性坏死并破坏肝实质结构）。在不同病程肝衰竭肝组织中，可观察到一次性或多次性的新旧不一肝细胞坏死病变。目前，肝衰竭的病因、分类和分期与肝组织学改变的关联性尚未取得共识。

1. ALF

肝细胞呈一次性坏死，坏死面积≥肝实质的 2/3，或亚大块坏死，或桥接坏死，伴存活肝细胞严重变性，肝窦网状支架不塌陷或非完全性塌陷。

2. SALF

肝组织呈新旧不等的亚大块坏死或桥接坏死；较陈旧的坏死区网状纤维塌陷，或有胶原纤维沉积；残留肝细胞有程度不等的再生，并可见细胆管、小胆管增生和胆汁淤积。

3. ACLF

在慢性肝病病理损害的基础上，发生新的程度不等的肝细胞坏死性病变。

4. CLF

主要为弥漫性肝纤维化以及异常结节形成，可伴有分布不均的肝细胞坏死。

五、临床表现

1. 进行性肝损害

病毒性肝炎患儿，消化道症状明显加重，食欲减退、恶心、呕吐、腹胀、偶有腹泻；黄疸迅速加深，一般均为中度以上；肝进行性缩小，尤以肝右叶明显，病情加重后肝萎缩进展极快，少数伴有脾增大；儿童较易出现水肿及腹水，严重者呼气有肝臭味，是晚期预后不良的征兆。

2. 肝性脑病

患儿表现为意识改变为主的精神、智力、行为等的异常。如表情淡漠、脾气性格改变、注意力不集中、定向力障碍、无意识行为增多等。若不积极处理，可进展为浅昏迷、昏迷。

成人肝性脑病分为 4 期，但各期分界不能截然分开，前后期临床表现可重叠，病情发展或好转时，表现可加重或减轻。①前驱期：轻度性格改变和行为异常，如过分烦躁，语言重复，或说一些与当时环境无关的话，或出现与平时习惯不同的便溺现象等，可有扑翼样震颤。②昏迷前期：精神神经方面异常，前驱期症状加重，以意识错乱、睡眠障碍、行为失常为主。有明显神经体征，如腱反射亢进，肌张力增高，踝阵挛明显，扑翼样震颤和脑电图异常，有肝臭。③昏睡期：以昏睡和严重精神错乱为主，各种神经体征持续或加重。④昏迷期：神志不清，不能唤醒。浅昏迷时，对不适体位和疼痛刺激有反应，腱反射和肌张力仍亢进。深昏迷时，各种反射消失，肌张力降低，瞳孔散大，可换气过度及阵发性惊厥。出现脑水肿时两侧瞳孔不等大。

3. 颅内压增高

约 80% 患者伴有脑水肿，表现为颅内压增高。婴儿眼神呆滞、尖叫、烦躁、呕吐、前囟隆起。年长儿可有剧烈头痛、频繁喷射性呕吐、血压增高、惊厥及意识障碍。严重者可发生脑疝。

4. 出血现象

肝衰竭者均有不同程度出血。轻者为皮肤黏膜出血或渗血，鼻出血及齿龈出血较常见。严重时内脏出血，以消化道出血发生最多，可呕血或便鲜血，也可吐咖啡样物及排柏油样便。

5. 低血糖

患儿肝严重受损时，糖原分解作用减弱，加之呕吐不能进食，肝糖原贮存显著减少，故很易发生低血糖而加重昏迷。低血糖现象又可因同时存在昏迷而被忽略。患儿多在清晨时手足发凉、出冷汗、血压低，或偶尔出现痉挛。

6. 肝肾综合征（hepatorenal-syndrome，HRS）

HRS 是肝衰竭晚期的严重并发症，发生率为 30% ~ 50%，病死率极高。临床分型如下。①Ⅰ型 HRS（急进型）：表现急性进展型肾衰竭，2 周内血清肌酐增高达 220 μmol/L（25 mg/L），24 小时肌酐清除率降至 < 20 mL/min。多在Ⅱ型 HRS 基础上发生严重感染、胃肠道出血、大量穿刺放液及严重淤胆等情况时引发。该型 80% 于 2 周内死亡。②Ⅱ型 HRS（缓进型）：表现肾功能损害，血清肌酐 > 133 μmol/（15 mg/L），或 24 小时肌酐清除率 < 40 mL/min。该型临床较为多见，通常表现为利尿剂抵抗性顽固腹水，肾衰竭病程缓慢，可数月都保持稳定状态，常在上述诱因作用下转为Ⅰ型 HRS。该型平均存活期为 1 年。

7. 继发感染

肝衰竭患儿并发感染的发生率较高，以菌血症最常见，也可并发肺炎、胆道感染或泌尿系感染，病原以葡萄球菌、大肠埃希菌较多。患儿临床表现主要为发热，及时做血、尿、腹水等培养，选择合适抗生素。

8. 水电解质失衡

易出现低钾血症。这是由于呕吐、不能进食，大量应用排钾利尿药及糖皮质激素、醛固酮增多，大量输入葡萄糖等原因引起。钾过低也可并发代谢性碱中毒，后者有利于氨的产生。因摄入不足、吸收不良，低蛋白血症及应用利尿药等，可出现低镁血症。镁降低可致患儿肌肉兴奋性增强，手足搐搦、谵妄，与低钙症状相似。晚期持续低钠血症，提示细胞溶解坏死，预后不良。水电解质平衡紊乱，也可因补液不当所致。

六、辅助检查

1. 实验室检查

（1）肝功能检查。①胆红素，血清总胆红素一般均超过 171.0 μmol/L（100 mg/L），平均每天增长 17.1 μmol/L（10 mg/L）或更多，以直接胆红素升高为主。②转氨酶，转氨酶增高是肝细胞受损的敏感指标。重症肝病丙氨酸氨基转移酶（ALT）及天门冬氨酸氨基转移酶（AST）显著下降，与胆红素上升呈分离现象，即"胆酶分离"。故监测 ALT/AST 对判断肝细胞损伤有重要意义，比值减小表示肝细胞严重坏死，预后不良。③前清蛋白，可早期反映肝衰竭。肝衰竭会影响蛋白质合成，清蛋白在体内半衰期约为 20 天，前清蛋白仅为 1.9 天，因而其在患者血中浓度下降出现较早。④甲胎蛋白（AFP），若阳性表示肝细胞再生能力旺盛，见于正常新生儿或肝癌患者。肝损伤后有肝细胞再生时 AFP 也呈阳性。若肝细胞进行性坏死时 AFP 由阴性转为阳性，浓度逐渐升高，表明有肝细胞再生，预后良好。

（2）凝血功能检查。凝血酶原时间早期即可延长；注意是否并发 DIC。

（3）病原学检测。应用酶联免疫法或放射免疫法检测血清病毒性肝炎相关抗原或抗体，或 DNA 探针杂交检测病毒核酸确定病原，必要时通过肝免疫组化和原位杂交方法检测病毒抗原和病毒核酸。对并发细菌感染或真菌感染应多次进行血培养等检查。

2. 影像学及其他检查

（1）B超检查可监测肝、脾、胆囊、胆管等器官大小、超声影像，及有无腹水、肿物等。

（2）脑电图检查肝性脑病早期，患者即表现异常。

（3）肝活体组织检查：采用1秒针刺负压吸引技术进行肝活体组织检查，操作简便、安全，成功率高。对肝炎、遗传代谢性肝病能协助确诊，或有助于判断预后。病毒性肝炎肝细胞有广泛严重坏死者预后不佳；细胞肿胀型者预后较好。

七、诊断

如患儿有肝受损害或接触毒物、药物等病史，临床出现消化道症状加重、黄疸迅速加深、肝进行性缩小及脑病征象和出血等，应考虑存在肝衰竭。早期诊断应结合血清学、超声、脑电图等辅助检查。急性肝衰竭的诊断必须符合下列条件：①在8周以前没有任何肝病表现；②患者有符合肝性脑病的临床表现；③有肝臭；④常规血生化和血液学检查结果提示肝功能紊乱和低下，如至少在早期见到血清转氨酶值明显增高和凝血酶原时期显著延长，后者难以被维生素K所纠正。

八、治疗

本病需加强基础支持疗法，采用综合性治疗措施。抓紧在患儿昏迷前期及时处理，有可能提高存活率。主要措施应针对：①减少和清除有毒物质；②阻止肝坏死和促进肝细胞修复；③支持疗法和对症治疗；④并发症的防治；⑤人工肝支持系统和肝移植。

1. 基础支持疗法

（1）重症监护：患儿应住重症监护室，进行脑电图、颅内压、B超等监护。

（2）调整饮食：限制脂肪摄入，减少蛋白（尤其动物蛋白质）的供给，提供足够热量。有昏迷前征象者则应严格禁食，其时间应根据病情而异，一般为3~5天，昏迷情况好转后逐渐进食。先从少量糖类开始，病情稳定后逐渐增加蛋白质食物。禁食期间每天热量应不少于125.5~167.4 kJ/kg（30~40 kcal/kg）。必要时予胃肠外营养。

（3）维持水、电解质平衡：有低钾、低钙、低镁者应及时纠正。根据血钠测定，若无明显低钠，则不宜过多补充钠盐，维持生理需要即可，以防脑水肿。禁食期间每天液量应严格限制，不超过1200 mL/m²，输入葡萄糖注射液以维持营养及供给热量。低钙时，每天以10%葡萄糖酸钙5~10 mL静脉滴注，每输入200 mL枸橼酸血液，需另补钙1 g（钙剂不宜加入所输血液中）。低钾血症易致代谢性碱中毒，诱发或加重肝性脑病，在尿量正常情况下，要及时补钾。

2. 促进肝细胞再生

（1）胰高血糖素—胰岛素疗法（G-I疗法）：有防止肝细胞坏死，促进肝细胞再生，改善高氨血症和调整氨基酸代谢平衡的作用。二者按适当比例配合应用，可起协同作用，剂量因年龄而异。常用胰高血糖素0.2~0.8 mg，胰岛素2~8 U（比例为1：8~1：10），加入10%葡萄糖注射液100~200 mL中静脉滴注，每天1~2次。葡萄糖的量应为每单位胰岛素4 g，疗程一般为10~14天。

（2）人血清蛋白或血浆：肝衰竭肝合成清蛋白的功能发生障碍，输入人血清蛋白有助于肝细胞再生，并能提高血浆胶体渗透压，减轻腹水和脑水肿；清蛋白还可结合胆红素，减轻高胆红素血症。输入新鲜血浆可补充调理素和补体，增强抗感染能力。人血清蛋白每次 $0.5 \sim 1.0$ g/kg，血浆每次 $5 \sim 10$ mL/kg，按需给予。

（3）促肝细胞生长素：用法为 $40 \sim 80$ mg 加入 10% 葡萄糖注射液 $100 \sim 200$ mL 中，静脉滴注，每天 1 次，疗程 $1 \sim 2$ 个月。

3. 免疫调节治疗

胸腺肽可增强抗病能力，减少合并严重感染。每天 $10 \sim 40$ mg，肌内注射或静脉滴注，或 $40 \sim 80$ mg，每周 $2 \sim 3$ 次静脉滴注。

4. 并发症的防治

（1）肝性脑病的处理：除限制蛋白质摄入外，可采取以下辅助措施。

1）清除体内毒性物质。①清洁肠道：除限制患者饮食中的蛋白质，减少肠道氨等毒性代谢产物的产生外，对于便秘或有消化道出血及肠道积血者，应给予清洁肠道。可给予硫酸镁口服或鼻饲，以保持大便通畅，以每天大便 $2 \sim 3$ 次为宜，也可给予其他轻泻剂，如乳果糖、番泻叶、大黄等。对于有活动性出血不宜口服者可给予 10% 食醋或 $0.25\% \sim 1\%$ 乙酸等弱酸性液体灌肠，也可用生理盐水灌肠，但不宜用碱性的肥皂水灌肠，以免促进毒性物质的吸收。②抑制肠道细菌：应用肠道不吸收或难以吸收的抗菌药物，以抑制肠道产生氨等毒性物质的细菌。可选用头孢类药物或庆大霉素口服。③酸化肠道：可用乳果糖口服，口服后在结肠内被分解为乳酸、醋酸和少量甲酸，不仅可降低结肠 pH、酸化肠道、使结肠内 NH_3 变为不易被吸收的 NH_4^+，还有渗透性腹泻作用，促进氨等毒性物质的排泄；或乳酸杆菌或双歧杆菌制剂也有相似功效。

2）降低血氨。①谷氨酸盐，谷氨酸可与氨结合生成谷氨酰胺经肾排出，以降低血氨。应根据电解质水平选用钠盐或钾盐，多两者混合或交替应用。由于本品系碱性溶液，且不易透过血—脑脊液屏障，临床疗效尚难以确定，现已很少应用。②盐酸精氨酸，可间接清除血氨，肝性脑病合并碱中毒时可选用。

3）纠正氨基酸比例失调。可补充足够营养，改善蛋白代谢，恢复支链氨基酸/芳香族氨基酸比值，促进肝细胞再生，重建正氮平衡。可选用支链氨基酸注射液或六合氨基酸注射液。

（2）控制脑水肿：①纠正导致脑水肿的诱因，如低氧、电解质紊乱等；②严格限制液体入量，维持水的负平衡，一般为每日生理需要量的 80%，输入液体张力为 1/3 为宜；降低颅内压，以 20% 甘露醇溶液每次 $1 \sim 2$ g/kg，视病情严重性按需应用，低温疗法，可降低基础代谢，减少氧耗，高热伴惊厥患儿尤其适用；③氧疗，改善脑代谢，提高治愈率。

（3）消化道出血的防治：①补充凝血因子，注射维生素 K_1 10 mg，每天 $1 \sim 2$ 次，必要时输注凝血酶复合因子；②输新鲜血或血浆，用以补充凝血因子及丢失的血容量；③防治弥散性血管内凝血，若证实为弥散性血管内凝血导致之出血，应以小剂量肝素治疗，直至出血被控制；须同时加强凝血功能监测；④抑制胃酸分泌，组胺 H_2 受体拮抗药如西咪替丁、法莫替丁或质子泵抑制剂奥美拉唑等均可选择应用；⑤止血药物，酚磺乙胺、奥曲肽、生长抑素、加压素、凝血酶等。

（4）改善微循环：山莨菪碱（654-2）具有解除平滑肌痉挛、扩张微血管作用，能明显改善微循环，减轻肝细胞损伤。中药川芎嗪注射液或复方丹参注射液有活血化瘀、改善微循环的功效。

（5）防治继发感染：肝衰竭患儿很易发生继发感染，并发细菌、真菌感染常为医院内感染，除严密隔离、室内定时消毒外，发现感染征兆，应早期选用有效抗生素，但应避免应用损害肝、肾的抗生素及糖皮质激素，一般常选青霉素类或抑制革兰阴性菌的抗生素。发现真菌感染应及时停用广谱抗生素。

（6）防治肝肾综合征（HRS）：主要是去除低血钾、感染、出血等诱因，早期与肾前性肾衰竭不能区别时，可进行扩容治疗，扩容后若尿量达 20～30 mL/h 以上，或超过补液前尿量，可继续补液。可用血管活性药，如山莨菪碱或多巴胺等。早期应用利尿药。一旦发生肾小管坏死，肾衰竭则为不可逆性，有少尿、无尿时，严格限制液体入量，目前尚缺乏有效治疗方法。

5. 人工肝支持系统（artificial liver support system，ALSS）

是治疗肝衰竭的有效方法之一，其治疗机制是基于肝细胞的强大再生能力，通过一个体外的机械、理化和生物装置清除各种有害物质，补充必需生物活性物质，改善机体内环境，暂时替代衰竭肝的部分功能，为肝细胞再生及肝功能恢复创造条件或等待机会进行肝移植。非生物型人工肝是指各种以清除毒素为主的治疗方法。非生物型人工肝包括血浆置换、血液灌流、血液滤过、血液透析、连续性血液透析滤过、清蛋白透析、血浆滤过透析、血浆胆红素吸附等；目前临床最常采用的治疗模式仍为血浆置换。生物型及混合生物型人工肝不仅具有解毒功能，而且具备部分合成和代谢功能，是人工肝发展的方向，现正处于临床研究阶段。

6. 肝干细胞移植

肝移植对于终末期肝病患者具有重要意义，已经成为各种原因引起的急性或慢性肝衰竭患者的最有效的治疗方法。肝干细胞移植可以解决供体不足和排斥反应等问题，具有创伤小、价格低廉的特点，虽然目前尚不能替代肝移植和人工肝治疗，但随着细胞生物学与基因工程技术研究的不断深入，在不远的将来，干细胞移植治疗肝衰竭将具有良好的前景。

九、预后

随着基础治疗的不断进步，肝衰竭患儿存活率有明显提高，但内科保守治疗，生存率也仅为 10%～40%，肝移植后可提高至 60%～90%，但手术费用昂贵，且多数起病急骤，救治困难，预后极差。

（矫承媛）

第八章

泌尿系统疾病

第一节 急性肾小球肾炎

急性肾小球肾炎（APSGN）简称急性肾炎，广义上包括一组以急性起病，表现为血尿和（或）蛋白尿、高血压、水肿，并常伴有少尿为特点的肾小球疾病，所以，又称为急性肾炎综合征。在儿童时期绝大多数属急性链球菌感染后肾小球肾炎。

本病为儿科最常见的肾小球疾病，居我国儿童泌尿系统疾病住院患儿的首位。但近年国内外流行病学资料均呈现发病率下降的趋势。

一、病因

急性肾炎概括而言可分为感染性和非感染性两大类。

1. 感染性

（1）急性链球菌感染后肾小球肾炎：本病是由 A 族 β 溶血性链球菌感染后引起的免疫性肾小球肾炎。链球菌中仅部分"致肾炎菌株"感染后引发肾炎，继发于呼吸道、咽部感染者常由 2、49、50、55、60 型引起，继发于皮肤感染者常由 1、3、4、12、25、49 型引起。

（2）非链球菌感染后肾小球肾炎。

1）细菌性感染：葡萄球菌感染、肺炎球菌感染、感染性心内膜炎、伤寒等。

2）病毒感染：乙型肝炎、巨细胞病毒、水痘病毒、EB 病毒等感染。

3）其他：梅毒、毒浆病、疟疾等。

2. 非感染性

（1）多系统疾病：系统性红斑狼疮、过敏性紫癜、血管炎、肺出血肾炎综合征等。

（2）原发性肾小球疾病：IgA 肾病、系膜增生性肾炎、膜增生性肾炎等。

二、发病机制

有关急性链球菌感染后肾小球肾炎的发病机制，目前认为所有链球菌致肾炎菌株均有共同的致肾炎抗原性，机体对链球菌的某些抗原成分（包括菌壁上的 M 蛋白内链球菌素和"肾炎菌株协同蛋白"）产生抗体，抗原抗体复合物引起肾小球毛细血管炎症病变，包括循环免疫复合物和原位免疫复合物形成学说。此外，某些链球菌菌株可通过神经氨酸苷酶的作用或其产物，如某些菌株产生的唾液酸酶，与机体的免疫球蛋白结合，改变其免疫原性，产生自身抗体和免疫复合物而致病。另有学者认为链球菌抗原与肾小球基膜糖蛋白间具有交叉抗原性，可使少数病例呈现抗肾抗体型肾炎。

三、病理

在疾病早期，肾病变典型，呈毛细血管内增生性肾小球肾炎改变。光镜下肾小球表现为程度不等的弥漫性增生性炎症及渗出性病变。部分患者中可见到新月体。肾小管病变较轻，呈上皮细胞变性，间质水肿及炎症细胞浸润。电镜检查可见电子致密物在上皮细胞下沉积，呈散在的圆顶状驼峰样分布。免疫荧光检查在急性期可见 IgG、C_3 于肾小球基膜及系膜区颗粒状沉积，有时还伴有 IgM、IgA 沉积，此多见于重度蛋白尿者。

四、临床表现

90% 病例有链球菌的前驱感染，以呼吸道及皮肤感染为主。在前驱感染后经 1～3 周无症状的间歇期而急性起病。咽炎为诱因者病前 6～12 天（平均 10 天）多有发热、颈淋巴结肿大及咽部渗出。皮肤感染见于病前 14～28 天（平均 20 天）。

1. **典型表现**

急性期常有全身不适、乏力、食欲缺乏、发热、头痛、头晕、咳嗽、气急、恶心、呕吐、腹痛及鼻出血等。50%～70% 患儿有肉眼血尿，持续 1～2 周即转为镜下血尿，肉眼血尿严重者可伴有排尿困难。蛋白尿程度不等，约 20% 达肾病水平。70% 患儿有非凹陷性水肿，通常累及眼睑、颜面，偶及全身。30%～80% 有血压升高，主因水钠潴留、血容量过大所致。通常尿量减少，但真正达少尿者不多。大部分患儿 2～4 周利尿消肿，血压也恢复正常。轻症临床表现不明显，仅表现为镜下血尿，重症则可呈急进性肾炎经过，短期内出现肾功能不全。

2. **非典型表现**

（1）亚临床病例：既无临床表现的病例，多见于致肾炎链球菌菌株感染患儿的密切接触者，对流行病学有意义。患儿临床无症状，但呈现血补体下降或轻度尿改变或二者兼具。肾活检有轻度局灶增生病变或弥漫性典型病变。

（2）肾外症状性急性肾炎：易于误诊，临床有水肿、高血压，甚至有严重循环充血及高血压脑病，但尿改变轻微或尿常规检查正常，有链球菌前驱感染和血中补体于 6～8 周呈典型的下降继而恢复的过程。

（3）尿中蛋白排出明显：少数患儿以急性肾炎起病，但水肿和蛋白尿突出，伴轻度高胆固醇血症和低清蛋白血症，临床表现似肾病综合征，占儿童肾炎的 5%，其恢复过程也较典型表现者迟缓，少数进入慢性肾炎过程。

3. **急性期并发症**

（1）严重循环充血：常发生在起病 1 周内，由于水、钠潴留，血浆容量增加而出现循环充血。当肾炎患儿出现呼吸急促和肺部出现湿啰音时，应警惕循环充血的可能性，严重者可出现呼吸困难、端坐呼吸、颈静脉怒张、频咳、吐粉红色泡沫痰、两肺满布湿啰音、心脏扩大，甚至出现奔马律、肝肿大而硬、水肿加剧。此与经典的因心肌泵功能减退的充血性心力衰竭不同。

（2）高血压脑病：指由于血压急剧增高时伴发神经系统症状而言。常发生在疾病早期，血压突然上升之后，血压往往在 150 ~ 160/100 ~ 110 mmHg。年长患儿会主诉剧烈头痛、呕吐、复视或一过性失明，严重者突然出现惊厥、昏迷。

（3）急性肾功能不全：急性肾炎早期相当一部分患儿有不同程度的尿量减少及氮质血症，但真正发生急性肾功能衰竭者仅为少数。常发生于疾病初期，出现尿少、严重氮质血症、电解质紊乱（高钾、高磷、低钠、低钙血症）、水潴留、代谢性酸中毒等症状，一般持续 3 ~ 5 天，不超过 10 天。

五、辅助检查

1. 尿液检查

血尿见于所有的患儿，早期多为肉眼血尿，后转为镜下血尿。60% ~ 85% 的患儿尿中可检到红细胞管型，其他尚可有透明或颗粒管型。疾病早期可见较多的白细胞和上皮细胞，并非感染，一般于数日内消失。尿蛋白可为（+）~（+++），且与血尿的程度相平行，仅少数达肾病水平，蛋白尿一般属非选择性。

2. 血常规检查

外周血白细胞一般轻度升高或正常，此与原发感染灶是否存在有关。轻度贫血常见，此与血容量增大血液稀释有关。红细胞沉降率大多加快。

3. 血生化及肾功能

肾小球滤过率降低，但一般不低于 50%。部分患儿有短暂的血尿素氮、肌酐升高。尿浓缩功能完好，可有轻度的高氯酸血症和轻度的高血钾，因血液稀释可有低钠血症。

4. 链球菌感染的细菌免疫学检查

患儿肾炎因起病时，前驱的链球菌感染多已经过抗菌治疗，故病灶处细菌培养阳性率不高。在链球菌感染后机体对菌体的抗原物质常产生抗体反应，咽炎病例抗链球菌溶血素 O（ASO）往往增加，10 ~ 14 天开始升高，3 ~ 5 周达高峰，3 ~ 6 个月恢复正常。另外，咽炎后 APSGN 者抗双磷酸吡啶核苷酶（ADPNase）滴度升高。皮肤感染后 APSGN 者 ASO 升高者不多，抗链球菌 DNA 酶（ADNAse-1）和抗透明质酸酶（AHase）滴度升高。上述血清学检查在急性期经有效抗感染治疗后阳性率低。

5. 血补体测定

90% 以上的患儿病程早期血中总补体和血清 C_3 显著下降，94% 的病例至第 8 周恢复正常，补体下降程度虽与疾病严重性及预后无关，但持续低下 6 ~ 8 周尚不恢复常提示为非链球菌感染后肾小球疾患，应注意查找导致补体低下的病因。

六、诊断与鉴别诊断

典型病例往往起病 1 ~ 3 周前有链球菌感染史，出现血尿、水肿、血压高，尿液检查有肾小球源性血尿，不同程度的蛋白尿，血清有链球菌感染的免疫学改变及动态的血补体变化（早期下降，6 ~ 8 周恢复）即可诊断为急性链球菌感染后肾炎。

应与下列情况相鉴别。

（1）注意肾炎的不典型表现，避免漏诊或误诊，尤其注意以循环充血、高血压脑病为首发症状或突出表现者应及时尿检以免误诊。

（2）急性链球菌感染后肾炎注意和非链球菌感染后肾炎相鉴别。

（3）与以急性肾炎综合征为表现的其他原发性肾小球疾病或全身性疾病相鉴别，前者如 IgA 肾病、膜增生性肾炎等，后者如狼疮性肾炎、过敏性紫癜性肾炎、血管炎等。

（4）与慢性肾炎病程中因某些诱因（如感染）呈急性发作者相鉴别。

（5）本病中尿蛋白显著者常需与肾病综合征鉴别。

一般情况下急性链球菌感染后肾炎不需行肾活检，下列情况可视为肾活检指征：①不典型表现，如严重蛋白尿、显著氮质血症、少尿持续存在但无链球菌感染证据。②显著血压增高，肉眼血尿持续 2～3 周以上或持续蛋白尿伴或不伴血尿持续 6 个月以上。③持续低补体血症。

七、治疗

本病主要为对症治疗，治疗原则为纠正病理生理变化及生化异常，防治急性期并发症，保护肾功能，以利其恢复。

1. 一般治疗

急性期需卧床 2～3 周，直到肉眼血尿消失，水肿减退，血压正常。对有水肿高血压者应限盐及水，有氮质血症者应限蛋白。

2. 抗感染治疗

有感染灶时用青霉素 10～14 天。

3. 对症治疗

（1）利尿：经控制水盐入量仍水肿、高血压、少尿者可给予利尿药。一般口服氢氯噻嗪，无效时需用呋塞米口服或注射，呋塞米静脉注射剂量过大时可有一过性耳聋。

（2）降压：凡经休息，控制水盐摄入、利尿而血压仍高者均应给予降压药。常选硝苯地平，在成年人此药有增加心肌梗死发生率和死亡率的危险，一般不单独使用。还可选用血管紧张素转化酶抑制药（如卡托普利），与硝苯地平交替使用降压效果更佳，但肾功能下降者慎用。

4. 严重循环充血的治疗

纠正水钠潴留，恢复正常血容量，可使用呋塞米注射。表现有肺水肿者除一般对症治疗外可加用硝普钠。对难治病例可采用腹膜透析或血液滤过治疗。

5. 高血压脑病的治疗

原则为选用降压效力强而迅速的药物。首选硝普钠，有惊厥者应及时止痉，对有脑水肿者需脱水、供氧。

八、预后

急性肾炎的预后与病因有关。病毒所致者预后良好，多数随感染痊愈而愈；95% 急性链球菌感染后肾炎的患儿预后良好，可完全康复，及时控制严重症状可显著降低急性期死亡率。

（袁小雪）

第二节　急进性肾小球肾炎

急进性肾小球肾炎（RPGN）简称急进性肾炎，是一组以少尿、血尿、蛋白尿、水肿和高血压等急性肾炎综合征为临床表现，肾功能急剧恶化，多早期出现少尿性急性肾衰竭的临床综合征。病理特点为肾小球囊腔内广泛新月体形成，故又称为新月体肾炎。

一、病因与发病机制

本病是多种原因所致的一组疾病，包括：①原发性急进性肾小球肾炎；②继发于某些原发性肾小球疾病，如链球菌感染后肾炎、膜增生性肾炎、膜性肾病、IgA 肾病等；③继发于全身性疾病，如系统性红斑狼疮、过敏性紫癜、坏死性肉芽肿等；④继发于感染性疾病，如败血症、感染性心内膜炎等；⑤继发于某些药物或毒物，如利福平、别嘌醇、肼屈嗪、D-青霉胺等。

根据免疫病理可以分为 3 型：① I 型为抗肾小球基底膜抗体型，是由于抗肾小球基底膜抗体与肾小球基底膜（GBM）抗原相结合激活补体而致病；② II 型为免疫复合物型，是因肾小球内循环免疫复合物的沉积或原位免疫复合物的形成，激活补体所致；③ III 型为非免疫复合物型，肾小球内无免疫复合物沉积或呈不规则的局灶性沉积，血中常有抗中性粒细胞胞质抗体（ANCA）。

二、病理

肾体积常较正常增大，典型病理改变为新月体肾炎。

1. 光镜

为弥漫性病变，50% 以上的肾小球内有占肾小球囊腔 50% 以上面积的大新月体形成。

2. 免疫荧光

I 型可见 IgG、C_3 沿肾小球基膜内侧呈线状沉积；II 型 IgG、C_3 在肾小球基底膜及系膜区呈颗粒状沉积；III 型无或仅有微量免疫沉积。

3. 电镜

II 型电子致密物在系膜区或内皮下沉积，I 型和 III 型无电子致密物。

三、临床表现

本病常见于较大儿童及青春期少年，年龄最小者 5 岁，男多于女。病前 2~3 周可有疲乏、无力、发热、关节痛等症状。约 50% 的患者可有上呼吸道感染前驱史。

起病多与急性肾小球肾炎相似（起病急，血尿、蛋白尿、尿少、水肿、高血压），多早期出现少尿（即尿量 <400 mL/d）或无尿（即尿量 <50 mL/d），进行性肾功能减退并发展成为尿毒症，为其临床特点。患者常伴有贫血，少数可具备肾病综合征特征。

继发性者除上述表现外，还有其原发病的相应表现。

四、辅助检查

1. 尿常规

除不同程度的蛋白尿外，血尿持续是本病重要特点，肉眼血尿较常见。尿沉渣可见红细胞、白细胞、玻璃样管型及颗粒管型。

2. 血常规

常见明显贫血，属正色素正细胞性贫血。

3. 肾功能

发病后数日即可发现血尿素氮、肌酐进行性上升。

4. 免疫学检查

主要有抗 GBM 抗体阳性（Ⅰ型），ANCA 阳性（Ⅲ型）。Ⅱ型患者血循环免疫复合物及冷球蛋白可阳性，并可伴有补体 C_3 的降低。

5. B 超

显示双肾增大，呈弥漫性肾实质病变，皮髓质界限不清。

6. 肾活检

有利于确立诊断、制订治疗方案及评估预后等。如情况允许，应尽早进行。但在本症作肾活检风险较大，应严格选择适应证。

五、诊断与鉴别诊断

1. 诊断

凡急性肾炎综合征伴肾功能急剧恶化，无论是否已达到少尿性急性肾衰竭，均应疑及本病并及时行肾活检。若病理显示 50% 以上肾小球有新月体形成，并依据临床和实验室检查除外系统性疾病，诊断即可成立。

2. 鉴别诊断

（1）急性链球菌感染后肾炎：本病多数有链球菌前驱感染史，少尿和肾功能损害持续时间短，肾功能一般在病程 2~3 周后有望恢复，预后良好，肾活检或动态病程观察有助于两者鉴别。

（2）溶血性尿毒症综合征：多见于婴幼儿，贫血多较严重，为微血管溶血性贫血。血小板及凝血因子减少，出血倾向明显，有助于鉴别。

（3）继发于全身性疾病：如系统性红斑狼疮、过敏性紫癜等。

（4）注意是否在原有肾小球疾病基础上又发生新月体病变，导致病情急剧恶化，如 IgA 肾病、膜增生性肾炎。

（5）尽可能区分原发 RPGN 的 3 种类型，因其预后和治疗有所差别。

六、治疗

1. 一般治疗

对肾衰竭及其并发症的治疗，其处理同一般肾衰竭，详见有关章节。

2. 肾上腺皮质激素

目前首选大剂量激素冲击疗法：甲泼尼龙 15~30 mg/kg（最大一次量 1 g）溶于 5% 葡

萄糖注射液 100～200 mL 中静脉滴注，每天或隔天 1 次，3 次为 1 个疗程，必要时间隔 3～5 天可进行下 1 个疗程，一般不超过 3 个疗程，冲击期间注意监测血压。继以口服泼尼松 1 mg/（kg·d），至少 4 周，然后逐步减量维持。

3. 细胞毒药物

常与激素同时使用，可用环磷酰胺或硫唑嘌呤。环磷酰胺 0.2 g，加入生理盐水 20 mL，近年有报道，甲泼尼龙冲击加用环磷酰胺冲击疗法，每月 1 次，每次 0.5～1 g，连用 6 个月，环磷酰胺配合甲泼尼龙冲击治疗取得疗效者。

4. 抗凝疗法

在人类疗效尚有争议。在抗凝同时，可加用抗血小板聚集药如双嘧达莫，并与泼尼松、免疫抑制药联用，称四联疗法，有一定疗效。肝素用量，每次 100～150 U/kg，每 4～6 小时 1 次静脉滴注，疗程 5～10 天。如病情好转可改用皮下注射或华法林口服，持续较长时间。双嘧达莫 5～10 mg/（kg·d），分 3 次口服或静脉滴注。

5. 血浆置换疗法

可有效清除血浆中免疫复合物及抗肾抗体，阻止和减少免疫反应。早期应用可使病情缓解。该疗法需配合糖皮质激素及细胞毒药物，以防止在机体大量丢失免疫球蛋白后大量合成造成反跳。

6. 透析疗法

本病临床突出表现为进行性肾衰竭，故主张早期进行透析治疗。透析指征同一般急性肾衰竭。通常可先做腹膜透析，不满意时考虑血液透析。

7. 肾移植

肾功能不恢复者待病情稳定后可行肾移植，须等待至血中抗肾抗体阴转后才能进行。

七、预后

本病预后较差，如未能及时有效治疗，几乎均于数周至半年内进展至不可逆肾衰竭。影响预后的主要因素有以下 3 种。①病因：继发于链球菌感染者预后较好。②治疗是否及时：临床有少尿、肾功能差需行透析者，病理上显示广泛不可逆病变（纤维性新月体、肾小球硬化或间质纤维化），预后差。③免疫病理类型：Ⅲ型较好，Ⅰ型差，Ⅱ型居中。

（刘远腾）

第三节　溶血尿毒综合征

溶血尿毒综合征（HUS）是由多种病因引起血管内溶血的微血管病，临床以溶血性贫血、血小板减少和肾衰竭为特点的一组综合征。本病可发生于各种年龄，主要见于婴幼儿及学龄儿童，是小儿急性肾衰竭常见的原因之一。本病可分为典型和非典型两型，典型病例常有前驱胃肠道症状，非典型病例多有家族史，且易复发。目前尚无特殊疗法，该病死亡率高，近年采用早期腹膜透析等综合治疗，病死率已明显下降。

一、病因与分型

本病的确切病因尚不清楚，目前较公认的分型如下。

（一）腹泻后溶血尿毒综合征

占全部病例的90%左右，又称为典型溶血尿毒综合征。目前比较明确的是本病与可产生螺旋毒素的致病性大肠杆菌O157：H7、O26、O111、O113、O121、O145等型及志贺痢疾杆菌Ⅰ型有关。其中75%的病例与致病性大肠杆菌O157：H7感染有关。该病菌寄生于家畜肠道，常通过未熟的肉类和未经巴氏消毒的牛奶传播。

（二）无腹泻溶血尿毒综合征

占HUS病例的10%左右，又称为非典型溶血尿毒综合征，常与以下因素有关。

1. 感染

最常见，包括细菌、病毒及立克次体等。细菌包括肺炎双球菌、空肠弯曲菌、伤寒杆菌、假单胞菌属、耶辛那菌、类杆菌等，病毒包括流感病毒、EB病毒、柯萨奇病毒、埃可病毒、人类免疫缺陷病毒（HIV）、黏液病毒等也可导致本病。

2. 药物

使用环孢霉素、丝裂菌素、普卡霉素、干扰素诱导剂等也可致本病。

3. 免疫与遗传缺陷

继发于无丙种球蛋白血症、先天性胸腺发育不全，部分HUS患者G-6-PD缺陷，HUS为常染色体隐性或显性遗传，有家族中同患本病的报道。

4. 其他

器官移植、肺癌、恶性高血压及自身免疫性疾病等。

二、发病机制

各种有害因素造成肾小球毛细血管内皮细胞损伤导致肾脏局部微血管性溶血及血管内凝血。由于内皮细胞肿胀及广泛肾内微血管栓塞，肾内血循环障碍、肾小球滤过率（GFR）下降，而出现肾功能损害，重者可发生肾皮质坏死，而致急性肾衰竭（ARF）。HUS的发生与下列物质有关。

1. 螺旋毒素（VT）的作用

已经发现人类肾皮质、髓质及肾小管上皮细胞表达GB_3受体，VT通过与GB_3受体以高亲和力方式相结合，进而抑制真核细胞蛋白质合成，而致细胞损伤死亡。血小板在肾小球毛细血管内皮细胞损伤处聚积，继而纤维蛋白沉积，形成纤维素血栓沉积，微血管血栓形成，肾血循环量、肾小球滤过率降低，形成肾功能不全或衰竭。另外，由于红细胞通过病变部位时受机械变形作用发生溶血性贫血。

2. 神经氨酸酶

HUS常与肺炎球菌感染有关。该菌可产生神经氨酸酶，它使肾小球毛细血管内皮细胞、血小板及红细胞膜上的T抗原（Thomsen Friedenreich抗原）暴露，而使机体出现抗T抗原抗体。抗原与抗体相互作用后导致毛细血管内皮细胞损伤，红细胞、血小板聚集于受损处而发病。

3. 前列环素（PGI_2）

有研究发现HUS患者血浆中PGI_2浓度减少甚至测不到，尿液中PGI_2代谢产物6-keto-$PGF\alpha$也减少。HUS患者PGI_2减少或缺乏的原因可能是：HUS时缺乏PGI_2合成的刺激因子，或存在血小板聚积的抑制因子。另外，受损的血管内皮细胞不能产生 PGI_2 或 PGI_2 的降解加快，消耗增加。

4. 内毒素及炎性细胞因子

试验研究表明，内毒素脂多糖（LPS）能够增加 VT 的细胞毒力作用，有学者测得，儿童 HUS 患者中尿中 TNF-α 水平升高，这极有可能反映了肾小球巨噬细胞和系膜细胞的活性。内毒素诱生的白细胞介素 1β 也具有增强 VT 对内皮损伤的作用。

5. Von Willebrand 因子（VWF）和血小板活化因子（PAF）

内皮细胞、血小板含 VWF 及 PAF；细胞受损后，释放 VWF 及 PAF，两者均可促进和加速血小板的黏附、聚集而影响肾功能。

6. NO 及其他

NO 在 HUS 发生中也可能起到重要作用。目前认为 HUS 中，最初组织损伤导致内皮细胞释放 NO。NO 自身的细胞毒性作用加之与白细胞产生的氧自由基的相互影响加重了内皮红细胞超氧化物歧化酶（SOD）减少，抗氧化力降低，出现异常脂质过氧、红细胞寿命短，溶血增加，血小板聚集增加。

7. 免疫机制

HUS 可能与免疫有关。理由是：①大部分 HUS 患者，尤其是儿童发病前有呼吸道或消化道感染的前驱症状（R + HUS，D + HUS），符合抗原—抗体反应的发病过程；②部分 HUS 患者病初 IgA、IgM 升高，IgG、补体 C_3 减少，血中可测得 C_3b、C_3c 碎片及 C_3NeF、B 因子；③肾组织免疫病理学检查或见 IgM、C_3、C_1q、纤维蛋白原及备解素的沉积。提示 HUS 与免疫机制有关。

三、病理

主要病理改变位于肾脏光镜下，急性期肾脏呈微血管病变，表现为广泛的纤维蛋白沉积，形成纤维素性血栓，毛细血管腔栓塞，内皮细胞肿胀，并不同程度地与基底膜分离，系膜增生，偶有新月体形成。严重者可见系膜溶解，小动脉血栓形成及纤维素样坏死、肾皮质坏死。缓解及治愈时内膜纤维增生闭塞、中层纤维化、轻至中度肾小管间质病变，晚期可见肾小球硬化、玻璃样变、肾小管萎缩及间质纤维化。免疫荧光检查可见纤维蛋白原、凝血因子Ⅷ及血小板膜抗原沿肾小球毛细血管壁及系膜区沉积，也可见 IgM、补体 C_3、C_1q 备解素沉积，电镜下可见内皮细胞增生、肿胀，内皮和基底膜之间分离形成内皮下间隙，其间充以细微纤维、脂质红细胞碎片、血小板，沿内皮细胞侧可见新形成的薄层基底膜，上皮细胞足突融合。

除肾脏受累外，尚可累及中枢神经系统、胃肠道、肺、心脏及其他器官，也可见到微血管血栓形成及纤维素样坏死性病变。

上述病理改变可为局灶性，重者可呈广泛的肾小球及血管血栓形成伴肾皮质坏死。

四、临床表现

小儿及成人均可见，但主要发生于婴幼儿和儿童。男性多见，发病形式以散发多见，少数地区呈暴发流行，国内以晚春及初夏为高峰。本病按流行特点分流行性、散发性，按临床特点可分为特发性、继发性及反复发作 3 型。各型临床表现如下。

1. 前驱症状

近80%的患者有前驱症状，大多为胃肠炎表现，如腹痛、腹泻、呕吐及食欲不振，伴中度发热。腹泻可为严重血便，极似溃疡性结肠炎，约1/3病例以呼吸道感染症状为前驱症。前驱期约持续数天至2周。

2. 溶血性贫血

此期多在前驱期后数日或数周，突然发病，以溶血性贫血和出血为突出表现。最常见患儿突然面色苍白、黄疸（占15%～30%），头昏乏力，皮肤黏膜出血、呕血、便血或血尿，常有部分患者出现贫血性心力衰竭及水肿，可有肝脾肿大，皮肤瘀斑及皮下血肿等症状。

3. 急性肾衰竭

与贫血几乎同时发生，少尿或无尿，水肿，血压增高，出现尿毒症症状、水电解质紊乱和酸中毒。

4. 其他

尚可有中枢神经系统症状，如头痛、嗜睡、性格异常、抽搐、昏迷、共济失调等。

五、辅助检查

1. 血液学改变

血红蛋白（Hb）下降明显，可低至30～50 g/L，末梢血网织红细胞明显增高，血涂片可见红细胞形态异常，呈三角形、芒刺形、盔甲形及红细胞碎片等。白细胞（WBC）数大多增高，可达（20～30）×10^9/L，血小板减少见于90%的患者，可低至$10×10^9$/L，持续1～2周后逐渐升高。骨髓检查见巨核细胞数目增多、形态正常，未能测出血小板抗体，Coombs试验阴性。

2. 凝血与纤溶

早期纤维蛋白原稍降低、纤维蛋白降解产物增加，凝血因子Ⅱ、Ⅷ、Ⅸ及Ⅹ减少，凝血因子时间延长，一般数天内恢复正常，后期纤维蛋白原略升高。DIC表现者罕见。

3. 生化改变

血清总胆红素增高以间接胆红素升高为主，血浆结合珠蛋白降低，血浆乳酸脱氢酶（LDH）及其同工酶（丙酮酸脱氢酶）均升高，因两者均来自红细胞，故是诊断HUS溶血的敏感指标。超氧化物歧化酶（SOD）降低及红细胞膜脂质过氧化产物丙乙醛（MDA）增高提示自身红细胞抗氧化能力降低。少尿期血尿素氮、肌酐增高，血钾增高等电解质紊乱及代谢性酸中毒，血尿酸增高，血、尿FDP增高。

4. 尿常规

可见不同程度的血尿、红细胞碎片，严重溶血者可有血红蛋白尿，还可有不同程度的蛋白尿、白细胞及管型。

5. 肾组织活检

是确诊的依据并可估计预后，有学者主张在急性期过后病情缓解时进行，因为急性期有血小板减少和出血倾向，肾活检表现为肾脏微血管病变、微血管栓塞。

六、诊断与鉴别诊断

典型HUS病例诊断不难，凡有前驱症状后突然出现溶血性贫血、出血、血小板减少及急性肾衰竭三大特征者应考虑本病的诊断。确诊需行肾脏活组织检查。本病应与血栓性血小板减少性紫癜（TTP）相鉴别。HUS 伴有发热及中枢神经系统症状者不易与 TTP 相鉴别，后者中枢神经系统损害较 HUS 多见且较重，而肾损害较 HUS 轻，TTP 主要见于成人，而 HUS 主要见于小儿，特别是婴幼儿。另外，还需与下列疾病相鉴别：免疫性溶血性贫血、特发性血小板减少症、败血症、阵发性睡眠性血红蛋白尿（PNH）、急性肾小球肾炎、各种原因导致的急性肾衰竭等。

七、治疗

本病无特殊治疗，主要是早期诊断，早期纠正水、电解质平衡紊乱，控制高血压，尽早进行血浆置换和透析是治疗的关键。

1. 一般治疗

包括抗感染、补充营养、维持水电解质平衡等。

2. 急性肾衰竭的治疗

治疗原则与方法与一般急性肾衰竭治疗相同，除强调严格控制入水量、积极治疗高血压及补充营养、维持水电解质平衡外，提倡尽早进行透析治疗。

3. 纠正贫血

一般主张尽可能少输血，以免加重微血管内凝血。如贫血严重，Hb 在 50～60 g/L 以下，可输少量血，尽可能输洗过三次的新鲜红细胞每次 2.5～5 mL/kg，于 2～4 小时缓慢输入。必要时可隔 6～12 小时重复输入。

4. 抗凝与纤溶治疗

（1）抗凝剂和血小板解聚药：包括肝素、尿激酶、链激酶、双嘧达莫（潘生丁）、阿司匹林等。

（2）输注新鲜冻血浆，以恢复 PGI_2 活性：开始剂量为每次 30～40 mL/kg，以后改为每次 15～20 mL/kg，直到血小板数升至正常或 $>150\times10^9/L$，溶血停止，由肺炎球菌所致的 HUS 患者，禁输血浆。

5. 血浆置换疗法

以补充、刺激 PGI_2 生成所需的血浆因子或去除血浆中抑制 PGI_2 的物质。置换患者血浆 2～4 升/次，开始每日一次，3～4 次后改为隔日一次或每周二次。

6. 血液灌流＋血液透析

是近年来在血浆置换的基础上快速发展的联合血液净化技术，用于 HUS 严重病例，能较迅速地去除血浆中抑制 PGI_2 的物质，缓解临床症状。

7. 去纤维肽

系一种多脱氧核糖核酸盐，具有抗血栓和纤维蛋白溶解活性，促进 PGI_2 合成，用药后可迅速改善甚至消除神经症状、凝血异常现象，高血压得到有效控制，肾功能也可部分或完全恢复。用法：10 mg/（kg·d）静脉滴入 1～2 周后，可酌情改口服维持 1～6 个月。

8. 肾移植

部分患者对上述治疗反应不佳，而逐渐出现慢性肾衰竭，此时可考虑行肾脏移植手术，但肾移植后可再发本病。

八、预后

20 世纪 60 年代本病的急性期病死率达 50% 以上，近年来随着治疗方法的改进，病死率可降至 5% ~10% 以下。HUS 的预后主要取决于肾脏损伤的程度，偶可由于神经系统严重损害而死亡或因少尿严重贫血、电解质紊乱、高血压诱发充血性心力衰竭、心搏骤停而致死。影响预后的因素包括：①年龄及性别，婴幼儿预后好，男性较女性预后好；②类型，流行型较散发型为好；③肾损害严重者预后差；④伴中枢神经系统受累者预后差；⑤反复发作者及有家族倾向者预后差；⑥白细胞数，白细胞数大于 $20.0 \times 10^9/L$ 者预后不佳；⑦治疗方法，早期诊断，正确治疗、及早进行腹膜透析是降低急性期 HUS 病死率的关键。HUS 患者可在病情缓解后部分演变为慢性肾功能不全甚至需长期透析维持生命。

（隋 征）

第九章

内分泌系统疾病

第一节　生长激素缺乏症

一、概述

身材矮小是指在相似生活环境下，儿童身高低于同种族、同年龄、同性别个体正常身高2 个标准差以上，或者低于正常儿童生长曲线第 3 百分位数。在众多因素中，内分泌的生长激素（GH）对身高的影响起着十分重要的作用。患儿因 GH 缺乏所导致的矮小，称为生长激素缺乏症（GHD），以前又称为垂体性侏儒症。GH 缺乏症是儿科临床常见的内分泌疾病之一，大多为散发性，少部分为家族性遗传。

特发性 GH 缺乏症在英国、德国和法国人群中的发病率为 24/100 万 ~ 18/100 万人，瑞典的发病率约 62/100 万人，美国报道的发病率最高，约 287/100 万人。各国发病率的不同与诊断标准差异有关。在 20 世纪 80 年代末，北京协和医院调查了 103 753 名年龄在 6 ~ 15岁的中小学生身高，发现 202 人低于第 3 百分位数，其中 12 人诊断生长激素缺乏症，发病率为 115/100 万人。

二、病因病理

（一）病因分类

根据下丘脑-GH-IGF 生长轴功能缺陷，病因可分为原发性、继发性 GH 缺乏症，单纯性 GH 缺乏症或多种垂体激素缺乏。

1. 原发性

（1）遗传：正常生长激素功能的维持，需要下丘脑 GHRH 的分泌到 GH、IGF-1 的分泌，受体效应都要完整，目前下丘脑-垂体-IGF-1 轴的多种基因都已发现突变，导致功能障碍，包括与垂体发育有关的基因缺陷、GH、IGF-1 的编码基因和受体基因，例如 PROP-1、POUIF1、GHRH、GHRH 受体、GH、GH 受体、IGF-1 以及 IGF-1 受体等。

（2）特发性：下丘脑功能异常，神经递质—神经激素信号传导途径的缺陷。

各种先天原因引起的垂体不发育、发育不良，空蝶鞍及视中隔发育异常等。

2. 继发性

（1）肿瘤：下丘脑、垂体或颅内其他肿瘤，例如颅咽管瘤、神经纤维瘤以及错构瘤等可影响 GH 的分泌，造成 GH 缺乏。

（2）放射性损伤：下丘脑、垂体肿瘤放疗后，有一大部分存在生长激素缺乏，患急性淋巴细胞白血病的儿童，接受预防性头颅照光者也属于这一类。放疗和化疗引起典型的生长缓慢见于治疗 1~2 年后，由于 GH 缺乏，患者身高逐渐偏离正常。除 GH 缺乏外，也可有 TSH 和 ACTH 缺乏发生。

（3）头部创伤：任何疾病损伤下丘脑、垂体柄及腺垂体均可导致垂体激素缺乏。由于这种病变是非选择性的，常存在多种垂体激素缺乏，例如在产伤、手术损伤以及颅底骨折等情况发生时。创伤还包括儿童受虐待、牵引产、缺氧及出血性梗死等损伤垂体、垂体柄及下丘脑。

（二）病理生理

1. 生长激素基因

生长激素由腺垂体嗜酸性粒细胞分泌，其基因 *GH* 的表达产物含 191 个氨基酸，分子量 22 kD，属非糖基化蛋白质激素，*GH* 的半衰期为 15~30 分钟。人类 *GH* 基因定位于第 17 号染色体长臂 q22~24 区带，由 5 个外显子和 4 个内含子组成。*GH* 基因突变包括错义突变、无义突变及移码突变等。

2. GH 的分泌

在胎龄 3 个月内，垂体尚无 GH 分泌，其后血中 GH 水平逐步增高。至 12 周时，GH 血浓度可达到 60 μg/L，30 周时达 130 μg/L，以后 GH 浓度逐渐下降，出生时为 30 μg/L，以后进一步下降。GH 分泌一般呈脉冲式释放，昼夜波动大，在分泌低峰时，常难以测到，一般在夜间深睡眠后的早期分泌最高。在血循环中，大约 50% 的 GH 与生长激素结合蛋白（GHBP）结合，以 GH-GHBP 复合物的形式存在。

3. GH 的分泌调节

在垂体生长激素细胞中，*GH* 基因的表达受 3 种下丘脑激素的控制：生长激素释放激素（GHRH）刺激 GH 释放，生长抑素则抑制 GH 释放，以及 Ghrelin 的调节。GHRH 和生长抑素的交替性分泌可以解释 GH 的节律性分泌。GH 的分泌高峰发生在 GHRH 的分泌高峰，同时又是生长抑素分泌的低谷。GH 分泌呈脉冲式，其高峰在睡眠期间。Ghrelin 由下丘脑的弓形核产生，胃部也产生较大量的 Ghrelin。GH 的释放受下丘脑—垂体—门脉循环和体循环的 Ghrelin 水平的影响，饥饿能刺激 Ghrelin 释放入体循环，而进食能抑制 Ghrelin 释放入体循环。

4. GH 与受体的结合

GH 通过与靶细胞表面的受体分子相结合而发挥作用。GH 受体是一个具有 620 个氨基酸的单链分子；GH 受体有细胞外区，单体的跨膜区以及胞浆区。细胞外区的蛋白水解片段，循环于血浆中，充当为一种 GH 结合蛋白。与细胞因子受体族的其他成分一样，GH 受体的胞浆区缺乏内在的激酶活性，而 GH 的结合，可以诱导受体的二聚作用和一种与受体相连的 Jak2 的活性，该激酶和其他蛋白质底物的磷酸化作用可引起一系列的反应。

5. GH 的生理作用

GH 的生理作用非常广泛，既促进生长，也调节代谢。其主要作用是：①促进骨生长；

②促进蛋白质合成；③促进脂肪降解；④对糖代谢作用复杂，能减少外周组织对葡萄糖的利用，也降低细胞对胰岛素的敏感性；⑤促进水、矿物质代谢；⑥促进脑功能效应，增强心肌功能，提高免疫功能等作用。

6. 类胰岛素生长因子-1（IGF-1）

IGF-1为肝脏对GH反应时产生的一种多肽，这是一种单链多肽，由70个氨基酸组成，基因定位于第12号染色体长臂，含有6个外显子，IGF-1与胰岛素具有相当的同源性。血中90%的IGF-1由肝脏合成，其余由成纤维细胞及胶原等细胞在局部合成。GH通过增加IGF-1的合成，介导其促进有丝分裂的作用。循环中的IGF-1与数种不同的结合蛋白相结合，其中主要的一种是分子量为150 kD的复合物IGFBP3，IGFBP3在GH缺乏症的儿童中是降低的，但在因其他原因引起矮小的儿童中则仍在正常范围。

三、临床表现

GH缺乏症的部分患儿出生时有难产史、窒息史或者胎位不正，以臀位和足位产多见。出生时身长正常，5个月起出现生长减慢，1~2岁明显。多于2~3岁后才引起注意。随年龄的增长，生长缓慢程度也增加，体型较实际年龄幼稚。自幼食欲低下，典型者身材矮小，皮下脂肪相对较多，腹脂堆积，圆脸，前额略突出，小下颌，上下部量正常、肢体匀称，高音调声音。学龄期身高年增长率不足5 cm，严重者仅2~3 cm，身高偏离在正常均数-2S以下。患儿智力正常。出牙、换牙及骨龄落后。青春发育大多延缓（与骨龄成熟程度有关）。

伴有垂体其他促激素不足者，多为促性腺激素缺乏，表现为青春发育延缓，男孩小阴茎、小睾丸，女孩乳房不发育，原发闭经；若伴有ACTH缺乏，则常有皮肤色素沉着和严重的低血糖表现；伴有促甲状腺激素不足，则表现为甲状腺功能低下。部分病例伴有多饮多尿，呈部分性尿崩症。

多种垂体激素缺乏患者根据病因有不同的激素缺乏和相应的临床表现。垂体MRI表现多数为腺垂体发育不良，蝶鞍常增大或正常，但患者中也有少数表现出增大的垂体（腺垂体增生）、垂体囊性肿物（似颅咽管瘤，或Rathke囊肿）或插入垂体前后叶之间的信号不增强的垂体肿物。

继发性GHD可发生于任何年龄，并伴有原发疾病的相应症状。当病变是一个进展性的肿瘤时，可有头痛、呕吐、视力障碍、行为异常、癫痫发作、多尿及生长障碍等表现。生长缓慢出现在神经系统症状体征出现前，尤其多见于颅咽管瘤。但以垂体激素缺乏症状为主诉就诊者仅约10%。颅咽管瘤的儿童常见有视野缺损、视神经萎缩、视盘水肿及中枢神经瘫痪。外科手术后可首先出现垂体功能减退。

四、诊断与鉴别诊断

（一）诊断

1. 血GH测定

血清GH呈脉冲式分泌，半衰期较短，随机取血检测GH无诊断价值，不能区别正常人与GH缺乏症。通过GH刺激试验，GH缺乏或低水平可明确诊断。临床多采用药物激发试验来判断垂体分泌GH状况（表9-1），常用药物激发剂有胰岛素、精氨酸、L-多巴及可乐定。由于各种药物激发GH反应途径不同，各种试验的敏感性及特异性也有差异，故通常采用至少 2 种作用途径不同的药物进行激发试验才能作为判断的结果。当两个不同激发试验的 GH 峰值均低于 10 μg/L 时可确诊为 GHD。一般认为两种试验若 GH 峰值均 < 5 μg/L，为完全性 GH 缺乏症；GH 峰值在 5.1 ~ 9.9 μg/L 为部分性 GH 缺乏；GH 峰值 ≥ 10 μg/L 为正常反应。单次试验约有 20% 的正常儿童呈阴性反应。GH 激发试验前需禁食 8 小时以上。

表 9-1 GH 缺乏症诊断常用药物激发试验

	方法	峰值	机制
可乐定	4 μg/kg 或 0.15 mg/m² 口服，服药后 0、30、60、90 分钟取血测定 GH	60 ~ 90 分钟	α 肾上腺能受体激动剂，刺激下丘脑 GHRH 释放
L 多巴	10 mg/kg 或 0.5 g/1.73 m²，服药前后取血，时间同上	60 ~ 90 分钟	介导下丘脑神经递质多巴胺能途径的兴奋，刺激下丘脑 GHRH 释放
精氨酸	0.5 g/kg 静脉滴注，最大量 30 g 30 分钟滴完，滴注前、后 30、60、90、120 分钟取血	60 ~ 90 分钟	通过 α 受体的介导作用，抑制下丘脑生长激素抑制激素的分泌
胰岛素	胰岛素 0.05 U/kg，生理盐水稀释后静注，注射前、后 15、30、45、60 分钟取血	15 ~ 30 分钟	通过胰岛素诱导低血糖，刺激 GH 分泌。血糖降至基础值 50% 时为有效刺激

2. 血清 IGF-1 及 IGFBP₃ 测定

血循环中 IGF-1 大多与 IGFBP₃ 结合（95% 以上），IGFBP₃ 有运送和调节 IGF-1 的功能，两者分泌模式与 GH 不同，IGF-1 呈非脉冲性分泌和较少日夜波动，故血中浓度稳定，并与 GH 水平呈一致关系，是检测下丘脑-GH-IGF 生长轴功能的指标。IGF-1 浓度与年龄有关，也受其他内分泌激素和营养状态影响。

3. 影像学检查

颅脑磁共振显像（MRI）可显示蝶鞍容积大小，垂体前、后叶大小，可诊断垂体不发育、发育不良，空蝶鞍及视中隔发育不良等，在区分蝶鞍饱满还是空蝶鞍上 MRI 优于 CT，并且可发现颅咽管瘤、神经纤维瘤及错构瘤等肿瘤。

生长激素缺乏者，骨成熟常明显延迟。骨龄落后实际年龄。TSH 和 GH 同时缺乏者骨龄延迟更加明显。

4. 染色体检查

对女性身材矮小伴青春期发育延迟者应常规作染色体检查，以排除染色体病，如 Turner 综合征等。

5. 其他垂体功能检查

除了确定 GHD 诊断外，根据临床表现可选择性地检测血 TSH、T₃、T₄、PRL、ACTH、皮质醇及 LHRH 激发试验等，以判断有无甲状腺和性腺激素等缺乏。垂体功能减退时血浆 PRL 水平升高，强烈提示病变在下丘脑而不是垂体。

（二）鉴别诊断

对身高低于同种族、同年龄、同性别正常儿童平均身高 2 个标准差或第 3 百分位数以下者都应分析原因，仔细了解母亲孕期、围生期、喂养和疾病等情况，结合体格检查和实验室资料，进行综合分析诊断和鉴别诊断。GHD 患儿的年增长速率往往 < 5 cm，骨龄延迟一般可大于 2 年以上，GH 激发峰值 < 10 μg/L。

1. 家族性矮小症

父母身高都矮，身高常在第 3 百分位数左右，但其年增长速率 > 5 cm，骨龄与年龄相称，智能与性发育均正常，GH 激发峰值 > 10 μg/L。

2. 体质性青春期延迟

属正常发育中的一种变异，较为常见。多见于男孩。出生时及生后数年生长无异常，以后则逐年的身高增长及成熟缓慢，尤其于青春发育前或即将进入青春发育期时，性发育出现可延迟数年。骨龄落后与性发育延迟相关，也与身高平行。父母中大多有类似既往史。

3. 宫内发育迟缓

本症可由母孕期营养或供氧不足、胎盘存在病理性因素、宫内感染以及胎儿基因组遗传印迹等因素导致胎儿宫内发育障碍。初生时多为足月小样儿，散发起病，无家族史，也无内分泌异常。出生后极易发生低血糖，生长缓慢。

4. 染色体异常

典型 Turner 综合征不难鉴别，但部分患儿系因 X 染色体结构异常（如等臂畸形及部分缺失等）或各种嵌合体所致病。其临床表现不甚典型，常仅以生长迟缓为主，应进行染色体核型分析鉴别。21-三体综合征除身材矮小外，同时伴有智能落后及特殊面容等特征，故临床诊断一般不易混淆。

5. 骨骼发育异常

如各种骨、软骨发育不良等，都有特殊的体态和外貌，可选择进行骨骼 X 线片及相关溶酶体酶学测定、基因分析等，以明确诊断。

6. 其他

包括心、肝、肾等慢性疾病，长期营养不良，遗传代谢病（如黏多糖病及糖原累积症等），以及精神心理压抑等因素导致者，都应通过对病史、体检资料分析和必要的特殊检查予以鉴别。

五、治疗

对生长激素缺乏症的治疗主要采用基因重组人生长激素替代治疗。无论特发性或继发性 GH 缺乏性矮小均可用 GH 治疗。开始治疗年龄越小，效果越好，以缩小患者与同龄儿的身高距离，并对达到成人靶身高有很大帮助。但是对颅内肿瘤术后导致的继发性生长激素缺乏症患者需做好解释，对恶性肿瘤或有潜在肿瘤恶变者及严重糖尿病患者禁用。

生长激素替代治疗剂量采用 0.1 U/（kg·d），于每晚睡前半小时皮下注射，可选择在上臂、大腿前侧和腹壁、脐周等部位注射。治疗必须持续至接近终身高。GH 治疗第 1 年的效果最好，以后随治疗时间延长 GH 效果减低。停止治疗的标准是身高增长小于 2 厘米/年，或女孩骨龄大于 14 岁，男孩骨龄大于 16 岁。少数患者在用 GH 治疗过程中可出现甲状腺激素水平下降，故须监测甲状腺功能，必要时予甲状腺激素补充治疗。应用 GH 治疗后的不良反应包括假性脑瘤，股骨头脱位，并加重脊柱侧弯及血糖暂时性升高等，但糖尿病的发生率极低。

对于伴有其他垂体激素缺乏者需进行相应的替代治疗。TSH 缺乏者可完全用甲状腺素替代。对于 ACTH 缺乏的患者，适当的补充氢化可的松，剂量不超过 10 mg/（m² · 24 h），在患病或手术前需增加剂量。对于促性腺激素缺乏者，当骨龄接近青春期时需用性激素治疗。

蛋白同化类固醇药物可促进生长，但是该类药物可加速骨龄发育，加快骨骺融合，对最终身高无明显改善。

（马小可）

第二节　先天性甲状腺功能减低症

先天性甲状腺功能减低症简称先天性甲低，因先天性或者遗传因素引起甲状腺发育障碍、激素合成障碍、分泌减少，导致患儿生长障碍，智能落后。先天性甲低是儿科最常见的内分泌疾病之一，根据病因可为两大类：散发性和地方性。散发性甲低是由于先天性甲状腺发育不良、异位或甲状腺激素合成途径缺陷所致，临床较常见，发生率为 1/5000 ~ 1/3000；地方性甲低多见于甲状腺肿流行的地区，系由于地区性水、土和食物中碘缺乏所致。随着新生儿疾病筛查的推广和碘盐的食用和普及，先天性甲低的发病率已经大大降低。

一、病理生理与发病机制

（一）甲状腺的胚胎发育

在妊娠第 3 周，胎儿甲状腺起始于前肠上皮细胞突起的甲状腺原始组织，妊娠第 5 周甲状舌导管萎缩，甲状腺从咽部向下移行，第 7 周甲状腺移至颈前正常位置。妊娠第 10 周起，胎儿脑垂体可测出 TSH，妊娠 18 ~ 20 周脐血中可测到 TSH。

胎儿甲状腺能摄取碘及碘化酪氨酸，偶联成三碘甲腺原氨酸（T_3）、甲状腺素（T_4），并释放甲状腺激素至血循环。妊娠 8 ~ 10 周，甲状腺滤泡内出现胶状物，开始合成 T_4。妊娠 20 周时 T_4 水平升高，但在 20 周前胎儿血清中 TSH、T_3、T_4、游离 T_3（FT_3）、游离 T_4（FT_4）水平均十分低，甚至测不出。胎盘不能通过 TSH，很少通过甲状腺激素，说明胎儿的垂体—甲状腺轴与母体是彼此独立的。至妊娠中期，胎儿下丘脑—垂体—甲状腺轴开始发挥作用，TSH 分泌水平渐增高，一直持续至分娩。TSH 在母亲整个孕期均无明显变化，羊水中 TSH 在正常情况下测不出。由于胎儿血 T_4 在 TSH 影响下渐渐升高，甲状腺素结合球蛋白（TBG）的浓度也同时升高。抗甲状腺药，包括放射性碘，可自由通过胎盘，所以患甲状腺功能亢进症（简称甲亢）的母亲孕期接受抗甲状腺药物治疗后娩出的新生儿，可患甲状腺功能减低症合并甲状腺肿。

新生儿 TSH 正常值逐日变化，生后不久（30 ~ 90 分钟），由于冷环境刺激，血中的 TSH 突然升高，于 3 ~ 4 天后降至正常，在 TSH 影响下，T_3 与 T_4 在生后 24 ~ 48 小时也升高。了解以上这些激素浓度的生理性变化，才能正确地估价新生儿期的甲状腺功能。

（二）甲状腺激素的合成与分泌（图 9-1）

1. 碘在甲状腺的浓集

食物中的碘经肠道吸收后以无机碘化物形式进入血液，通过甲状腺上皮细胞膜上碘泵浓集，进入细胞内。此时的碘化物是无机碘。

2. 碘化物的氧化及酪氨酸的碘化

在过氧化酶的作用下，碘化物氧化成活性碘，并与酪氨酸结合成单碘酪氨酸（MIT）及二碘酪氨酸（DIT）。

3. 碘酪氨酸的偶联

两分子 DIT 缩合成一分子 T_4，MIT、DIT 各一分子缩合成一分子 T_3。T_4 与 T_3 均是甲状腺激素。

4. 甲状腺激素的分泌

酪氨酸的碘化及 T_3、T_4 的合成，均是在球蛋白分子上进行的，此种球蛋白称为甲状腺球蛋白（TG），经溶酶体的蛋白水解酶作用，释放出 T_3、T_4 和 TG，透过滤泡细胞膜和血管壁进入血液，发挥生理效应。

甲状腺激素分泌入血后，绝大部分和血浆蛋白质结合，约 75% 的 T_4 和 TBG 结合，约 15% 和甲状腺素结合前清蛋白（TBPA）结合，约 10% 和清蛋白结合。$T_3$65% ~70% 与 TBG 结合，约 8% 与 TBPA 结合，其余与清蛋白结合。仅 0.03% T_4 和 0.3% T_3 呈游离状态。T_3 的活性比 T_4 强 3~4 倍，机体所需的 T_3 约 80% 是 T_4 经周围组织 5-脱碘酶的作用转化而来。

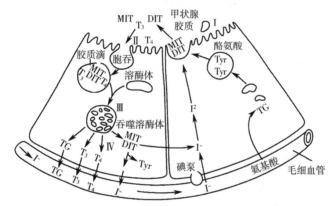

图 9-1　甲状腺激素的合成和分泌

（三）甲状腺激素的分泌调节（图 9-2）

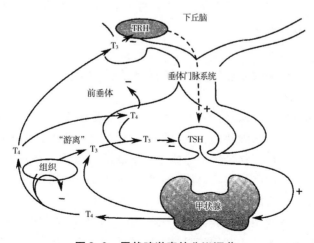

图 9-2　甲状腺激素的分泌调节

甲状腺的功能受下丘脑、垂体前叶和血中 T_3、T_4 浓度的调节，三者组成一个反馈系统。下丘脑的神经分泌细胞产生促甲状腺激素释放激素（TRH），释放到垂体门脉系统中，兴奋垂体前叶产生 TSH，TSH 再兴奋甲状腺分泌 T_3、T_4。血中游离 T_3、T_4 过高时，抑制 TSH 的分泌，过低时 TSH 分泌增多，从而兴奋甲状腺的分泌。上述反馈系统使血中 T_4、T_3 保持动态平衡，以保证机体的正常物质代谢和生理活动。

（四）甲状腺激素的生理作用

1. 产热作用

甲状腺激素能刺激物质氧化，使氧化磷酸化作用加强，促进新陈代谢。

2. 蛋白质代谢

生理剂量的甲状腺激素使蛋白质和核酸合成增加，氮的排泄减少，若给大剂量甲状腺激素则抑制蛋白质的合成，血浆、肝、肌肉中游离的氨基酸浓度增高。

3. 糖代谢

甲状腺激素能促进小肠吸收葡萄糖和半乳糖，并使脂肪组织和肌肉组织摄取葡萄糖的速度增加，还可加强儿茶酚胺和胰岛素对糖代谢的作用，使细胞儿茶酚胺受体对肾上腺素的敏感性增强。

4. 脂肪代谢

甲状腺激素可以增强脂肪组织对儿茶酚胺、胰高糖素的敏感性，这些激素的作用都是通过腺苷酸环化酶系统，活化细胞内的脂肪酶，促使脂肪水解。

5. 水盐代谢

甲状腺激素具有利尿作用，甲低时细胞间液增多，并聚积大量清蛋白与黏蛋白，称为黏液性水肿。

6. 对生长发育影响

甲状腺激素通过对蛋白质的合成作用能促进生长，与生长激素一起在促进生长方面具有协同作用。甲低患者生长缓慢，骨龄发育落后。

7. 促进大脑发育

胎儿脑细胞数目在妊娠末 3 月增长最快，出生后第一年仍快速增长。在脑细胞增殖、分化期，甲状腺激素必不可少，尤其是妊娠后半期与生后第一年期间更为重要。甲低发生越早，脑损害越重，且常不可逆。

（五）分类

甲低根据发病机制分为散发性先天性甲低和地方性先天性甲低。

1. 散发性先天性甲低

病因及发病率见表 9-2，多见于甲状腺发育不全或者异位。

甲状腺发育不良包括甲状腺缺如、发育不良、异位等，其中约 1/3 病例甲状腺可完全缺如。甲状腺异位为甲状腺在下移过程中停留在异常部位（如舌下至正常甲状腺部位），形成部分或完全丧失功能的异位甲状腺。目前尚未明确阐明先天性原发性甲低的分子病因学，但一些研究已表明，其发病可能与某些在甲状腺胚胎发育和分化中发挥作用的基因变化有关，例如调控甲状腺胚胎发育的甲状腺转录因子 I、甲状腺转录因子 II、*Pax*8 基因及促甲状腺激素受体基因（*TSH-R*）等，甲状腺特异转录因子的靶基因 *NIS*、*TG*、*TPO* 等，这些基因的改变也可导致甲状腺发育不良。

表9-2 散发性先天性甲低的病因及发病率

缺陷类型	发病率
甲状腺生成不良	1：4000
甲状腺缺如	
甲状腺发育不良	
甲状腺异位	
甲状腺素合成障碍	1：30 000
甲状腺摄取或转运碘障碍	
过氧化物酶缺陷	
碘化酪氨酸偶联酶缺陷	
脱碘酶缺陷	
甲状腺对 TSH 无反应	
甲状腺激素分泌困难	
周围组织对甲状腺激素无反应	
下丘脑—垂体性甲低	1：100 000
下丘脑—垂体异常	
全垂体功能低下	
单纯性 TSH 缺乏	
暂时性甲低	1：40 000
药物（甲巯咪唑、丙硫脲嘧啶）	
母亲抗体	
特发性	

甲状腺激素合成途径障碍多为常染色体隐性遗传病。甲状腺激素的合成需各种酶参与（钠碘转运体、过氧化物酶、偶联酶、脱碘酶及甲状腺球蛋白合成酶），任何因素引起酶的先天缺陷都可导致甲状腺激素水平低下。

2. 地方性先天性甲低

主要发生在缺碘地区，多见孕妇饮食缺碘，致使胎儿在胚胎期即因碘缺乏而导致先天性甲低。随着我国广泛使用碘化食盐作为预防措施，其发病率已明显下降，碘缺乏在我国已经基本控制，但在个别地区还可见到。

（六）根据血清 TSH 浓度分类

1. TSH 浓度增高

（1）原发性甲低：包括甲状腺缺如、甲状腺发育不良、甲状腺异位、甲状腺激素合成障碍、碘缺乏等。

（2）暂时性甲低：包括孕母在服用抗甲状腺药物、未成熟儿等。

2. TSH 浓度正常或降低

（1）下丘脑—垂体性甲低。

（2）低甲状腺结合球蛋白。

（3）暂时性甲低，可见于未成熟儿、非甲状腺疾病等情况。

二、临床表现

主要临床特征为生长发育落后、智能低下和基础代谢率降低。

1. 新生儿及婴儿甲低

新生儿甲低症状和体征缺乏特异性，大多数较轻微，或者无明显症状和体征，但仔细询问病史及体检常可发现可疑线索，如母亲怀孕时常感到胎动少、过期产、面部呈臃肿状、皮肤粗糙、生理性黄疸延迟、嗜睡、少哭、哭声低下、纳呆、吸吮力差、体温低、便秘、前囟较大、后囟未闭、腹胀、脐疝、心率缓慢、心音低钝等。

2. 幼儿和儿童期

多数在出生后数月或 1 岁后因发育落后就诊，此时甲状腺素缺乏严重，症状典型。临床症状严重程度与甲状腺激素缺乏程度和持续时间密切相关。

（1）特殊面容：头大，颈短，面部臃肿，眼睑水肿，眼距宽，鼻梁宽平，唇厚舌大，舌外伸，毛发稀疏，表情淡漠，反应迟钝。

（2）神经系统功能障碍：智能低下，记忆力、注意力均下降。运动发育障碍，行走延迟，常有听力下降，感觉迟钝，嗜睡，严重者可产生黏液性水肿、昏迷。

（3）生长发育迟缓：身材矮小，表现躯体长，四肢短，骨龄发育落后。

（4）心血管功能低下：脉搏弱，心音低钝，心脏扩大，可伴心包积液，胸腔积液，心电图呈低电压，P-R 间期延长，传导阻滞等。

（5）消化道功能紊乱：纳呆，腹胀，便秘，大便干燥，胃酸减少，易被误诊为先天性巨结肠。

三、辅助检查

1. 甲状腺功能检查

测定 TSH、FT_4、FT_3，能较好反映甲状腺功能。原发性甲低 TSH 升高，FT_3、FT_4 浓度下降；继发于下丘脑—垂体原因的甲低，FT_4、FT_3 浓度下降，TSH 正常或者下降。新生儿筛查采用滤纸血片法，在生后 3 天取足跟毛细血管血检测 TSH。

2. 甲状腺同位素显像（^{99m}Tc，^{131}I）

可判断甲状腺位置、大小、发育情况及摄碘功能。甲状腺 B 超也可了解甲状腺位置及大小。

3. 骨龄测定

骨龄是发育成熟程度的良好指标，可以通过 X 线摄片观察手腕、膝关节骨化中心的出现及大小来加以判断。患儿骨骼生长和成熟均延迟，常呈点状或不规则，以后逐渐增大融合成单一密度不均匀、边缘不规则的骨化中心。

四、诊断与鉴别诊断

（一）诊断

1. 新生儿甲低筛查

本病在新生儿期症状不明显，故对新生儿进行群体筛查是诊断本病的重要手段。目前广泛开展的新生儿疾病筛查可以在先天性甲低出现症状、体征之前，但是血生化已经有改变时即做出早期诊断。由于出生时的环境刺激会引起新生儿一过性 TSH 增高，故应避开这一生理性 TSH 高峰，标本采集须在出生第 3 天以后进行。新生儿甲低筛查采用干血滤纸片方法。必须指出，测定 TSH 进行新生儿疾病筛查，对继发于下丘脑—垂体原因的甲低无法诊断。由于生理指标的变化和个体的差异，新生儿疾病筛查会出现个别假阴性。因此，对甲低筛查阴性病例，如临床有甲低可疑，仍应提高警惕，进一步详细检查甲状腺功能。

2. 年幼儿童甲低诊断

根据典型的临床症状、有甲状腺功能降低，可以确诊。甲状腺放射性核素显像、超声波检查和骨龄测定皆有助于诊断。

（二）鉴别诊断

1. 21-三体综合征

也称先天愚型。患儿智能、骨骼和运动发育均迟缓，有特殊面容：眼距宽、外眼角上斜、鼻梁低、舌外伸，关节松弛，皮肤和毛发正常，无黏液水肿。染色体核型分析呈 21-三体型。

2. 先天性软骨发育不良

主要表现为四肢短，尤其上臂和股部，直立位时手指尖摸不到股骨大粗隆，头大，囟门大，额前突，鼻凹，常呈鸡胸和肋骨外翻，指短分开，腹膨隆，臀后翘，X 线检查有全部长骨变短，增粗，密度增高，干骺端向两侧膨出可资鉴别。

3. 先天性巨结肠

患儿出生后即开始便秘，腹胀，可有脐疝，但其面容、精神反应和哭声等均正常，血 T_3、T_4、TSH 检查均正常。

4. 黏多糖病

本病是由于在黏多糖降解过程中缺乏溶酶体酶，造成过多黏多糖积聚于组织器官而致病。出生时大多正常，不久便可出现临床症状。头大，鼻梁低平，丑陋面容，毛发增多，肝脾肿大，X 线检查可见特征性肋骨飘带状、椎体前部呈楔状，长骨骨骺增宽，掌骨和指骨较短。

五、治疗

先天性甲低的治疗如下。

（1）不论病因在甲状腺本身或在下丘脑—垂体，一旦确诊立即治疗。

（2）先天性甲低系甲状腺发育异常者，需终身治疗。

（3）新生儿疾病筛查诊断的先天性甲低，治疗剂量应该一次足量给予，使血 FT_4 维持在正常高值水平。而对于大年龄的下丘脑—垂体性甲低，甲状腺素治疗需从小剂量开始，同时给予生理需要量可的松治疗，防止突发性肾上腺皮质功能衰竭。

（4）若疑有暂时性甲低，可在治疗 2 年后减药或停药 1 个月复查甲状腺功能，若功能正常，则可停药定期观察。

左甲状腺素钠是治疗先天性甲低的最有效药物。新生儿甲低初始治疗剂量 $6 \sim 15\ \mu g/(kg \cdot d)$，每日一次口服，目的使高 TSH 在 2 周内恢复正常，使 FT_4 达到正常范围，以尽早纠正甲低状态。在随后的随访中，甲状腺素维持剂量必须个体化，根据血 FT_4、TSH 浓度调整。当血清 FT_4 和 TSH 正常后，随访可减为每 2~3 月一次，2 岁以后可减为每 3~6 月一次，定期随访需观察患者生长曲线、智商、骨龄，以及血清 FT_4、TSH 变化等。甲状腺素用量不足时，患儿身高及骨骼发育落后，剂量过大则引起烦躁、多汗、消瘦、腹痛和腹泻等症状，必须引起注意，及时调整。

（崔婧瑶）

第三节　性早熟

性早熟是指女孩在 8 岁前、男孩在 9 岁前出现第二性征的病变。正常青春期发育女孩表现为：乳房发育→阴道黏膜和小阴唇增厚，色素增深→阴毛→外生殖器的改变→月经来潮→腋毛。男孩表现为：睾丸容积增大→阴茎增长增粗→阴毛→腋毛生长及声音低沉→胡须、腋毛出现。性成熟整个过程需要 2~4 年，在第二性征出现时，小儿身高增长加速，骨骺闭合提前。

一、性早熟的分类

1. 中枢性性早熟（真性性早熟）

由于下丘脑—垂体—性腺轴（GPGA）提前启动，患儿第二性征提前出现，生长加速，骨龄提前并具备生育能力；又分为特发性和继发性性早熟。

2. 外周性性早熟（假性性早熟）

无下丘脑—垂体—性腺轴的发动，由于肿瘤等性激素产生增加或外源性激素所致性征的出现，不具生育能力，又分为同性或异性性早熟。

3. 部分性性早熟

单一性征发育，如单纯性乳房早发育、单纯性阴毛早现，单纯性月经早初潮等，可以转变为中枢性性早熟。

性早熟以女孩多见，且多为特发性，约占 90%。而男孩性早熟则以继发性为多见，如中枢神经系统及肾上腺、生殖腺肿瘤等。因此对性早熟患儿首先要寻找病因，排除继发性、性腺及肾上腺器质性病变。特发性真性性早熟，对患儿身体无多大妨碍，但由于骨骺闭合提前，会影响小儿成年后身高，且造成患儿及家长较重的心理负担，故应给予 GnRHa 治疗，使第二性征消失，身高增长达到正常，并消除患儿及家长的思想负担。但仍应定期检查头颅 CT 或 MRI，注意垂体微腺瘤及松果体生殖细胞瘤的存在。

二、病因及发病机制

（1）该病大部分病因不明，称为原发性性早熟，部分为继发性，如下丘脑肿瘤或占位性病变、中枢神经系统感染、脑损伤、先天脑发育异常、原发性甲状腺功能减低等。

（2）青春期前，儿童的下丘脑—垂体—性腺轴功能处于较低水平；青春期下丘脑以脉冲形式分泌促性腺激素释放激素（GnRH）刺激腺垂体分泌促性腺激素（GN），即卵泡刺激素（FSH）和黄体生成素（LH），从而促进卵巢和睾丸发育，分泌雌二醇（E_2）、睾酮（T）。真性性早熟为下丘脑—垂体—性腺轴功能提前发动、功能亢进致体内促性腺激素分泌增多，从而导致生殖能力提前出现。

三、临床表现

一般中枢性性早熟的临床特征与正常青春发育程序相似，但临床变异较大，症状发展快慢不一。

女孩首先表现为乳房发育，乳头增大，乳晕增大，大、小阴唇增大，色素沉着，阴道出现白色分泌物；阴道黏膜细胞出现雌激素依赖性改变，子宫、卵巢增大，可有成熟性排卵和月经。

男孩首先表现为睾丸增大（≥4 mL 容积），阴囊皮肤皱褶增加，色素加深，阴茎增长增粗；阴毛、腋毛、胡须生长；声音变低沉；精子生成；肌肉容量增加，皮下脂肪减少。

此外，由于过早发育引起患儿生长加速，骨成熟加速，骨龄提前，可造成终身高低于靶身高，影响终身高。颅内肿瘤所致者在病程早期常仅呈性早熟表现，后期始见颅压增高、头痛、呕吐、视野缺损等神经系统症状和体征。

外周性性早熟临床表现有第二性征出现，但非青春期发动，一般无性腺增大，与下丘脑—垂体—性腺轴的活动无关，而与内源性或者外源性性激素水平升高有关。

四、诊断

（一）查体要点

（1）测量身高，体重，检查体型。

（2）对第二性征乳房、阴毛及外生殖器发育等进行分期判断。

（二）辅助检查

1. 常规检查

（1）X 线测骨龄（BA）超前。

（2）测血清性激素水平：LH，FSH，T，E_2，泌乳素（PRL）。

（3）B 超检查子宫、卵巢、睾丸、肾上腺等。

（4）CT，MRI 检查头颅及肾上腺等，可以除外脑肿瘤、脑囊肿、脑脓肿等及肾上腺肿瘤。

2. 其他检查

（1）24 小时尿 17-酮类固醇（17-KS）、17-羟孕酮 ［17-(OH) P］。

（2）GnRH 刺激试验。

（3）有代谢低下表现时，查 T_3、T_4、TSH 等甲状腺功能，排除甲减。

（三）鉴别诊断

1. 假性性早熟

（1）肾上腺疾病：先天性肾上腺皮质增生症、肾上腺肿瘤可致男孩性早熟，性激素 T 升高，尿 17-KS 排出增加，肾上腺 B 超、CT 检查有助于诊断。

（2）医源性：误服避孕药或某些营养补品等，临床较多见，可有不规则阴道出血或乳房增大，但乳房、乳晕及外阴常有色素沉着。去除病原后症状较快消失。询问病史较重要。

2. 部分性（不完全性）性早熟

（1）单纯性乳房早发育：单侧或双侧乳房增大，不伴有生长加速及骨龄提前，有周期性变化，可演变为真性性早熟，应动态观察有无其他性征出现。

（2）单纯性阴毛早发育：不伴生长加速及骨龄提前，无性腺发育及第二性征出现，定期随访观察。

3. McCune-Albright 综合征

性早熟伴皮肤色素沉着、骨纤维发育不良，可伴有甲状腺功能亢进或 Cushing 综合征。先有阴道出血，再有乳腺发育。血清性激素检查 FSH、LH 低，E_2 明显升高。

4. 原发性甲状腺功能减低症伴性早熟

少数未治疗的甲减患儿，多为女性，除甲减症状外，可有第二性征出现，表现为乳腺发育，阴道出血等，是由于下丘脑分泌促甲状腺激素释放激素（TRH）增多，刺激垂体分泌促甲状腺激素时也使促性腺激素和泌乳素分泌增多，随着甲减治疗后的症状改善，性早熟症状可消失。

五、治疗

（一）治疗原则

（1）抑制骨成熟，防止骨骺过早融合，促进骨骼生长，改善成年最终身高。

（2）早期控制和减缓第二性征的成熟度和速度。

（3）阻止月经来潮。

（4）恢复相应年龄的心理行为。

（二）治疗方案

部分性早熟：一般不需要治疗，但要长期追踪观察。每 3 ~ 6 个月复诊一次。甲低伴有性早熟：肾上腺皮质增生症、肾上腺肿瘤、中枢神经系统所致性早熟，外源性（药物）性早熟，应分别给药物治疗、放射疗法、化学疗法和手术治疗。真性性早熟：治疗药物有甲羟孕酮、达那唑、GnRHa 激动剂、睾酮、螺内酯、酮康唑、芳香化酶抑制剂等。目前还可同时使用生长激素促进身高增长。

1. 促性腺激素释放激素激动剂（GnRHa）

曲普瑞林或亮丙瑞林，60 ~ 80 μg/kg，每 4 周 1 次，肌内注射，可抑制性激素 FSH、E_2、T 分泌，有效抑制性征及骨成熟，使第二性征减退和月经停止，减慢骨龄增长，推迟骨骺融合时间，延长骨生长时间，有利于改善成人终身高，疗程需达 1 年以上。治疗期间应每 6 个月摄 X 线片查骨龄，判断骨成熟情况。

2. 性腺激素

大剂量应用可反馈性抑制促性腺激素的分泌，抑制第二性征发育，但不能减慢骨骼生长，不改善最终身高。甲羟孕酮，每日剂量 20 ~ 30 mg，环丙孕酮，每日 70 ~ 150 mg/m²。

3. GnRHa 联合应用重组人生长激素（rhGH）治疗

目前报道，单独应用 GnRHa 治疗中枢性性早熟时，有 20% ~ 30% 患儿最终身高的改善仍不理想。一般认为当生长速率（GV）每年 <4 cm 时，会出现生长与成熟同时迟缓的相持状态，达不到改善成年身高的目的。rhGH 应用剂量 0.15 ~ 0.2 IU/（kg·d），在延长生长时间后，最终能改善成人身高。当治疗开始时骨龄已达 13 岁以上时，应慎重使用，因为此时骨骺接近闭合，身高增长余地已不多，用药后可使残余生长潜能显著下降，治疗效果

较差。

六、预后

家长如怀疑孩子性早熟时，应及时就诊。如果确诊性早熟，应尽早治疗，并应给予耐心的心理辅导及青春期教育，使孩子了解自己疾病的真实情况，消除紧张情绪，减轻精神压力。早期诊断，及时治疗，可使患儿终身高达到正常成人身高，同时合用重组人生长激素治疗者，身高改善更好，但治疗成本大，有相当一部分家长无法承受。

继发肿瘤的性早熟预后取决于肿瘤的性质及手术的结果，术后仍应定期复查，随访观察第二性征的发育。有报道，肿瘤术后可转为真性性早熟，此时可以继续用 GnRHa 治疗，但肿瘤后的患儿，应慎用 rhGH 治疗，因 rhGH 的促生长作用有使肿瘤复发的倾向。

七、预防

儿童性早熟主要应预防：①饮食中控制高蛋白摄入量，防止营养过剩；②不要盲目进补，不乱吃各种保健品；③防止儿童误服及误用避孕药物及一些成人美容化妆品等。

（孙　丽）

第四节　小儿肥胖症

肥胖是威胁儿童健康的一种重要儿科内分泌疾病，近 20 多年来，世界各国儿童的肥胖患病率呈现成倍增长的趋势。以往肥胖的定义主要参考体重超过平均体重的程度，由于忽视了身高的因素，体重与体脂含量、肥胖的并发症关联性并不十分密切。近年来，国际上已倾向于统一采用体重指数（BMI）作为衡量肥胖程度的指标。目前国际上公认的 18 岁以下儿童肥胖定义为 BMI 指数达到或超过同年龄、同性别儿童 BMI 的 95% 以上，而 BMI 在 85% ~ 95% 为超重。

对于年龄小于 2 岁的婴幼儿，不建议考虑肥胖的诊断，也不采用 BMI 评估该年龄组儿童的肥胖程度，而采用身高比体重进行评价。国外一般把相应身高比体重超过 95% 定义为超重。

一、病因

肥胖的病因复杂多样，是遗传易感和环境因素综合交互作用的结果，常见的相关因素如下。

（一）遗传因素

1. 肥胖家族史

研究显示，父母双方均瘦其子女仅有 14% 肥胖；父母一方肥胖其子女约有 40% 肥胖；父母双方均胖其子女 70% ~80% 肥胖。

2. 肥胖相关基因

目前有 *ob/ob* 基因、神经肽 Y（*NPY*）、β_3 肾上腺素受体（$\beta_3 - AR$）、*ENPPl*、*FTO*、*MC4R* 等 20 余种单基因突变与肥胖有关，总体上超过 600 种基因、染色体上的区域与肥胖的发生有关，但肥胖的相关基因有一定的种族特异性。

（二）出生体重

出生前孕妇营养过度会导致小儿生后肥胖。研究显示，后天肥胖发生率随出生体重增加而增加，而且低出生体重组肥胖以轻度为主，高出生体重组以中重度为主。

（三）孕期吸烟

孕妇孕期吸烟是其子女发生肥胖的高危因素，孕期暴露于烟草环境使胎儿的生长受到限制，导致生后对食物及能量需求增高进而引起肥胖。

（四）人工喂养

人工喂养较母乳喂养更易导致小儿肥胖。

（五）行为因素

流行病学调查表明，肥胖相关的因素中，高脂肪、高热量的食物摄入增多以及运动减少、久坐等行为因素最为重要。①膳食结构不合理：摄入大量高热量、高油脂的食物。②摄入过多：每餐主食量大、暴饮暴食以及爱吃零食等非饥饿性进食。③进食过快。④体力活动减少。⑤久坐的生活方式每天静坐2小时以上者，肥胖发病率显著增加。⑥研究显示，睡眠时间越短越有可能发生肥胖。

（六）社会因素

发达国家中，社会经济地位，文化水平越低者，其子女肥胖的发生率明显增高。

二、诊断要点

（一）临床表现和相关并发症

儿童单纯性肥胖临床表现除体型的均匀性肥胖、体重增加外，还包括多系统的损害。

1. 代谢并发症

肥胖最常见的代谢并发症就是代谢综合征，儿童常见的代谢综合征包括肥胖、胰岛素抵抗、高血压和其他代谢异常。在重度肥胖的儿童中，代谢综合征的比例近50%。

2. 心血管系统疾病

肥胖儿童高血压的危险性是非肥胖儿童的3倍，肥胖儿童高血压常伴有其他代谢综合征的组分如高血脂、胰岛素抵抗和高胰岛素血症。肥胖高血压者常伴左心室肥大。

3. 呼吸系统疾病

阻塞性睡眠呼吸暂停综合征（OSAS）是肥胖儿童常见的并发症，其特征是睡眠时上呼吸道部分或完全阻塞，肥胖儿童扁桃体和增殖腺切除术后容易出现持续性OSAS。

4. 胃肠道疾病

非酒精性脂肪肝与肥胖和胰岛素抵抗密切相关，是儿童慢性肝病最常见的原因之一，其特征是肝内过量的脂肪沉积。脂肪肝临床常无症状，通常表现为轻、中度转氨酶的增高，预后一般较好，但也可发展成非酒精性脂肪性肝炎、肝硬化和肝功能衰竭。

5. 妇科疾病

儿童肥胖患者可出现肾上腺皮质功能早现、雄激素合成增加，伴发多囊卵巢综合征（PCOS）。肾上腺皮质功能早现可导致一过性生长和骨成熟加速。PCOS患者可表现为月经不调、多毛和黑棘皮病。

6. 肌肉和骨骼系统疾病

股骨头骨骺脱位（SCFE）容易发生在男孩和超重肥胖患者中，常见的症状是髋关节或膝盖疼痛。早发性肥胖容易出现 SCFE。此外，还可出现退行性关节炎、胫骨内翻。肥胖患者骨密度通常增加，但却容易发生骨折。

7. 神经系统疾病

特发性颅内高压（假性脑瘤）在肥胖儿童中的发病率增加。

8. 血管疾病

成年肥胖患者容易出现静脉血栓，尽管儿童肥胖患者尚未观察到类似表现，但认为肥胖儿童存在深静脉血栓和肺动脉栓塞的危险性。此外，肥胖儿童动脉内膜的厚度也增加。

（二）鉴别诊断

1. 皮质醇增多症

源于垂体疾病者称为库欣病，源于肾上腺者称为库欣综合征。儿童常见病因为长期应用糖皮质激素、肾上腺皮质增生、肾上腺皮质肿瘤（腺瘤或癌）、异源 ACTH 综合征（垂体、肾上腺以外的癌肿可分泌具有 ACTH 活性的物质）。临床以向心性肥胖、满月脸，水牛背、多血质面容为特征性表现。皮肤多毛、紫纹、痤疮，女性男性化。常伴高血压、糖代谢异常。肾上腺皮质肿瘤者腹部可扪及肿块，如垂体肿瘤所致肾上腺皮质增生可有视野缺损或颅内高压症状。化验检查示皮质醇含量升高，昼夜节律消失，小剂量地塞米松抑制试验不能被抑制。肾上腺或头颅 CT 和 MRI 检查有助诊断。

2. 肥胖生殖无能综合征（Frohlich 综合征）

是由下丘脑、垂体及其周围的病变引起神经内分泌功能紊乱所致。常见病因为脑炎、脑外伤或颅内肿瘤，少数为血管病变、退行性变或先天缺陷引起神经内分泌功能紊乱，使促性腺激素释放激素分泌不足而致病。临床以肥胖、性发育障碍为主要表现。患者身材矮小，骨龄延迟，部分伴尿崩症。化验检查示促性腺激素和性激素水平低下，头颅 CT 等有助于颅内病变的诊断。

3. 甲状腺功能减退症

由于先天性发育不良、甲状腺缺如、甲状腺炎、碘缺乏或下丘脑—垂体疾病等引起，由于甲状腺激素合成不足时，细胞间液增多，自微血管漏出的清蛋白和黏蛋白的含量也增多，体液大量潴留在机体内，导致黏液性水肿、体重增加而表现肥胖。患儿有表情呆滞、食欲不佳、便秘，皮肤苍白、粗糙，身材矮小等临床特征；患儿骨龄通常显著延迟；血清 T_3、T_4 降低，TSH 升高。

4. 劳—穆—比综合征（Laurence-Moom-Biedl 综合征）或称性幼稚—色素性视网膜炎—多指（趾）畸形综合征

患者有视网膜色素变性合并肥胖，生殖器发育不全、智力迟钝及多指畸形等综合征症状。除肥胖、智力迟钝、视网膜色素变性、生殖器官发育不良、多指（趾）畸形典型症状外，还可有眼下垂、眼球震颤、斜视、小头畸形、矮小、先天性心脏病、尿道下裂等，根据临床表现一般不难诊断。

5. 贝—韦综合征（Prader-Willi 综合征）

也称低肌张力—低智力—性功能减退—肥胖综合征，发病与父系 15q11～q13 染色体表达缺失有关。临床表现肌张力低下、肥胖、智能障碍和性发育不良。患儿骨龄延迟，血生长激素水平低下。部分患儿糖耐量受损，10 岁后易出现糖尿病。

6. 多囊卵巢综合征

由于下丘脑—垂体—卵巢轴功能紊乱，初潮后月经量少或闭经，无排卵，长大的卵泡在卵巢皮质内形成多发囊肿性改变。患者表现肥胖、多毛、毛发分布有男性化倾向，脸部、唇周及小腿有较多汗毛，眉毛及阴毛较浓。基础体温呈单相，长期不排卵。双侧卵巢增大，血浆 LH 水平增高，FSH 水平较低，LH/FSH 比值 >3。可通过 B 超、CT、腹腔镜检查确诊。

7. 胰岛素瘤

胰岛素瘤细胞分泌胰岛素属自主性，既不受高血糖刺激也不受低血糖抑制，血糖低时仍有胰岛素分泌。由于血糖低，迫使患者通过增加进食以缓解症状。食欲亢进加上高胰岛素血症使合成代谢增加，导致患者肥胖。临床表现为反复发作空腹低血糖，发作时脸色苍白、软弱、多汗、焦虑、心率加快、饥饿感等。尚可表现意识蒙眬，定向力与识别力渐丧失，精神失常，言语不清，久病者甚至智力低下。有时可出现低血糖抽搐似癫痫大发作。多次测定空腹血糖及血胰岛素含量有助于诊断。B 超和 CT 检查对较大肿瘤的定位有价值，由于 75% 的胰岛素瘤体积较小，直径 <2 cm，因此确诊率不高。必要时可作选择性动脉造影定位或经皮经肝门静脉置管分段取血测胰岛素以提高确诊率。

（三）实验室检查

（1）常规检查：空腹肝功能、血糖、血脂、胰岛素、血游离皮质醇（可轻度增高）。

（2）怀疑糖代谢异常者需行口服糖耐量试验：葡萄糖 1.75 g/kg，最大量 75 g。

（3）B 超检查：肝、肾上腺、卵巢。

（4）怀疑头颅占位者，需行 CT 或 MRI 检查垂体、下丘脑检查；怀疑肾上腺占位者可行 CT、B 超检测。

（5）怀疑皮质醇增多者需测皮质醇分泌节律、24 小时尿游离皮质醇；行地塞米松抑制试验：单纯性肥胖患者血游离皮质醇可轻度增高，可被小剂量地塞米松所抑制。

（6）必要时行性激素和甲状腺素检测。

三、治疗

（一）治疗目标

7 岁以下儿童，如没有继发的并发症，体重控制的目标是保持目前体重。如果体重超过 95%，有继发的并发症，则减重有助于减少并发症。7 岁以上儿童如果体重指数在 85% ~ 95% 且没有特殊并发症，体重控制目标是保持体重不变。如有并发症则建议减轻体重，体重超过 95% 建议减轻体重。如果有假脑瘤、阻塞性睡眠呼吸暂停综合征、糖尿病、高血压等并发症，宜较快速度减重。

（二）饮食控制

目前多数营养师推荐食物热量轻度减少、营养均衡的饮食，饮食干预的目标是减少高脂、单糖、含糖饮料等食物的摄入，增加低热量、高纤维食物如水果、蔬菜、谷物的摄入。长期低碳水化合物、高蛋白饮食对儿童减重的效果还不清楚。推荐食物含脂肪 20% ~ 25%、糖 40% ~ 45%、蛋白质 30% ~ 35%，不同年龄热量供给量如下。

6 个月以下：460.2 kJ（110 kcal）/kg；6 ~ 9 月：376.6 kJ（90 kcal）/kg；5 岁以下：

2510.4 ~ 3347.2 kJ （600 ~ 800 kcal）/d；5 ~ 10 岁：3347.2 ~ 4184 kJ （800 ~ 1000 kcal）/d；10 ~ 15 岁：4184 ~ 5026.8 kJ （1000 ~ 1200 kcal）/d。

（三）运动

肥胖行为干预的措施就是增加运动，减少静坐的生活方式。研究发现，规律的有氧运动效果不如与生活相关的活动，如有游戏性质的跳舞、足球等活动。为达到减重效果，每周至少一半以上的天数需要活动 30 ~ 60 分钟。

（四）药物治疗

2003 年美国 FDA 批准脂肪酶抑制剂奥利司他可用于 12 岁以上儿童肥胖的治疗。奥利司他通过抑制脂酶的活性而抑制了脂肪的吸收，但也可影响脂溶性维生素 A、维生素 D、维生素 E、维生素 K 的吸收，因此建议服药前或后 2 小时补充多维维生素。中枢去甲肾上腺素、5-羟色胺和多巴胺再摄取抑制剂西布曲明可用于 16 岁以上青少年，服用者中有出现心动过速和头痛现象。

（五）手术

BMI > 40 kg/m^2 可采用外科手术治疗，儿童常用胃转流术和胃束带术。外科手术减肥的早期并发症主要有肺栓塞、伤口感染、狭窄、脱水、溃疡，后期并发症主要是小肠阻塞、切口疝和微量元素缺乏，约 15% 的手术病例体重复又增加。

（林鹏飞）

第十章

血液系统疾病

第一节 营养性贫血

营养性贫血是一组由于各种原因导致造血原料供应不足，表现为红细胞及血红蛋白低于"正常"的血液系统疾病。其临床表现并不局限于血液系统。尽管国人生活水平有了明显提高，营养性贫血的发病率仍然较高，科学"营养"是降低本组疾病发生的重要措施。

一、缺铁性贫血

缺铁性贫血是体内铁缺乏导致血红蛋白合成减少，临床上以小细胞低色素性贫血、血清铁蛋白减少和铁剂治疗有效为特点的贫血症。本病以婴幼儿发病率最高，严重危害儿童健康，是我国重点防治的儿童常见病之一。

（一）铁的代谢

1. 人体内铁元素的含量及分布

正常人体内的含铁总量随着年龄、体重、性别和血红蛋白水平的不同而异。正常成人男性体内总铁量约为 50 mg/kg，女性约为 35 mg/kg，新生儿约 75 mg/kg。总铁量中约 64% 用于合成血红蛋白，32% 以铁蛋白及含铁血黄素形式贮存于骨髓、肝和脾内，3.2% 合成肌红蛋白；<1% 存在于含铁酶内和以运转铁的形式存在于血浆中。

2. 铁的来源

（1）外源性铁：主要来自食物，占人体铁摄入量的 1/3；分为血红素铁和非血红素铁，前者吸收率高于后者。动物性食物含铁量高且为血红素铁，吸收率达 10% ~ 25%；母乳与牛乳含铁量均低，但母乳的铁吸收率比牛乳高 2 ~ 3 倍。植物性食物中的铁是非血红素铁，吸收率为 1.7% ~ 7.9%。

（2）内源性铁：体内红细胞衰老或破坏所释放的血红蛋白铁占人体铁摄入量的 2/3，几乎全部被再利用。

3. 铁的吸收和运转

食物中的铁主要以 Fe^{2+} 的形式在十二指肠和空肠上段被吸收。进入肠黏膜细胞的 Fe^{2+} 被氧化成 Fe^{3+}，一部分与细胞内的去铁蛋白结合形成铁蛋白，暂时保存在肠黏膜细胞中；另一部分与细胞质中载体蛋白结合后移出胞外进入血液，与血浆中的转铁蛋白（Tf）结合，随血液循环将铁运送到需铁和贮铁组织，供给机体利用，红细胞破坏后释放出的铁也同样通过与 Tf 结合运送到骨髓等组织，被利用或贮存。

肠黏膜细胞调节铁的吸收，这种调节作用又通过体内贮存铁和转铁蛋白受体（TfR）来调控。当体内贮存铁充足或造血功能减退时，转铁蛋白受体（TfR）与铁复合物合成减少，铁蛋白合成增加，肠黏膜细胞内的铁大部分以铁蛋白形式贮存，随肠黏膜细胞的自然脱落而被排出体外，因而吸收减少；当体内缺铁或造血功能增强时，TfR 合成增加，铁蛋白合成减少，肠黏膜细胞内的 TfR-铁复合物进入血流，铁的吸收增加。

肠腔内一些因素也影响铁的吸收。维生素 C、稀盐酸、果糖、氨基酸等还原物质等使 Fe^{3+} 变成 Fe^{2+}，有利于铁的吸收；磷酸、草酸等可与铁形成不溶性铁酸盐，难于吸收；植物纤维、茶、咖啡、蛋、牛奶、抗酸药物等可抑制铁的吸收。

正常情况下，血浆中的转铁蛋白仅 1/3 与铁结合，此结合的铁称为血清铁；其余 2/3 的转铁蛋白仍具有与铁结合的能力，在体外实验时加入一定量的铁可使其达到饱和状态，所加的铁量即为未饱和铁结合力。血清铁与未饱和铁结合力之和称为血清总铁结合力。血清铁在总铁结合力中所占的百分比称为转铁蛋白饱和度。

4. 铁的利用与储存

铁到达骨髓造血组织后即进入幼红细胞，在线粒体中与原卟啉结合形成血红素，血红素与珠蛋白结合形成血红蛋白。此外，铁参与肌红蛋白和某些酶（如细胞色素 C、单胺氧化酶、核糖核酸还原酶、琥珀酸脱氢酶等）的合成。在体内未被利用的铁以铁蛋白及含铁血黄素的形式贮存。在机体需要铁时，这两种铁均可被利用，通过还原酶的作用，使铁蛋白中的 Fe^{2+} 释放，然后被氧化酶氧化成 Fe^{3+}，与转铁蛋白结合后被转运到需铁的组织。

5. 铁的排泄

正常情况下每日仅有极少量的铁排出体外。小儿每日排出量约为 15 μg/kg，约 2/3 随脱落的肠黏膜细胞、红细胞、胆汁由肠道排出，其他经肾脏和汗腺排出，表皮细胞脱落也失去极微量的铁。

6. 铁的需要量

儿童由于生长发育的需要，每日需摄入的铁量相对较成人为多。足月儿自生后 4 个月至 3 岁每天约需铁 1 mg/kg；早产儿需铁较多，约达 2 mg/kg；各年龄儿童每天摄入总量不宜超过 15 mg。

7. 胎儿和儿童期铁代谢特点

（1）胎儿期铁代谢特点：胎儿通过胎盘从母体获得铁，以孕后期 3 个月获得铁量最多，平均每日约 4 mg，故足月儿从母体所获得的铁足够其生后 4~5 个月的需要；未成熟儿从母体获得的铁较少，容易发生缺铁。当孕母严重缺铁，由于母体 TfR 的代偿性增加和胎盘摄铁能力的下降，可影响胎儿获取铁。

（2）婴幼儿期铁代谢的特点：足月新生儿体内总铁约 75 mg/kg，其中 25% 为贮存铁。生后由于"生理性溶血"释放的铁较多，随后是"生理性贫血"期造血相对较低下，加之从母体获得的铁一般能满足 4 个月的需要，故婴儿早期不易发生缺铁。但早产儿从母体获得铁少，且生长发育更迅速，可较早发生缺铁。约 4 月龄以后，从母体获得的铁逐渐耗尽，加上此期生长发育迅速，造血活跃，因此对膳食铁的需要增加，而婴儿主食人乳和牛乳的铁含量均低，不能满足机体的需要，贮存铁耗竭后即发生缺铁，故 6 个月至 2 岁的小儿缺铁性贫血发生率高。

（3）儿童期和青春期铁代谢特点：儿童期一般较少缺铁，此期缺铁的主要原因是偏食，使摄取的铁不足，或是食物搭配不合理，使铁的吸收受抑制；肠道慢性失血也是此期缺铁的原因。青春期由于生长发育迅速，对铁的需要量增加，初潮以后少女如月经过多造成铁的丢失也是此期缺铁的原因。

（二）病因

1. 先天储铁不足

胎儿从母体获得的铁以妊娠最后 3 个月最多，故早产、双胎或多胎、胎儿失血和孕母严重缺铁等均可使胎儿储铁减少。

2. 铁摄入量不足

这是缺铁性贫血的主要原因。人乳、牛乳、谷物中含铁量均低，如不及时添加含铁较多的辅食，容易发生缺铁性贫血。

3. 生长发育因素

婴儿期生长发育较快，3~4 个月时和 1 岁时体重分别为出生时的 2 倍和 3 倍；随着体重增加，血容量也增加较快，1 岁时血液循环中的血红蛋白增加 2 倍；未成熟儿的体重及血红蛋白增加倍数更高；如不及时添加含铁丰富的食物，则易致缺铁。

4. 铁的吸收障碍

食物搭配不合理可影响铁的吸收。慢性腹泻不仅铁的吸收不良，而且铁的排泄增加。

5. 铁的丢失过多

正常婴儿每天排泄铁量相比成人多。每 1 mL 血约含铁 0.5 mg，长期慢性失血可致缺铁，如肠息肉、梅克尔憩室、膈疝、钩虫病等可致慢性失血，用不经加热处理的鲜牛奶喂养的婴儿可因对牛奶过敏而致肠出血（每天失血约 0.7 mL）。

（三）发病机制

1. 缺铁对血液系统的影响

铁是合成血红蛋白的原料，缺铁时血红素生成不足，进而血红蛋白合成减少，导致新生的红细胞内血红蛋白含量不足，细胞质减少，细胞变小；而缺铁对细胞的分裂、增殖影响较小，故红细胞数量减少程度不如血红蛋白明显，从而形成小细胞低色素性贫血。缺铁通常经过以下 3 个阶段才发生贫血：①铁减少期，此阶段体内贮存铁已减少，但供红细胞合成血红蛋白的铁尚未减少；②红细胞生成缺铁期，此期贮存铁进一步耗竭，红细胞生成所需的铁也不足，但循环中血红蛋白的量尚未减少；③缺铁性贫血期，此期出现小细胞低色素性贫血，还有一些非造血系统的症状。

2. 缺铁对其他系统的影响

缺铁可影响肌红蛋白的合成，并可使多种含铁酶（如细胞色素 C、单胺氧化酶、核糖核苷酸还原酶、琥珀酸脱氢酶等）的活性减低。由于这些含铁酶与生物氧化、组织呼吸、神经介质分解与合成有关，故铁缺乏时造成细胞功能紊乱，尤其是单胺氧化酶的活性降低，造成重要的神经介质，如 5-羟色胺、去甲肾上腺素、肾上腺素及多巴胺发生明显变化，不能正常发挥功能，因而产生一些非造血系统的表现，如体力减弱、易疲劳、表情淡漠、注意力难于集中、注意力减退和智力减低等。缺铁还可引起组织器官的异常，如口腔黏膜异常角化、舌炎、胃酸分泌减少、脂肪吸收不良和反甲等。此外，缺铁还可引起细胞免疫功能降低，易患感染性疾病。

（四）临床表现

任何年龄均可发病，以6个月至2岁最多见。发病缓慢，其临床表现随病情轻重而有所不同。

1. 一般表现

皮肤黏膜逐渐苍白，以唇、口腔黏膜及甲床较明显，易疲乏，不爱活动。年长儿可诉头晕、眼前发黑、耳鸣等。

2. 髓外造血表现

由于髓外造血，肝、脾可轻度肿大；年龄越小，病程越久，贫血越重，肝脾肿大越明显。

3. 非造血系统症状

（1）消化系统症状：食欲减退，少数有异食癖（如嗜食泥土、墙皮、煤渣等）；可有呕吐、腹泻；可出现口腔炎、舌炎或舌乳头萎缩；重者可出现萎缩性胃炎或吸收不良综合征。

（2）神经系统症状：表现为烦躁不安或萎靡不振、精神不集中、记忆力减退，智力多数低于同龄儿。

（3）心血管系统症状：明显贫血时心率增快，严重者心脏扩大，甚至发生心力衰竭。

（4）其他：因细胞免疫功能降低，常合并感染。可因上皮组织异常而出现反甲。

（五）辅助检查

1. 外周血象

血红蛋白降低比红细胞数减少明显，呈小细胞低色素性贫血。外周血涂片可见红细胞大小不等，以小细胞为多，中央淡染区扩大。平均红细胞容积（MCV）< 80 fl，平均红细胞血红蛋白量（MCH）< 26 pg，平均红细胞血红蛋白浓度（MCHC）< 310 g/L。网织红细胞数正常或轻度减少。白细胞、血小板一般无改变。

2. 骨髓象

呈增生活跃，以中、晚幼红细胞增生为主。各期红细胞均较小，胞质少，染色偏蓝，显示胞质成熟程度落后于胞核。粒细胞和巨核细胞系一般无明显异常。

3. 有关铁代谢的检查

（1）血清铁蛋白：可较敏感地反映体内贮存铁的情况，因而是诊断缺铁铁减少期（ID期）的敏感指标。其放射免疫法测定的正常值：< 3个月婴儿为 194 ~ 238 μg/L，3个月后为 18 ~ 91 μg/L；< 12 μg/L，提示缺铁。由于感染、肿瘤、肝脏和心脏疾病时 SF 明显升高，故当缺铁合并这些疾病时其 SF 值可不降低，此时测定红细胞内碱性铁蛋白有助诊断。

（2）红细胞游离原卟啉：红细胞内缺铁时 FEP 不能完全与铁结合成血红素，血红素减少又反馈性地使 FEP 合成增多，未被利用的 FEP 在红细胞内堆积，导致 FEP 值增高，当 FEP > 0.9 μmol/L（500 μg/dL）即提示细胞内缺铁。如 SF 值降低、FEP 升高而未出现贫血，这是红细胞生成缺铁期（IDE 期）的典型表现。FEP 增高还见于铅中毒、慢性炎症和先天性原卟啉增多症。

（3）血清铁（SI）、总铁结合力（TIBC）和转铁蛋白饱和度（TS）：这3项检查反映血浆中的铁含量，通常在缺铁性贫血期（IDA 期）才出现异常，即 SI 和 TS 降低，TIBC 升高。SI 正常值为 $12.8 \sim 31.3$ μmol/L（$75 \sim 175$ μg/dL），$<9.0 \sim 10.7$ μmol/L（$50 \sim 60$ μg/dL）有意义，但其生理变异大，并且在感染、恶性肿瘤、类风湿关节炎等疾病时也可降低。TIBC >62.7 μmol/L（350 μg/dL）有意义，其生理变异较小，在病毒性肝炎时可增高。TS $<15\%$ 有诊断意义。

4. 骨髓可染铁

骨髓涂片用普鲁士蓝染色镜检，细胞外铁减少。观察红细胞内铁粒细胞数，如 $<15\%$，提示贮存铁减少（细胞内铁减少），这是一项反映体内贮存铁的敏感而可靠的指标。

（六）诊断

根据病史，特别是喂养史、临床表现和血象特点，一般可作出初步诊断。进一步进行有关铁代谢的生化检查有确诊意义。必要时可进行骨髓检查。用铁剂治疗有效可证实诊断。

地中海贫血、异常血红蛋白病、维生素 B_6 缺乏性贫血、铁粒幼红细胞性贫血和铅中毒等也表现为小细胞低色素性贫血，应根据各病临床特点和实验室检查特征加以鉴别。

（七）治疗

主要治疗原则为去除病因和补充铁剂。

1. 一般治疗

加强护理，保证充足睡眠；避免感染，如伴有感染者应积极控制感染；重度贫血者注意保护心脏功能。根据患者消化能力，适当增加含铁质丰富的食物，注意饮食的合理搭配，以增加铁的吸收

2. 去除病因

对饮食不当者应纠正不合理的饮食习惯和食物组成，有偏食习惯者应予纠正。如有慢性失血性疾病，如钩虫病、肠道畸形等，应予及时治疗。

3. 铁剂治疗

（1）口服铁剂：铁剂是治疗缺铁性贫血的特效药，若无特殊原因，应采用口服给药；二价铁盐容易吸收，故临床均选用二价铁盐制剂。常用的口服铁剂有硫酸亚铁（含元素铁 20%）、富马酸亚铁（含元素铁 33%）、葡萄糖酸亚铁（含元素铁 12%）、琥珀酸亚铁（含元素铁 35%）等，口服铁剂的剂量为元素铁每日 $4 \sim 6$ mg/kg，分 3 次口服，以两餐之间口服为宜；为减少胃肠不良反应，可从小剂量开始，如无不良反应，可在 $1 \sim 2$ 日加至足量。近年的研究显示，蛋白琥珀酸铁每天 1 次的临床疗效与传统铁剂每天 3 次相当，但依从性增高。牛奶、茶、咖啡及抗酸药等与铁剂同服均可影响铁的吸收。

（2）注射铁剂：注射铁剂较容易发生不良反应，甚至可发生过敏反应致死，故应慎用。其适应证是：①诊断肯定，但口服铁剂后无治疗反应者；②口服后胃肠反应严重，虽改变制剂种类、剂量及给药时间仍无改善者；③由于胃肠疾病胃肠手术后不能应用口服铁剂或口服铁剂吸收不良者。常用注射铁剂有山梨醇柠檬酸铁复合物，专供肌内注射用；右旋糖酐铁复合物，为氢氧化铁与右旋糖酐铁复合物，可供肌内注射或静脉注射；葡萄糖氧化铁，供静脉注射用。

补给铁剂 $12 \sim 24$ 小时后，细胞内含铁酶开始恢复，烦躁等精神症状减轻，食欲增加。网织红细胞于服药 $2 \sim 3$ 天后开始上升，$5 \sim 7$ 日达高峰，$2 \sim 3$ 周后下降至正常。治疗 $1 \sim 2$

周后血红蛋白逐渐上升，通常于治疗 3~4 周达到正常。如 3 周内血红蛋白上升不足 20 g/L，应注意寻找原因。如治疗反应满意，血红蛋白恢复正常后再继续服用铁剂 6~8 周，以增加铁贮存。

4. 输红细胞

一般不必输红细胞，输注红细胞的适应证是：①贫血严重，尤其是发生心力衰竭者；②合并感染者；③急需外科手术者。贫血越严重，每次输注量应越少。Hb 在 30 g/L 以下者，应采用等量换血方法；Hb 在 30~60 g/L 者，每次可输注红细胞悬液 4~6 mL/kg；Hb 在 60 g/L 以上者，不必输红细胞。

（八）预防

做好卫生宣教工作，使全社会认识到缺铁对儿童的危害性及做好预防工作的重要性，使之成为儿童保健工作中的重要内容。主要预防措施包括：①提倡母乳喂养，因母乳中铁的吸收利用率较高；②做好喂养指导，无论是母乳或人工喂养的婴儿，均应及时添加含铁丰富且铁吸收率高的辅助食品，如精肉、血、内脏、鱼等，并注意膳食合理搭配，婴儿如以鲜牛乳喂养，必须加热处理以减少牛奶过敏所致肠道失血；③婴幼儿食品（谷类制品、牛奶制品等）应加入适量铁剂加以强化；④对早产儿，尤其是非常低体重的早产儿，宜自 2 个月左右给予铁剂预防。

二、营养性巨幼细胞性贫血

营养性巨幼细胞性贫血是由于维生素 B_{12} 和（或）叶酸缺乏所致的一种大细胞性贫血。主要临床特点是贫血、神经精神症状、红细胞的胞体变大、骨髓中出现巨幼红细胞、用维生素 B_{12} 和（或）叶酸治疗有效。

（一）病因

1. 摄入量不足

单纯母乳喂养而未及时添加辅食、人工喂养不当及严重偏食的婴幼儿，其饮食中缺乏肉类、动物肝、肾及蔬菜，可致维生素 B_{12} 和叶酸缺乏。羊奶含叶酸量很低，单纯以羊奶喂养者可致叶酸缺乏。

2. 需要量增加

婴儿生长发育较快，对叶酸、维生素 B_{12} 的需要量也增加，严重感染者维生素 B_{12} 的消耗量增加，需要量相应增加。

3. 吸收或代谢障碍

食物中维生素 B_{12} 必须与胃底部壁细胞分泌的糖蛋白结合成复合物才能在末端回肠黏膜吸收，进入血液循环后再与转钴胺素蛋白结合，运送到肝脏。慢性腹泻影响叶酸吸收，先天性叶酸代谢障碍（如小肠吸收叶酸缺陷及叶酸转运功能障碍）也可致叶酸缺乏。

（二）发病机制

叶酸在叶酸还原酶的还原作用和维生素 B_{12} 的催化作用下变成四氢叶酸，后者是 DNA 合成过程中必需的辅酶。当维生素 B_{12} 或叶酸缺乏，使四氢叶酸减少，导致 DNA 合成减少。幼稚红细胞内的 DNA 合成减少，使其分裂和增殖时间延长，出现细胞核的发育落后于胞质而血红蛋白的合成不受影响的发育，红细胞的胞体变大，形成巨幼红细胞。由于红细胞生成速度变慢；巨幼红细胞在骨髓内易被破坏；进入血液循环的红细胞寿命也较短，从而出现贫血。

DNA合成不足也导致粒细胞核成熟障碍，使其胞体增大，出现巨大幼稚粒细胞和中性粒细胞分叶过多现象，而且也可使巨核细胞的核发育障碍而致巨大血小板。

维生素B_{12}能促使脂肪代谢产生的甲基丙二酸转变成琥珀酸而参与三羧酸循环，此作用与神经髓鞘中脂蛋白形成有关，因而能保持中枢和外周髓鞘神经纤维的功能完整性；当其缺乏时，可导致中枢和外周神经髓鞘受损，出现神经精神症状。叶酸缺乏主要引起情感改变，偶见深感觉障碍，其机制尚未明了。

维生素B_{12}缺乏还可使中性粒细胞和巨噬细胞吞噬细菌后的杀灭细菌作用减弱，使组织、血浆及尿液中甲基丙二酸堆积，后者是结核分枝杆菌细胞壁成分的原料，有利于结核分枝杆菌生长，故维生素B_{12}缺乏者易伴结核病。

（三）临床表现

以6个月至2岁多见，起病缓慢。

1. 一般表现

多呈虚胖或颜面轻度水肿，毛发纤细、稀疏、黄色，严重者皮肤有出血点或瘀斑。

2. 贫血表现

皮肤常呈蜡黄色，睑结膜、口唇、指甲等处苍白，偶有轻度黄疸；疲乏无力，常伴肝脾肿大。

3. 神经精神症状

可出现烦躁不安、易怒等症状。维生素B_{12}缺乏者表现为表情呆滞、目光发直、对周围反应迟钝、嗜睡、不认亲人、少哭不笑，智力、动作发育落后甚至退步。重症病例可出现不规则性震颤、手足无意识运动，甚至抽搐、感觉异常、共济失调、踝阵挛和Babinski征阳性等。叶酸缺乏不发生神经系统症状，但可导致神经精神异常。

4. 消化系统症状

常出现较早，如厌食、恶心、呕吐、腹泻和舌炎等。

（四）辅助检查

1. 外周血象

呈大细胞性贫血，MCV > 94 fl，MCH > 32 pg。血涂片可见红细胞大小不等，以大细胞为多，易见嗜多色性和嗜碱点彩红细胞，可见巨幼变的有核红细胞，中性粒细胞呈分叶过多现象。网织红细胞、白细胞、血小板计数常减少。

2. 骨髓象

增生明显活跃，以红系增生为主，粒系、红系均出现巨幼变，表现为胞体变大、核染色质粗而松、副染色质明显。中性粒细胞的胞质空泡形成，核分叶过多。巨核细胞的核有过度分叶现象，巨大血小板。

3. 血清维生素B_{12}和叶酸测定

血清维生素B_{12}正常值为200～800 ng/L，< 100 ng/L为缺乏。血清叶酸水平正常值为5～6 μg/L，< 3 μg/L为缺乏。

（五）诊断

根据临床表现、血象和骨髓象可诊断为巨幼细胞性贫血。在此基础上，如神经精神症状明显，则考虑为维生素 B_{12} 缺乏所致。有条件时测定血清维生素 B_{12} 或叶酸水平可进一步协助确诊。

（六）治疗

1. 一般治疗

注意营养，及时添加辅食；加强护理，防止感染。

2. 去除病因

对引起维生素 B_{12} 和叶酸缺乏的原因应予去除。

3. 维生素 B_{12} 和叶酸治疗

有神经精神症状者，应以维生素 B_{12} 治疗为主，如单用叶酸反而有加重症状的可能。维生素 B_{12} 500~1000 μg 一次肌内注射；或每次肌内注射 100 μg，每周 2~3 次，连用数周，直至临床症状好转，血象恢复正常为止；当有神经系统受累表现时，可予每日 1 mg，连续肌内注射 2 周以上；由于维生素 B_{12} 吸收缺陷所致的患者，每月肌内注射 1 mg，长期应用。用维生素 B_{12} 治疗后 6~7 小时骨髓内巨幼红细胞可转为正常幼红细胞；一般精神症状 2~4 天后好转；网织红细胞 2~4 天开始增加，6~7 天达高峰，2 周后降至正常；神经精神症状恢复较慢。

叶酸口服剂量为 5 mg，每日 3 次，连续数周至临床症状好转、血象恢复正常为止。同时口服维生素 C 有助于叶酸的吸收。服叶酸 1~2 天后食欲好转，骨髓中巨幼红细胞转为正常；2~4 天网织红细胞增加，4~7 天达高峰；2~6 周红细胞和血红蛋白恢复正常。因使用抗叶酸代谢药物而致病者，可用亚叶酸钙治疗。先天性叶酸吸收障碍者，口服叶酸剂量应增至每日 15~50 mg 才有效。

治疗初期，由于大量新生红细胞，使细胞外钾转移至细胞内，可引起低血钾，甚至发生低血钾性婴儿猝死，应预防性补钾。

（七）预防

改善哺乳母亲的营养，婴儿应及时添加辅食，注意饮食均衡，及时治疗肠道疾病，注意合理应用抗叶酸代谢药物。

（李 静）

第二节 溶血性贫血

溶血性贫血是多种病因引起红细胞寿命缩短或过早破坏，且超过了骨髓代偿造红细胞能力的一组疾病。

正常红细胞寿命为 120 天左右，每天约 1% 的衰老红细胞在脾脏清除，同时，相当量的新生红细胞从骨髓中释放进入血液循环，当红细胞破坏的速度过快和（或）量大于骨髓的代偿能力，即发生本综合征。

一、遗传性球形红细胞增多症

遗传性球形红细胞增多症是红细胞膜先天性缺陷的溶血性贫血，以不同程度的贫血、反复出现黄疸、脾肿大、球形红细胞增多及红细胞渗透脆性增加为特征。

（一）病因与发病机制

本病大多数为常染色体显性遗传，少数为常染色体隐性遗传。正常红细胞膜由双层脂质和膜蛋白组成。本病由于调控红细胞膜蛋白的基因突变，造成膜骨架蛋白（膜收缩蛋白、锚蛋白）单独或联合缺陷。缺陷造成红细胞的病理生理改变如下。①红细胞膜双层脂质不稳定，以出芽形式形成囊状而丢失，使红细胞表面积减少，表面积与体积比值下降，红细胞变成球形。②红细胞膜阳离子通透性增加，钠和水进入胞内而钾透出胞外，为了维持红细胞内外钠离子平衡，钠泵作用加强致 ATP 缺乏，钙-ATP 酶受抑，致细胞内钙离子浓度升高并沉积在红细胞膜上。③红细胞膜蛋白磷酸化功能下降，过氧化物酶增加，与膜结合的血红蛋白增加，导致红细胞变形性下降。球形红细胞的细胞膜变形性和柔韧性减弱，少量水分进入胞内即易胀破而溶血，红细胞通过脾时易被破坏而溶解，发生血管外溶血。

（二）临床表现

贫血、黄疸、脾肿大是本病的三大特征，而且在慢性溶血性贫血的过程中易出现急性溶血发作。发病年龄越小，症状越重。新生儿期起病者出现急性溶血性贫血和高胆红素血症；婴儿和儿童患者贫血的程度差异较大，大多为轻至中度贫血。黄疸可见于大部分患者，多为轻度，呈间歇性。几乎所有患者均有脾肿大，且随年龄增长而逐渐显著，溶血危象时肿大明显。肝脏多为轻度肿大。未行脾切除的年长儿可并发色素性胆石症，10 岁以下发生率为5%，发现胆结石最小年龄为 4～5 岁。长期贫血可因骨髓代偿造血而致骨骼改变，但程度一般较地中海贫血轻。偶见踝部溃疡。

在慢性病程中，常因感染、劳累或情绪紧张等因素诱发"溶血危象"：贫血和黄疸突然加重，伴有发热、寒战、呕吐，脾肿大显著并有疼痛。也可出现"再生障碍危象"：表现为以红系造血受抑为主的骨髓造血功能暂时性抑制，出现严重贫血，可有不同程度的白细胞和血小板减少。后者与微小病毒 B19 感染有关，呈自限性过程，持续数天或 1～2 周缓解。

（三）辅助检查

1. 外周血象

贫血多为轻至中度，发生危象时可呈重度；网织红细胞升高；MCV 和 MCH 多正常，MCHC 可增加；白细胞及血小板多正常。外周血涂片可见胞体小、染色深、中心浅染区消失的球形红细胞增多，是本病的特征，约占红细胞数的 20%～40%。仅少数患者球形红细胞数量少或红细胞形态改变不明显。

2. 红细胞渗透脆性试验

大多数病例红细胞渗透脆性增加，0.5%～0.75% 盐水开始溶血，0.40% 完全溶血。24小时孵育脆性试验则 100% 病例阳性。

3. 其他

溶血的证据，如血清非结合胆红素和游离血红蛋白增高，结合珠蛋白降低，尿中尿胆原增加。红细胞自身溶血试验阳性，加入葡萄糖或 ATP 可以纠正。骨髓象示红细胞系统明显增生，但有核红细胞形态无异常。酸化甘油试验阳性。采用十二磺酸钠聚丙烯酰胺凝胶电泳或放射免疫法测定膜蛋白含量有助于判断膜蛋白的缺陷。分子生物学方法可确定基因突变位点。

（四）诊断与鉴别诊断

根据贫血、黄疸、脾肿大等临床表现，球形红细胞增多，红细胞渗透脆性增加或孵育后红细胞渗透脆性试验增加即可作出初步诊断；并应行家族调查，阳性家族史即可确诊。须注意当本病合并缺铁时，红细胞渗透脆性可能正常。自身免疫性溶血患者既有溶血的表现，球形红细胞也明显增多，易与本病混淆。Coombs 试验阳性、肾上腺皮质激素治疗有效等可资鉴别。轻型 HS 溶血发作时可误诊为黄疸型肝炎，应注意鉴别。

（五）治疗

1. 一般治疗

注意防治感染，避免劳累和情绪紧张。适当补充叶酸。

2. 防治高胆红素血症

见于新生儿发病者。

3. 输注红细胞

贫血轻者无须输红细胞，重度贫血或发生溶血危象时应输红细胞。发生再生障碍危象时除输红细胞外，必要时输血小板。

4. 脾切除

有显著疗效，术后黄疸消失、贫血纠正，不再发生溶血危象和再生障碍危象，红细胞寿命延长，但不能根除先天缺陷。手术应于 5 岁以后进行，因过早切脾可降低机体的免疫功能，易发生严重感染。若反复再生障碍危象或重度溶血性贫血致生长发育迟缓，则手术年龄可提早。切脾时注意有无副脾，如有应同时切除。为防止术后感染，应在术前 1~2 周注射多价肺炎球菌疫苗，术后应用长效青霉素预防治疗 1 年。脾切除术后血小板数于短期内升高，如 $>800 \times 10^9/L$，应予抗血小板凝集药物，如双嘧达莫等。

二、红细胞葡萄糖-6-磷酸脱氢酶缺乏症

红细胞葡萄糖-6-磷酸脱氢酶（G-6-PD）缺乏症是一种 X 连锁不完全显性红细胞酶缺陷病。本病分布遍及世界各地，估计全世界有 2 亿以上的人患有 G-6-PD 缺乏症。但各地区、各民族间的发病率差异很大。高发地区为地中海沿岸国家、东印度、菲律宾、巴西和古巴等。在我国，此病主要见于长江流域及其以南各省，以云南、海南、广东、广西、福建、四川、江西、贵州等省（自治区）的发病率较高，北方地区较为少见。

（一）病因

本病是由于 G-6-PD 的基因突变所致。G-6-PD 基因定位于 X 染色体长臂 2 区 8 带（Xq28），全长约 18.5 kb，含 13 个外显子，编码 515 个氨基酸。男性半合子和女性纯合子均表现为 G-6-PD 显著缺乏；女性杂合子发病与否取决于其 G-6-PD 缺乏的细胞数量在细胞群中所占的比例，在临床上有不同的表现度，故称为不完全显性。

迄今，G-6-PD 基因的突变已达 122 种以上；中国人（含海外华裔）的 G-6-PD 基因突变型即有 17 种，其中最常见的是 nt1376G→T（占 57.6%）、nt1388G→A（占 14.9%），其他突变有 nt95A→G、nt493A→G、nt1024G→T 等。同一地区的不同民族其基因突变型相似，而分布在不同地区的同一民族其基因突变型则差异很大。

（二）发病机制

本病发生溶血的机制尚未完全明了，目前认为服用氧化性药物（如伯氨喹）诱发溶血的机制为：G-6-PD 在磷酸戊糖旁路中是 6-磷酸葡萄糖（G-6-P）转变为 6-磷酸葡萄糖酸（G-6-PG）反应中必需的酶。G-6-PD 缺乏时，使还原型三磷酸吡啶核苷（NADPH）减少，不能维持生理浓度的还原型谷胱甘肽（GSH），从而使红细胞膜蛋白和酶蛋白中的巯基遭受氧化，破坏了红细胞膜的完整性。NADPH 减少后，使高铁血红蛋白（MHb）不能转变为氧合血红蛋白，MHb 增加致红细胞内不可溶性变性珠蛋白小体形成明显增加，红细胞膜变硬，通过脾脏时被破坏，导致溶血。新生的红细胞 G-6-PD 活性较高，对氧化性药物有较强的"抵抗性"，当衰老红细胞酶活性过低而被破坏后，新生红细胞即代偿性增加，故不再发生溶血，呈"自限性"。蚕豆诱发溶血的机制未明，蚕豆浸液中含有多巴、多巴胺、蚕豆嘧啶类、异脲咪等类似氧化剂的物质，可能与蚕豆病的发病有关，但很多 G-6-PD 缺乏者在进食蚕豆后并不一定发病，故认为还有其他因素参与，尚待进一步研究。

（三）临床表现

根据诱发溶血的不同原因，可分为以下 5 种临床类型。

1. 伯氨喹型药物性溶血性贫血

是由于服用某些具有氧化特性的药物而引起的急性溶血。此类药物包括：抗疟药（伯氨喹、奎宁等）、解热镇痛药（阿司匹林、安替比林等）、硝基呋喃类、磺胺类、砜类、萘苯胺、大剂量维生素 K、丙磺舒、川莲、腊梅花等。常于服药后 1～3 天出现急性血管内溶血。有头晕、厌食、恶心、呕吐、疲乏等症状，继而出现黄疸、血红蛋白尿，溶血严重者可出现少尿、无尿、酸中毒和急性肾衰竭。溶血过程呈自限性是本病的重要特点，轻症的溶血持续 1～2 天或 1 周左右临床症状逐渐改善而自愈。

2. 蚕豆病

常见于 <10 岁的儿童，男孩多见，常在蚕豆成熟季节流行，进食蚕豆或蚕豆制品（如粉丝）均可致病，母亲食蚕豆后哺乳可使婴儿发病。通常于进食蚕豆或其制品后 24～48 小时发病，表现为急性血管内溶血，其临床表现与伯氨喹型药物性溶血性贫血相似。

3. 新生儿黄疸

在 G-6-PD 缺乏症高发地区，由 G-6-PD 缺乏引起的新生儿黄疸并不少见。感染、病理产、缺氧、哺乳的母亲服用了氧化剂药物，或新生儿穿戴有樟脑丸气味的衣服等均可诱发溶血，但也有不少病例无诱因可查。黄疸大多于出生 2～4 天后达高峰，半数患者可有肝脾肿大，贫血大多数为轻度或中度，重者可致胆红素脑病。

4. 感染诱发的溶血

细菌、病毒感染可诱发 G-6-PD 缺乏者发生溶血，一般于感染后几天之内突然发生溶血，程度大多较轻，黄疸多不显著。

5. 先天性非球形细胞性溶血性贫血

在无诱因的情况下出现慢性溶血，常于婴儿期发病，表现为贫血、黄疸、脾肿大；可因感染或服药而诱发急性溶血。约有半数病例在新生儿期以高胆红素血症起病。

（四）辅助检查

1. 红细胞 G-6-PD 缺乏的筛选试验

常用以下 3 种方法。

（1）高铁血红蛋白还原试验：正常还原率 > 0.75；中间型为 0.74 ~ 0.31；显著缺乏者 < 0.30。此试验可出现假阳性或假阴性，故应配合其他有关实验室检查。

（2）荧光斑点试验：正常 10 分钟内出现荧光；中间型者 10 ~ 30 分钟出现荧光；严重缺乏者 30 分钟仍不出现荧光。本试验敏感性和特异性均较高。

（3）硝基四氮唑蓝（NBT）纸片法：正常滤纸片呈紫蓝色，中间型呈淡蓝色，显著缺乏者呈红色。

2. 红细胞 G-6-PD 活性测定

这是特异性的直接诊断方法，正常值随测定方法而不同。

（1）世界卫生组织（WHO）推荐的 Zinkham 法为（12.1 ± 2.09）IU/gHb。

（2）国际血液学标准化委员会（SICSH）推荐的 Clock 与 Mclean 法为（8.34 ± 1.59）IU/gHb。

（3）NBT 定量法为 13.1 ~ 30.0BNT 单位。

（4）近年开展 G-6-PD/6-PGD 比值测定，可进一步提高杂合子的检出率，正常值为成人 1.0 ~ 1.67，脐带血 1.1 ~ 2.3，低于此值为 G-6-PD 缺乏。

3. 变性珠蛋白小体生成试验

在溶血时阳性细胞 > 0.05；溶血停止时呈阴性。不稳定血红蛋白病患者此试验也可为阳性。

4. *G-6-PD* 基因检测

可采用限制性内切酶片段长度多态性（RFLP）连锁分析、PCR-限制酶切法、等位基因特异性寡核苷酸探针点杂交（PCR-ASO）、反向点杂交（RDB）、多重 SNaPshot 基因诊断和 DNA 测序等方法检测 *G-6-PD* 基因突变位点。

（五）诊断

阳性家族史或既往病史均有助于临床诊断。病史中有急性溶血特征，并有食蚕豆或服药物史，或新生儿黄疸，或自幼即出现原因未明的慢性溶血者，均应考虑本病。结合实验室检查即可确诊。

（六）治疗

对急性溶血者，应去除诱因。在溶血期应供给足够水分，注意纠正电解质失衡，口服碳酸氢钠，使尿液保持碱性，以防止血红蛋白在肾小管内沉积。贫血较轻者不需要输血，去除诱因后溶血大多于 1 周内自行停止。严重贫血时，可输 G-6-PD 正常的红细胞。应密切注意肾功能，如出现肾衰竭，应及时采取有效措施。

新生儿黄疸可用蓝光治疗，个别严重者应考虑换血疗法，以防止胆红素脑病的发生。

（七）预防

在 G-6-PD 缺陷高发地区，应进行群体 G-6-PD 缺乏症的普查；已知为 G-6-PD 缺乏者应避免进食蚕豆及其制品，忌服有氧化作用的药物，并加强对各种感染的预防。

三、地中海贫血

地中海贫血又称为海洋性贫血、珠蛋白生成障碍性贫血，是遗传性溶血性贫血的一组疾病。其共同特点是珠蛋白基因的缺陷使一种或几种珠蛋白肽链合成减少或不能合成，导致血红蛋白的组成成分改变。本病的临床症状轻重不一。

本病以地中海沿岸国家和东南亚各国多见，我国长江以南各省均有报道，以广东、广西、海南、四川、重庆等省、自治区、直辖市发病率较高，在北方较为少见。

（一）病因与发病机制

正常人血红蛋白（Hb）中的珠蛋白含 4 种肽链，即 α、β、γ 和 δ。根据珠蛋白肽链组合的不同，形成 3 种血红蛋白，即 HbA（$\alpha_2\beta_2$）、HbA$_2$（$\alpha_2\delta_2$）和 HbF（$\alpha_2\gamma_2$）。当遗传缺陷时，珠蛋白基因功能障碍，珠蛋白肽链合成障碍，从而出现慢性溶血性贫血。根据肽链合成障碍的不同，分别称为 α、β、δ 等地中海贫血。其中以 α 和 β 地中海贫血较常见。

1. β 地中海贫血

人类 β 珠蛋白基因簇位于第 11 号染色体短臂 1 区 2 节（11p1.2）。β 地中海贫血的病因主要是该基因的点突变，少数为基因缺失。基因缺失和有些点突变可致 β 链的生成完全受抑制，称为 β0 地中海贫血；有些点突变或缺失使 β 链的生成部分受抑制，则称为 β + 地中海贫血。染色体上的两个等位基因突变点相同者称为纯合子；同源染色体上只有一个突变点者称为杂合子；等位基因的突变点不同者称为复合杂合子。

重型 β 地中海贫血是纯合子或复合杂合子状态。因 β 链生成完全或明显受到抑制，以致含有 β 链的 HbA 合成减少或消失，而多余的 α 链与 γ 链结合而成为 HbF（$\alpha_2\gamma_2$），使 HbF 明显增加。由于 HbF 的氧亲和力高，致患者组织缺氧。过剩的 α 链沉积于幼红细胞和红细胞中，形成 α 链包涵体附着于红细胞膜上，使其变僵硬，在骨髓内大多被破坏而导致"无效造血"。部分含有包涵体的红细胞虽能成熟并被释放至外周血，但当它们通过微循环时就容易被破坏；这种包涵体还影响红细胞膜的通透性，从而导致红细胞寿命缩短。所以，患儿在临床上呈慢性溶血性贫血。贫血和缺氧刺激红细胞生成素的分泌量增加，促使骨髓增加造血，因而引起骨骼的改变。贫血使肠道对铁的吸收增加，加上在治疗过程中的反复输血，使铁在组织中大量贮存，导致含铁血黄素沉着症。

轻型 β 地中海贫血是杂合子状态，β 链的合成仅轻度减少，其病理生理改变极轻微。中间型 β 地中海贫血是复合杂合子和某些变异型的纯合子或复合杂合子状态，其病理生理改变介于重型和轻型之间。

2. α 地中海贫血

人类 α 珠蛋白基因簇位于第 16 号染色体短臂末端（16p13.3）。每条染色体各有 2 个 α 珠蛋白基因，一对染色体共有 4 个 α 珠蛋白基因。α 地中海贫血可由于 α 珠蛋白基因缺失或点突变所致。若一条染色体上仅一个 α 基因缺失或缺陷，则 α 链的合成仅减少，称为 α + 地中海贫血；若染色体上共有两个 α 基因缺失或缺陷，则无 α 链合成，称为 α0 地中海贫血。

重型 α 地中海贫血是 α0 地中海贫血的纯合子状态，其 4 个 α 珠蛋白基因均缺失或缺陷，以致完全无 α 链生成，含有 α 链的 HbA、HbA$_2$ 和 HbF 的合成均减少。患者在胎儿期即发生大量 γ 链合成 γ$_4$（Hb Bart）。Hb Bart 对氧的亲和力极高，造成组织缺氧而引起胎儿水肿综合征。中间型 α 地中海贫血是 α0 和 α + 地中海贫血的双重杂合子状态，是由三个 α 珠蛋白基因缺失或缺陷所致，患者仅能合成少量 α 链，其多余的 β 链即合成 HbH（β₄）。HbH 对氧亲和力较高，又是一种不稳定的血红蛋白，容易在红细胞内变性沉淀而形成包涵体，造成红细胞膜僵硬而使红细胞寿命缩短。

轻型 α 地中海贫血是 α + 地中海贫血纯合子或 α0 地中海贫血杂合子状态，它有 2 个 α 珠蛋白基因缺失或缺陷，故有相当数量的 α 链合成，病理生理改变轻微。静止型 α 地中海贫血仅有一个 α 基因缺失或缺陷，是 α + 地中海贫血杂合子状态，α 链的合成略为减少，病理生理可没有改变。

（二）临床表现与辅助检查

1. β 地中海贫血

根据病情轻重的不同，分为以下 3 型。

（1）重型：又称为 Cooley 贫血。患儿出生时无症状，至 3 ~ 12 个月开始发病，呈慢性进行性贫血，面色苍白，肝脾肿大，发育不良，常有轻度黄疸，症状随年龄增长而日益明显。常需每 4 周左右输红细胞以纠正严重贫血。长期中度或以上贫血者，由于骨髓代偿性增生，将导致骨骼变大、髓腔增宽，先发生于掌骨，以后为长骨和肋骨；1 岁后颅骨改变明显，表现为头颅变大、额部隆起、颧高、鼻梁塌陷，两眼距增宽，形成地中海贫血特殊面容。患儿易并发支气管炎或肺炎。本病如不输红细胞以纠正严重贫血，多于 5 岁前死亡。若只纠正贫血，不进行铁螯合治疗，易并发含铁血黄素沉着症；过多的铁沉着于心肌和其他脏器，如肝、胰腺、脑垂体等而引起该脏器损害，其中最严重的是心力衰竭，是导致患儿死亡的重要原因之一。自 20 世纪 90 年代开始，经推广规律的输红细胞和铁螯合治疗，本病的临床症状和体征可不典型，且预期寿命也明显延长。

实验室检查：外周血象呈小细胞低色素性贫血，红细胞大小不等，中央浅染区扩大，出现异形、靶形、碎片红细胞和有核红细胞、点彩红细胞、嗜多染性红细胞、豪—周小体等；网织红细胞正常或增高。骨髓象红系增生明显活跃，以中、晚幼红细胞占多数，成熟红细胞改变与外周血相同。红细胞渗透脆性明显减低。HbF 含量明显增高，大多 >0.40，这是诊断重型 β 地中海贫血的重要依据。颅骨 X 线片可见颅骨内外板变薄，板障增宽，在骨皮质间出现垂直短发样骨刺。

（2）轻型：患者无症状或轻度贫血，脾不肿大或轻度肿大。病程经过良好，能存活至老年。本病易被忽略，多在重型患者家族调查时被发现。

实验室检查：成熟红细胞有轻度形态改变，红细胞渗透脆性正常或减低，血红蛋白电泳显示 HbA₂ 含量增高（0.035 ~ 0.060），这是本型的特点。HbF 含量正常。

（3）中间型：多于幼童期出现症状，其临床表现介于轻型和重型之间，中度贫血，脾轻度或中度肿大，黄疸可有可无，骨骼改变较轻。

实验室检查：外周血象和骨髓象的改变如重型，红细胞渗透脆性减低，HbF 含量约为 0.40 ~ 0.80，HbA₂ 含量正常或增高。

2. α 地中海贫血

（1）静止型：患者无症状，也可呈现正常血红蛋白量；红细胞形态正常，甚至没有红细胞体积的变小，出生时脐带血中 Hb Bart 含量为 0.01 ~ 0.02，但 3 个月后即消失，故容易漏诊。

（2）轻型：患者无症状。红细胞形态有轻度改变，如大小不等、中央浅染、异形等；

红细胞渗透脆性正常/降低；变性珠蛋白小体阳性；HbA_2 和 HbF 含量正常或稍低。患儿脐血 Hb Bart 含量为 0.034 ~ 0.140，于生后 6 个月时完全消失。

（3）中间型：又称为血红蛋白 H 病。患儿出生时无明显症状；婴儿期以后逐渐出现贫血、疲乏无力、肝脾肿大、轻度黄疸；学龄期后可出现类似重型 β 地中海贫血的特殊面容。合并呼吸道感染或服用氧化性药物、抗疟药物等可诱发急性溶血而加重贫血，甚至发生溶血危象。

实验室检查：外周血象和骨髓象的改变类似重型 β 地中海贫血；红细胞渗透脆性减低；变性珠蛋白小体阳性；HbA_2 及 HbF 含量正常。出生时血液中含有约 0.25 Hb Bart 及少量 HbH；随年龄增长，HbH 逐渐取代 Hb Bart，其含量为 0.024 ~ 0.44。包涵体生成试验阳性。

（4）重型：又称为 Hb Bart 胎儿水肿综合征。胎儿常于 30 ~ 40 周时流产、死胎或娩出后半小时内死亡，胎儿呈重度贫血、黄疸、水肿、肝脾肿大、腹腔积液、胸腔积液。胎盘巨大且质脆。

实验室检查：外周血成熟红细胞形态改变如重型 β 地中海贫血，有核红细胞和网织红细胞明显增高。血红蛋白中几乎全是 Hb Bart 或同时有少量 HbH，无 HbA、HbA_2 和 HbF。

（三）诊断与鉴别诊断

根据临床特点和实验室检查，结合阳性家族史，一般可作出诊断。有条件时，可进行基因诊断。本病须与下列疾病鉴别。

1. 缺铁性贫血

轻型地中海贫血的临床表现和红细胞的形态改变与缺铁性贫血有相似之处，故易被误诊。但缺铁性贫血常有缺铁诱因，血清铁蛋白含量减低，骨髓外铁粒幼红细胞减少，红细胞游离原卟啉升高，铁剂治疗有效等可资鉴别。对可疑病例可借助血红蛋白碱变性试验和血红蛋白电泳鉴别。

2. 遗传性球形红细胞增多症

见本节遗传性球形红细胞增多症。

3. 传染性肝炎或肝硬化

因 HbH 病贫血较轻，还伴有肝脾肿大、黄疸，少数病例还可有肝功能损害，故易被误诊为黄疸型肝炎或肝硬化。但通过病史询问、家族调查以及红细胞形态观察、血红蛋白电泳检查即可鉴别。

（四）治疗

静止型/轻型地中海贫血无须特殊治疗。中间型和重型地中海贫血应采取下列一种或数种方法给予治疗。

1. 一般治疗

注意休息和营养，积极预防感染。适当补充叶酸和维生素 E。

2. 输血和除铁治疗

输血和除铁治疗是基础治疗。

（1）红细胞输注：少量输注法仅适用于中间型 α 和 β 地中海贫血，不主张用于重型 β 地中海贫血。对于重型 β 地中海贫血应从早期开始给予适量的红细胞输注，以使患儿生长发育接近正常和防止骨骼病变。其方法是先于 2 ~ 4 周分次输注浓缩红细胞，使患儿血红蛋白含量达 120 g/L 左右；然后每隔 4~5 周输注浓缩红细胞 10~15 mL/kg，使血红蛋白含量维持在 90~140 g/L。但本法容易导致含铁血黄素沉着症，故应同时给予铁螯合剂治疗。

（2）铁螯合剂：除铁治疗是改善重型地中海贫血患者生存质量和延长寿命的主要措施。目前临床上使用的药物有去铁胺、去铁酮和地拉罗司。建议在规则输注红细胞 1 年或 10 单位后进行铁负荷评估，如有铁过载（SF > 1000 μg/L），则开始应用铁螯合剂。去铁胺每日 25~40 mg/kg，每晚 1 次连续皮下注射 12 小时，或加入等渗葡萄糖注射液中静脉滴注 8~12 小时；每周 5~7 天，长期应用。去铁胺不良反应不大，偶见过敏反应，长期使用偶可致白内障和长骨发育障碍，剂量过大可引起视力和听觉减退。维生素 C 与去铁胺联合应用可加强其从尿中排铁的作用，剂量为每天 2~3 mg/kg，最大量为 200 mg/d。

3. 脾切除

对血红蛋白 H 病和中间型 β 地中海贫血的疗效较好，对重型 β 地中海贫血效果差。脾切除应在 5~6 岁以后施行并严格掌握适应证。

4. 造血干细胞移植

异基因造血干细胞移植是目前能根治重型 β 地中海贫血的方法。如有 HLA 相配的造血干细胞供者，应作为治疗重型 β 地中海贫血的首选方法。

5. 基因活化治疗

应用化学药物可增加 γ 基因的表达或减少 α 基因的表达，以改善 β 地中海贫血的症状，已用于临床研究的药物有羟基脲、沙利度胺、5-氮杂胞苷（5-AZC）、阿糖胞苷、白消安、异烟肼等。

（五）预防

开展人群普查和遗传咨询、做好婚前指导以避免地中海贫血基因携带者之间联姻，对预防本病有重要意义。采用基因分析法进行产前诊断，可在妊娠早期对重型 β 和 α 地中海贫血胎儿作出诊断并及时终止妊娠，以避免胎儿水肿综合征的发生和重型 β 地中海贫血患者的出生，这是目前预防本病行之有效的方法。

（王　嘉）

参考文献

[1]马路一. 儿科急危重症[M]. 北京:中国协和医科大学出版社,2018.

[2]罗小平,刘铜林. 儿科疾病诊疗指南[M]. 北京:科学出版社,2016.

[3]陈荣华,赵正言,刘湘云. 儿童保健学[M]. 南京:江苏凤凰科学技术出版社,2017.

[4]申昆玲. 儿科操作技能[M]. 北京:人民卫生出版社,2016.

[5]申昆玲. 儿科呼吸系统疾病实例分析[M]. 北京:人民卫生出版社,2018.

[6]申昆玲,黄国英. 儿科学[M]. 北京:人民卫生出版社,2016.

[7]中华医学会儿科分会. 儿科心血管系统疾病诊疗规范[M]. 北京:人民卫生出版社,2015.

[8]钱素云. 儿科专科医师规范化培训教材重症医学分册[M]. 北京:人民卫生出版社,2018.

[9]齐建光,闫辉,张欣. 儿科住院医师手册[M]. 北京:北京大学医学出版社,2018.

[10]朱玲玲,吴震. 儿科学[M]. 北京:北京科学技术出版社,2015.

[11]孙宁,郑珊. 小儿外科学[M]. 北京:人民卫生出版社,2015.

[12]许峰. 实用儿科机械通气操作手册[M]. 北京:人民卫生出版社,2018.

[13]鲍一笑. 小儿呼吸系统疾病学[M]. 北京:人民卫生出版社,2019.

[14]顾龙君. 儿童白血病[M]. 北京:人民卫生出版社,2017.

[15]朱翠平,李秋平,封志纯. 儿科常见病诊疗指南[M]. 北京:人民卫生出版社,2018.

[16]廖清奎. 儿科症状鉴别诊断学[M]. 北京:人民卫生出版社,2016.

[17]邵肖梅,叶鸿瑁,丘小汕. 实用新生儿学[M]. 北京:人民卫生出版社,2019.

[18]王卫平,常立文. 儿科学[M].9版. 北京:人民卫生出版社,2018.

[19]江载芳,申昆玲,沈颖. 诸福棠实用儿科学[M]. 北京:人民卫生出版社,2015.

[20]易著文,何庆南. 小儿临床肾脏病学[M]. 北京:人民卫生出版社,2016.

[21]马融. 中医儿科学[M].4版. 北京:中国中医药出版社,2018.

[22]毛安定,易著文. 儿科诊疗精粹[M]. 北京:人民卫生出版社,2015.

[23]赵祥文. 儿科急诊医学[M].4版. 北京:人民卫生出版社,2015.

[24]陈忠英. 儿科疾病防治[M]. 西安:第四军医大学出版社,2015.